媒体、读者评论：

爱不释手的阅读体验！维系女性生殖健康不仅需要科学知识，还需要剔除文化偏见、男权思想以及商业资本运作。它应该被列入女性生殖健康的扫盲书，不只是科普，也纠正了很多人的男权思维。

——读者评论

首先，我是男性；其次，我是冈特的粉丝。冈特是美、加两国家喻户晓的妇产科医生，也是坚定捍卫女性健康和权利的活动家。她的写作风格幽默、直率坦荡。我容积有限的大脑此刻正在消化她给男性们传达的真相，不禁被她广博的学识所折服。

我不知道是不是每个女人都应该有一本，但我确实认为每个男人都应该有一本。

——读者评论

无论你使用何种语言，来自何种文化，女性都面临着同样的性健康压力，以及关于阴道和外阴的不准确信息。冈特敢于打破神话，与厌女症作斗争，并坦率地谈论占世界一半人口的女性的性健康和生殖健康。她说"使用委婉语对女性不公"，鼓励每个人都直接使用阴道、外阴、阴蒂等解剖学术语。这是一本打破禁忌的书，每位女性都应该拥有。

——读者评论

老实说，5星不足以公正评价这本书。我是一个了不起的女孩的父亲，一个了不起的妻子的丈夫，以及未来的医学专家（不是妇科）。我希望每一位父亲或丈夫都拿起这本书看看（老实说，地球上的每个人都应该阅读）。我想，作者的博学多才以及她所秉持的公正立场可以影响世界各地的每一个人。

——读者评论

我的一位退休医学博士朋友建议我读这本书，他还建议所有医学生都来读这本书。作为一个外行人，我同意。我简直爱不释手。

它读起来更像是一本小说，而不是教科书。冈特博士轻松而幽默地谈论了一个许多人仍然觉得尴尬的主题，包括我自己。我是在一个非常保守的家庭长大的，除非是委婉的说法，否则我不会谈论这个主题。对我来说，这本书是天赐之物，我真希望在我年轻和生育的时候就拥有它。

——读者评论

流行文化里有太多错误的健康信息，以至于人们很难分辨孰是孰非，在女性健康领域更是如此。跟珍·冈特医生一起走进这本精彩的书吧！无论是戳穿弗洛伊德对女性造成的伤害，还是揭示性科学背后的真相，冈特都提供了一个坦率、有趣和完全科学性的解读。她毫不避讳，认真执着地总结了你能想到的跟阴道相关的每一个真相。真的。每一个。

这正是当今世界需要的书，这个世界需要更多的珍！

——提摩西·考尔菲尔德
（加拿大卫生法律和政策研究主席，阿尔伯塔大学法学教授兼卫生法研究所主任）

在一个伪科学已经站稳脚跟的年代，医生和科学家能够真正照顾到读者的需求很重要，而这正是冈特医生通过本书所做的！她立足于科学，文笔诙谐有趣，洞察广泛而颇有启发意义。毫无疑问，这本书会产生深远的影响。

——马克·夏皮罗，医学博士

冈特的工作不仅让她成为格温妮丝·帕特洛这种名人的宿敌，也成为这个时代我们最需要的明星医生。在 20 世纪 80 年代，Ruth 博士鼓励受压抑的美国人敞开心扉去拥抱自己的性取向。进入 21 世纪，Phil 博士将心理健康对话带入了时代主流。在过去的 10 年间，Oz 博士告诉我们："我们真的需要珍妮弗·冈特这样的战士——虚假新闻时代的事实传道者。"

——美国《纽约杂志》

珍妮弗·冈特医生是最直言不讳的妇产科医生，她因公开驳斥那些将虚假和误导信息输送给女性的人而备受攻击。她说，自己已经注意到了健康与宗教领域的反科学观点之间有重叠，"纯洁""洁净"等词有时是掠夺性的，挺身而出说出真相是她的责任。这本书会给很多女性力量，是一本不可错过的书。

——英国《卫报》

冈特指出，医疗系统仍在让女性失望，消除医学神话很难。她想让所有女性都知道什么是医学偏见、医疗花招和谎言，同时也能对自己的身体充满自信，不被男权主义者牵着鼻子走。冈特的写作植根于科学，充满幽默和洞察力，既包容又富有启发性。这本重要的书，无疑会产生深远的影响。

——加拿大《环球邮报》

在药店的女性用品货架、健康网站、水疗中心，甚至是医生，都在向女性推销眼花缭乱的阴道护理产品。冈特认为，其中大多数都是不必要的，很多女性不了解自己的身体是如何运作的，就很容易受到错误信息的影响。此书为读者带来了刷新既有"常识"的认知，无论男女，都推荐你拿起来读一下。

——美国互联网医疗健康信息服务平台

珍妮弗·冈特博士致力于帮助女性了解自己身体的真相。在一个将女性生殖选择当政治资源来博弈的时代，在如此多的"健康专家"兜售可疑疗法的时代，让女性获得基于科学的生殖健康信息可能是一项挑战。不过，冈特博士勇敢而无畏的坚持，让我们看到一束希望之光。

——美国国家公共广播电台

冈特的这本书在不同的章节分别介绍了外阴、阴道、怀孕和分娩、更年期、STI 的基本医学常识，还有运动、皮肤护理，甚至饮食，每一章都以简明扼要的总结结尾，涵盖了所有女性想知道的一切。记住，是一切！

——美国《福布斯》杂志

通过了解自己身体的准确信息来赋权女性，是妇产科医生、《纽约时报》健康专栏作家冈特的使命。在这本书中，冈特对男权思想以及谣言贩卖者进行了毫不留情的批判，也鼓励女性用正确的心态来认知自己的身体，是女性保护自己的最佳武器。

——美国《出版人周刊》

阴道、外阴，说出这些解剖学术语并不难，但大多数人都难以启齿。即使在医学领域，想要大大方方地谈论这个话题，也是一种挑战。在本书刚推出时，主流社交媒体就以"阴道"是"不恰当语言"的理由而将之屏蔽。显然，社会的进步还有很长的路要走，尤其是在涉及女性身体时。

冈特试图打破这个禁忌。她指出，很多人（包括媒体这个"麻烦制造者"）并不知道外阴和阴道的区别，或习惯用含蓄语言来替代解剖学术语，但如果大家都不愿做清晰准确的表述，那又如何开展更广泛的讨论，来为女性赋权、治愈疾病或探讨两性问题呢？

在这本书中，冈特不仅解决了大部分女性、跨性别者和非二元性别者对生殖器问题的各种担忧，对医学从业者而言也获益匪浅。它告诉从业者许多在医学院没有学到的事实，因为冈特看到了医学的缺憾，以及由此可能对患者产生的巨大负面影响。正如她指出的，医疗错误信息不仅来自谣言、不实报道（如放大对 HPV 疫苗的恐惧），或母亲、朋友、伴侣传递的医学神话，还包括医生自己。很多女性都曾遭到医生的忽视，如被暗示自己的疼痛或皮肤症状是"正常现象"或"臆想"，所以她们选择默默承受痛苦，有时甚至长达数年。实际上，许多病症是可以治愈的，哪怕仅仅知道自己所患何种疾病，都可以成功降低疼痛评分。

　　包括医学界在内的整个社会都应该看到并努力弥合这些缺憾……包括跨性别人士是如何被社会排斥的，以及我们应该如何更好地为之提供恰当的医疗服务。

　　……

——节选自国际综合医学期刊《柳叶刀》

徐关权 译 牛诤 审

[美] 珍妮弗·冈特 著

身体的谎言

Jennifer Gunter

THE VAGINA BIBLE

东方出版社　山东科学技术出版社

姑娘，你是否曾被自己的伴侣嫌弃过私处太湿、太干、太松、太紧、太恶心、太血腥或是太味儿？

如果不幸有过，本书正是为你而准备。

目 录

第五部分　更年期

第七部分　STI（性传播感染）

阅读本书须知：

- 本书涉及的所有药物均不宜自行购买，请在妇产科医生的指导下用药。
- 本书涉及的所有英文缩写术语的中文名称，均可在"中英文缩写对照表"中查询。

导 言

　　我有一项阴道使命（vagenda）[1]：赋权每一位女性，让她们准确地了解阴道（vagina）和外阴（vulva）[2]的所有一切。

　　知情同意向来是医学界的核心原则之一。作为医生，我们有义务为患者如实提供利弊信息，让他们能够在深思熟虑后作出适合自己的选择。但是一旦信息不够准确或带有偏见，这个原则就会被打破，而且我们正处在一个充斥"误导信息"的时代中止步不前，以至于获取可靠信息都成了一项极具挑战性的任务。

　　关于蛇油[3]快速修复功效的传说由来已久，这个传说自然是谣言，医学上关于神奇疗效的虚假宣传向来不是什么大新闻。然而身处当今社会，医学真理与神话之间似乎变得越来越难以辨别。

　　社交媒体上总会不断涌现各种药物功效的文章，质量参差不齐，这些文章还匹配了博人眼球的标题。为了上头条，甚至连不存在的事情都会拿出来报道。事关女性身体时，错误信息就更多了——传播伪科学的人为了获利，自然在这上面投入颇

1　vagenda 将 vagina（阴道）和 agenda（计划）两个词合在一起，代表作者想要努力达到的目标。

2　外阴，也叫"阴户"，本书统称"外阴"。

3　蛇油，也称"万灵油"，指的是被包装成能治百病，但其实毫无疗效的骗人产品。

多，但男权主义者也绝对难辞其咎。

说起对女性生殖道纯洁程度和净化程度的执念，可能还要追溯到那个以保持童贞和生育孩子数量来衡量女性价值的时代，阴道和子宫就是体现这种价值的筹码[1]。女性长久地被灌输这种观念，以至于催生了我们潜意识中某种本能的认可——嗯，这可能就是女人本该有的样子。现在回过头来看，市场上兜售的女性产品，总偏爱使用"纯洁""自然""洁净"等字眼也就不足为奇了。

大众媒体和一些知名人士利用各种"恐怖"文章和"健康"产品不断强化女性对阴道问题的忧虑，营造出一种"女性的阴道不堪一击，随时可能陷入一场灾难，甚至濒临崩溃"的假象。但他们似乎忘了早在缝合材料发明之前，阴道在分娩时就已经具备了强大的伸缩功能，有时甚至还伴随着不可避免的撕裂。

本书为什么叫《阴道圣经》(*The Vagina Bible*)[2]而不是《阴道和外阴圣经》呢？因为 Vagina 这个词是英语世界中对下生殖系统（包括阴道和外阴）的统称。虽然从医学角度来说，阴道表示隐于体内的部分（内生殖器[3]的一部分），但是随着语言文化的发展演变，个别字词在原意之外都衍生出了新的含义。比方说，"catfish"原意是"鲇鱼"，现在还有"网络交友骗子"

1　言外之意指"女性只是一部生育机器"，保有童贞的阴道和孕育孩子的子宫其实充当了"货币"的功能。

2　本书的英文原版书名是 The Vagina Bible，即《阴道圣经》，为了契合简体中文版的市场需要，将其更名为《身体的谎言》。

3　女性生殖器根据是否外露可以分为内生殖器和外生殖器两部分。前者主要包括生殖腺（卵巢）和生殖道（输卵管、子宫和阴道）；后者也叫"外阴"，包括阴阜、大阴唇、小阴唇、阴蒂、前庭、前庭大腺、前庭球、尿道口、阴道口和处女膜。

之意;"text"原意是"文本",现在则有"(用手机给某人)发短信"之意。这种词义的延伸是小时候的我怎么也想不到的。还有"gut"这个词,它源自古英语,原意为"消化道",通常指胃部以下的部分,但广义的 gut 也可指从口腔到肛门之间的消化管道,所以这同样是一个没有被精准定义的词语。即便如此,它还是得到了医学界的广泛接纳,甚至还有一本致力刊登人体消化道、肝胆以及胰腺等方面研究的一流医学期刊,就以 GUT[1] 命名。

我已经在医学界奋斗了 30 多年,其中有 28 年都担任妇科医生。其间,我接诊过无数女性患者,我知道她们想问什么,也了解她们想问却不知如何开口的问题。

这本书囊括了我希望女性朋友掌握的关于外阴和阴道的一切。所有曾经在线上、诊室咨询过我的朋友,本书是我献给你们的答案,你大可不必再有"原来如此"的懊恼了。

你可以选择从头到尾细细读来,也可以直接锁定适合你的某一部分或段落,这都没问题。我真心希望多年后,本书的很多书页会折旧,甚至被翻得皱巴巴——因为你懂得了到书中对医生的话进行再次确认,也会用书中的知识去判断某一款护理产品是否货真价实,你甚至可以拿着这本书给你的朋友或伴侣上一堂有模有样的解剖课。

女性朋友已经受够了误导信息的侵害。我要终结这一切!

——珍妮弗·冈特(Jennifer Gunter),医学博士

---

1 GUT 由英国胃肠病学会创办于 1960 年,以发表消化道、肝脏、胆道系统和胰腺的一流临床研究成果而享有盛誉。

第一部分

认识阴道

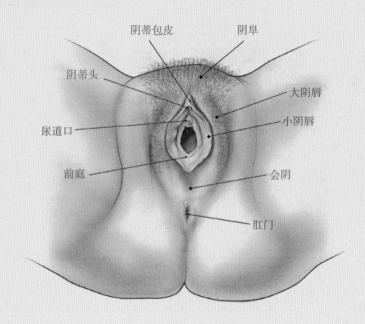

阴蒂包皮　　　阴阜

阴蒂头

尿道口

前庭

大阴唇

小阴唇

会阴

肛门

图 1　外阴　丽萨·克拉克, MA, CMI. 绘

第 1 节

外阴

　　女性朋友请切记，对自己的身体缺一分了解，就会失一分收获，绝无例外。

　　在众多人体器官中，女性的外阴（如图 1 所示）绝对可以称得上最极致的多功能器官，是身兼数职的终极高手。首先，外阴是快乐的缔造者，它是女性产生性快感的最重要部位；其次，外阴承担着防守重任，它得保护阴道口的组织，使其免受尿液和粪便的刺激；最后，外阴还承担着分娩这项重任，而且能从分娩的伤痛中自愈，并恢复如初，一般处于育龄期的女性将保有再次分娩的能力。

　　啊！对了，还包括制造多重性高潮这项明星功能。

　　同为生殖器官，男性的阴茎和阴囊就没那么"出色"了，多少有些相形见绌。

　　然而即便是如此出色的多功能器官，在现实中却常常得不到应有的关注。这种忽视多半应归咎于男权社会的偏见，在那种社会环境下，人们缺少足够的研究投入，并且异常忌讳女性体验性愉悦。这也使得女性与医生之间的交流变得更加低效和困难。现在看来，外阴与女性的身体健康以及性事健康是密不可分的，如果我们强行将外阴孤立在外，视而不见，那么性高潮也就无从谈起了。

下生殖系统中作为基础解剖最重要的一个部位是前庭，我们知道显露在外的是外阴（这里的皮肤直接与衣物接触），阴道则隐藏在内，而前庭就是阴道和外阴之间的过渡区域（如图 2 所示）。

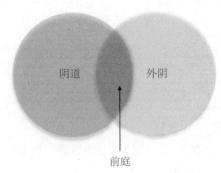

图 2　阴道、外阴、前庭位置示意图

外阴的主要组成结构如下（如图 1 所示）：

- 阴阜
- 大阴唇（外阴唇）
- 小阴唇（内阴唇）
- 阴蒂头（阴蒂可见的部分）
- 阴蒂包皮（也称"阴蒂罩"）
- 前庭
- 尿道口（尿道是排空膀胱的管状器官）
- 会阴（连接前庭与肛门的部分）

虽然根据严格的学术划分，肛门并不属于生殖系统，而应隶属胃肠道的一部分，但在谈到外阴时，我还要顺便提一下它。因为很多外阴部位的问题会殃及肛门的健康，而大多数医生一听到"女性"和"下体"这两个词，就习惯性地把患者推给妇科医生，这就导致女性寻求肛门治疗成了一个老大难。另外有些朋友对肛交很好奇，也会疑惑分娩会不会导致排便失禁。

自古以来对阴蒂的忽视

让我们首先回溯到医学上希波克拉底的时代（许多专业学者仍疑虑这位医学之父是不是真实存在过），那时的男性内科医生极少为女性做盆腔检查，甚至在做人体解剖时也会刻意回避女性尸体。因为已婚男士过多地接触妻子以外的其他女性，在当时被认为是有失体统，甚至是不忠的表现。但那时女性内科医生尚未步入历史舞台，所以导致当时所有古医学笔记中所记载的，以及一开始在内科医生中交流传递的有关女性身体方面的医学知识，均源自女性自己和助产士们，而男医生们则以他们认为"合适"或"正确"的方式作了解读。所以，可以说内科医学在刚起步的那个阶段就没有走稳，一头扎进了"男性说教"的荒诞剧本中。

在那个时代，和其他普通男性一样，大多数内科医生对阴蒂的作用心存疑虑，甚至认为阴蒂的价值根本不值一提，与之形成鲜明对比的是当时被誉为"解剖学之光"的男性阴茎。医学上通常把人体区分为正反两面，也就是所谓的腹侧（正面）和背侧（反面）。如果你从中立位方向去观察一个直立的人体（手臂置于身体两侧，掌心向前），那么脸部、胸部和手掌所在的一面就是腹侧，背部和手背所在的一面就是背侧。但在古代解剖学家们心中，这个定义却理所当然地不适用于伟大的阴茎。在他们眼中，男性的中立站姿是雄伟阴茎朝天勃起的样貌。当然，我们知道，无论多么健硕的男人都不能一直保持昂扬状态，大多数时间，阴茎都是静息的（松弛状态）。因此，直接面对我们的那一面其实不是腹侧，而是背侧，而朝向身体的那一面，才是阴茎的腹侧。

表面看来，这仅是一个普通的学术例外，但却不容小觑。它实际上反映的是当时（包括医学界在内）整个社会都执迷于男性生殖器崇拜这一事实，而且极具现实与梦境交织的魔幻色彩。关于女性阴蒂的研究始终无人问津，即使人们已经注意到了阴蒂，医生们也认为它仅是一个弱化的"女版阴茎"而已（弱化？要知道这可是能为我们带来多重性高潮的器官，是纯粹为了性愉悦而存在的器官，阴茎有如此宝藏功能吗）。当然这种偏见不仅仅存在于医学界，想一想古希腊的男性雕像上，那些刻画清晰、轮廓分明的阴囊和阴茎（虽然尺寸都比较小，这是由于在古希腊，人们更推崇智力而不是性能力，所谓"根大无脑"，智慧的大脑才是男人的理想追求，粗大的阴茎反而是蛮人的象征），再来看看女性雕像，外阴永远都是隐藏于女性交叉双腿间的神秘土丘。

到了公元 1000 年前后，来自波斯和阿拉伯的医生才逐渐开始对阴蒂产生兴趣，但囿于当时的社会环境，男性医生对裸体女性（即使只是尸体）的触碰仍受到严格的限制，研究的进度相当缓慢。从解剖学意义上来说，一直到 17 世纪末，人类才终于完成了对女体（包括阴蒂结构）的精确解析。学界为了纪念那些为解剖学发展作出杰出贡献的学者，还把由他们首次精确描述的人体结构特意冠上了各自的名字，比如，以解剖学家加布里埃洛·法洛皮奥（Gabriele Fallopio，他也是最早发明安全套，并将之投入临床试验的科学家）的名字命名输卵管（fallopian tubes），用解剖学家卡斯帕·巴托兰（Caspar Bartholin）的名字命名巴多林氏腺（Bartholin's glands）[1]。

直到 1844 年，德国解剖学家乔治·路德维希·科尔贝特（Georg Ludwig Kobelt）才发表了内容翔实的解剖成果，其对阴蒂描述的精准度足以与我们今天的研究相匹敌。然而遗憾的是，出于种种原因，他的成果并没有引起广泛的关注，而导致成果夭折的主要原因很可能是当时盛行的 2 种理念的交织，这 2 种理念分别是 19 世纪中后期广为传播的维多利亚时代禁欲思想[2]（所导致的性压抑比比皆是，尤其是女性，享受性爱是不可想象的），以及弗洛伊德所持的"阴蒂产生的性高潮是不成熟的"[3]理论。

多年来，女性性健康一直都是医生办公室里的禁忌话题，而且这种对于女性的偏见绝不是医院特有的。让我们来看看发生于 1938 年的一个著名案件，海伦·胡立克（Helen Hulick），一位来自洛杉矶的女教师，作为一起案件的目击证人出庭作证，结果却因藐视法庭罪被判处 5 天监禁，而原因仅仅是她选择穿

1　巴多林氏腺，也叫"前庭大腺"，或"巴氏腺"。

2　维多利亚时代是对所有人，尤其是女性性行为严格限制的时代，女人不允许谈论性。社会要求女性应该具备顺从、纯洁和虔诚的品质。女性的唯一职责，也是获得社会尊重的唯一手段就是结婚，拥有一个家庭和生孩子。从社会角度来看，女人发生性行为的唯一原因是生育。

3　弗洛伊德将女性性高潮分为阴蒂高潮和阴道高潮 2 种，他认为阴蒂高潮属于儿童和青春期的女性，是不成熟的性高潮，而在阴道与阴茎交融时所获得的阴道高潮是强烈的、充实的，这才是真正的性高潮。

裤子[1]而非裙子出庭，并且断然拒绝了男法官对她提出的更换裙装的要求。这仅是一场因着装而引起的风波，可以想见在当时被当成社会禁忌的女性身体问题，尤其是性健康，更缺乏应有的关注，甚至被整个社会视而不见。而原因相当讽刺——你是女人，女人压根儿就没有，也不应该有这方面的需求，仅此而已。

直到 20 世纪二三十年代，许多医生还是坚信女人的阴道中充斥着危险的细菌。现在但凡有点儿医学常识的人都能辨别出这种理论的荒谬。况且，如果阴道真的长久处于灾难性感染的风险中，那从进化的角度来说，女人们能好好地活下来并繁衍至今也实属不易。但不可否认的是，这种"肮脏的阴道"的污秽叙述确实强力助推了当时压迫女性的社会浪潮。

一门由男性主导的专业，一个对女性性体验缺乏兴趣、对女性发声漠不关心的男权社会，一种围绕阴茎展开的女性性爱观，再加上弗洛伊德"阴蒂无用论"的煽风点火，如此看来，对阴蒂的研究实在是"道阻且长"啊。不仅如此，与阴茎不同，阴蒂的大部分结构都藏于体内，这也给现实中的研究带来了诸多不便。即使最终已经放开了尸体解剖的限制，但实际操作时仍有许多困难。首先，尸源紧张，一般来讲，能找到 7 具就已经算不错了；其次，尸体价格昂贵，且不能确保每一具都适合，集中表现为"尸体老龄化"——很可能在某次解剖时，置于你面前的是七八十岁老人的标本。由于女人在进入更年期后，阴蒂的体积会不可避免地萎缩，所以大龄标本的研究价值也会相

1　第二次世界大战以前，欧美国家女性是不被允许穿裤子的，穿裤子仅是男人们的权利。如果哪位女性胆敢穿着裤子在大街上行走，等待着她们的将是社会的指责，甚至是警察的拘捕。

应降低。另外，尸体的不当保存会造成阴蒂结构的变形。所以在磁共振成像[1]技术面世前，学者们想要真正了解阴蒂在人体中的位置和构造，以及在受到外界性刺激时充血勃起的原理和过程，是基本不可能完成的任务。

如今，解剖学已经有了长足的进步。我当学生的时代距离现在已经有年头了，自然是没法清晰记住在医学院和当住院医生时学习的每一堂解剖课。但我还保留着当时的授课教材，其中有两本是 1984 年出版的，另外一本出版于 1988 年。书中对阴蒂的解剖说明是正确的，但在 1984 年出版的那本人体解剖书中，编者竟然花了整整三页篇幅来剖析和讲解阴茎的构造（其中两页还是彩页），而一张可怜的阴蒂小插图只配待在边角，用的还是最糟糕的暗褐色。"迷你版阴茎"——这是教材中对阴蒂的称呼。

如果我没记错的话！

只为性快感而存在的阴蒂

阴蒂的存在只有一个目的：性快感。换句话说，阴蒂是女人体中唯一专为快感而存在的器官。

阴蒂的结构（如图 3 所示），整体上呈现为一个倒置的大写字母"Y"，只是每一边都多出了一个"小手臂"。倒置 Y 的顶端向下折叠外露，是整个结构中唯一可视的部分，也就是我们所说的阴蒂头，阴蒂头部分被包皮（阴蒂罩）覆盖。整个倒置的 Y 骑坐于尿道上方，两对"手臂"分别悬垂于两侧。

1　英文全称：Magnetic Resonance Imaging，简称"MRI"。

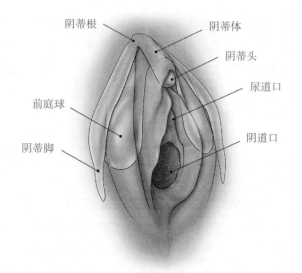

图 3　阴蒂　丽萨·克拉克，MA, CMI. 绘

而隐藏于表皮之下的是以下结构：

- **阴蒂体**：倒置 Y 向阴蒂本体折叠的部分，长度为 2～4cm，通过一根韧带与耻骨相连。
- **阴蒂根**：通过阴蒂脚与阴蒂体相连。阴蒂的勃起组织（海绵体）在此汇聚，由于靠近体表（位于尿道上方的表皮之下），所以是性快感的重要感知部位。
- **阴蒂脚**：两侧"手臂"中靠外的那一对（也有人说它们看上去像许愿骨[1]两边的枝干），长度为 5～9cm，一边一条，位于大阴唇的覆盖之下。

1　许愿骨（wishbone），又称"叉骨"，是"Y"形的分叉状骨头。

- 前庭球，也称"阴蒂球"：两侧"手臂"中靠里的那一对，长度为 3 ～ 7cm，同阴道和尿道外部连接。

由于阴蒂与尿道、阴道之间的关系实在太过紧密，所以很多专家更喜欢将这三者统称为"阴蒂 - 尿道 - 阴道复合体"（*clitorourethrovaginal complex*[1]），即 CUV 复合体。

阴蒂的每个部位都能产生性快感，整个结构都能因充血而勃起，从而变得更加紧实。阴蒂头集中了整个阴蒂最高密度的神经末梢，但其拥有的勃起组织（海绵体）最少，阴蒂体和阴蒂脚则拥有最多的勃起组织。换句话说，性感应神经和勃起组织存在于阴蒂的每个角落，这就解释了为何那些生来没有阴蒂头的女性、那些经历了尿道切除手术的女性（与阴蒂连接部分可能一并被切除），以及那些遭遇割礼[2]的女性仍能达到性高潮。因为除了阴蒂头之外，与阴蒂关系紧密的整个 CUV 复合体都具备产生性快感的能力。这也意味着，其实还有很多性感地带有待我们开发，所谓条条大路通罗马，要想达到高潮，刺激阴蒂头并不是唯一选择，也可能不是最佳选择——这一结论足以令那些经历过阴蒂头创伤（外阴癌手术或女性割礼）的女性备感振奋了。当然即便如此，也依旧弥补不了她们所遭受过的伤害。但这会鼓励我们积极探索不同部位对性刺激的反应，寻觅极致的性感之旅，从而推动女性性高潮的研究。

1　clitorourethrovaginal 由 clitoris（阴蒂）、urethra（尿道）、vagina（阴道）3 个词缩合而成。

2　非洲部分国家有割除女性阴蒂、阴蒂包皮以及阴唇的传统。WHO（世界卫生组织）将女性生殖器切割（Female Genital Mutilation，简称"FGM"，也称"女性割礼"）定义为：所有出于非医学原因，部分或全部切除女性外生殖器，或对女性生殖器官造成伤害的行为。

阴阜和阴唇

阴阜和大小阴唇的存在除了增强性快感,还可以对前庭(阴道口位置)起到保护作用。

阴阜是耻骨上部往下到阴蒂包皮之间的三角部位,呈丘形,位于两侧腹股沟的中间,由皮肤和皮下肥厚的脂肪组织构成,上面覆有阴毛,丰厚的脂肪垫为此处组织提供了良好的机械屏障。大阴唇是一对由覆有毛发的皮肤和脂肪组织构成的褶皱,从阴阜延伸至前庭的正下方,上面布满各种腺体。大阴唇的长度一般为 7 ~ 12cm。当然,如果超出或小于这个范围,也属正常,姐妹们无须为此焦虑。

小阴唇皮下缺乏脂肪,但是富含勃起组织,会因性刺激而充血肿胀。阴蒂头的顶层是阴蒂包皮,底层是系带[1],位于阴蒂头下方。由于阴蒂头就藏于这些褶皱之中,所以通过牵引小阴唇也能间接刺激到阴蒂头,从而产生性快感。小阴唇中分布着丰富的特殊神经末梢,对性刺激的反应极为敏感,哪怕是极其轻柔的触感都能被感知,特别是边缘处。

小阴唇的尺寸没有"正常大小"一说,它们可能比大阴唇小,也可能超过大阴唇,其宽度一般在 1 ~ 5cm。还是那句话,从医学角度来讲,超出这个范围也完全正常。另外,小阴唇也并不一定对称存在——相较于双胞胎,它们之间更像是表姐妹。

---

1 系带(frenulum),是一条小的皮肤皱襞,用来防止器官摆动幅度过大,如舌系带。

外阴的皮肤

在显微镜下，皮肤细胞间的互相堆砌塑造出层层叠叠的细胞层，看上去就像是一面砖墙。最底部由称为"基底细胞"的特化细胞构成，基底细胞堪称整个皮肤组织的基石，它们能不断分裂产生新的皮肤细胞，并持续不断地推送到最外层，整个过程就类似于传送带一样。细胞在传送过程中不断发育，并同步产生一种叫作"角蛋白"的蛋白质——角蛋白防水性能良好，能使细胞变得更加坚韧，以此抵御外来伤害。到达外层的表皮细胞能分泌脂肪物质，在外层形成皮脂膜，不仅有助于抵御各类外伤和感染，同时能帮助皮肤锁住水分。当然细胞也会生老病死，死亡的外层细胞会随着日常的皮肤摩擦或外伤而脱落，大概每 30 天就能完成一次新旧更替。

阴阜和大阴唇皮下散布着外泌汗腺（又称"局泌汗腺"或"小泌腺"），能够经由毛孔将人体汗液排至表皮。此外，这两个部位还覆有毳毛（一种细小的，犹如桃子绒毛般的毛发）和阴毛，这两者共同形成机械保护屏障，并锁住水分。由于每一根阴毛都附着于神经末梢上，所以拉扯或者摩擦阴毛的行为同样会产生性刺激。

每根阴毛和毳毛的毛囊内部都有皮脂腺，皮脂腺会分泌一种称为"皮脂"的油性物质，它能防止水分流失，使皮肤更加柔韧。阴毛的毛囊中还有一种叫作"顶泌汗腺"（也叫"大汗腺"，腋窝、脐窝、肛门四周及生殖器等处也有分布）的特殊汗腺，这种腺体在青春期异常活跃。它们能将一种含微量荷尔蒙[1]

1　荷尔蒙，也称"激素"，对肌体的代谢、生长、发育和繁殖等起重要的调节作用。

和费洛蒙[1]特殊油性汗液排到毛干上。皮肤上的细菌能将这种分泌物转化成一种难闻的化合物——散发出我们平常所熟知的腋臭味。至于顶泌汗腺的真正意义，老实讲，目前还没人能完全解释清楚。但是基于它们在青春期的活跃表现以及分泌费洛蒙的特点，所以很可能在性吸引力方面曾经或现在仍在发挥某种神秘作用。

与阴阜和大阴唇相比，小阴唇的皮肤细胞层较少，对应分泌的角蛋白也少，这种变化越靠近阴道口（前庭）就越明显。小阴唇表皮没有毛发附着，却分布有皮脂腺。缺少了角蛋白和毛发的保护，加上非常单薄的皮肤层，也使小阴唇更易遭受创伤和刺激。

皮脂腺和顶泌汗腺的分泌物与表皮细胞产生的脂肪物质混合，能形成一层叫作"酸性保护膜"的保护层，这层附着于表皮的薄膜能有效抵御来自细菌、病毒和其他外界污染物的侵袭。外阴皮肤的 pH 值（酸碱值）为 5.3 ~ 5.6，呈弱酸性（水的 pH 值是 7.0，属中性）。

黑色素

黑色素由黑色素细胞生成。黑色素细胞是一种位于基底层的特殊皮肤细胞。我们的皮肤、头发、眼睛虹膜的颜色均通过黑色素着色形成。

相较于身体的其他部位，外阴的黑色素细胞较多，但有趣的是，外阴颜色却与其他部位没有特别明显的差异（除了肤色较淡的手掌和脚掌），反而受肤色影响较多，也可能受种族因

1　费洛蒙，也称"信息素"或"外激素"，是一种用来传递生物信息的神经激素，能影响或吸引其他同类生物的行为。

素的影响。一般来说，会呈现某种红色、粉红色或酒红色调。不过，随着时间的推移，雌激素水平的变化，加上性生活的摩擦和日常磨损（如穿着紧身牛仔裤，摩擦力可能会导致黑色素细胞过度活跃），外阴颜色会逐渐加深，一般发生在青春期、怀孕期间或衰老时。

外阴的颜色因人而异，这个区域没有"正常"颜色一说，颜色变暗是完全正常的，每个人都会在生命中的某个时刻经历这种改变，所以不要被网上或杂志上看到的某些经过修饰加工的图片洗脑，让你认为自己不正常。

黑色素细胞除了着色功能之外，还具备保护作用，不仅能通过吸收和反射太阳光中的紫外线避免皮肤被晒伤，还能对来自外界生物、化学、物理等各方面的刺激作出反应，是人体免疫系统的重要一环。

前庭

前庭是阴道和外阴的交界部位（即环绕阴道口的部位），尿道也位于前庭区内。严格说来，前庭虽然也属于生殖器的外露部位，但其皮肤却与阴道皮肤更为接近，呈现一种黏膜状态，角蛋白数量非常少，且细胞中充满糖原——这是一种贮存类多糖。由于前庭皮肤上没有毛发，也不分泌皮脂，所以更多的是依靠小阴唇充当护卫，为其提供物理防护。

前庭处还有两组腺体，顶部的一组是斯基恩氏腺（Skene's glands，也称"小前庭腺"），类似于男性的前列腺。有研究表明，斯基恩氏腺能分泌少量的前列腺特异性抗原[1]。另外一组是巴多

1　英文全称：Prostate Specific Antigen，简称"PSA"。

林氏腺（前庭大腺），位于前庭底部的两侧。这两组腺体都可以分泌少量润滑液。

肛门括约肌

肛门有内括约肌和外括约肌两组肌肉环。肛门处的黏膜布满神经细胞，受神经高度支配。分管这片区域的细胞堪称"神经界的劳模"，责任重大不说，干的还都是苦活儿、累活儿、脏活儿。不仅承担着辨识人体排出硬便、软便，或气体的重任，还得判断什么样的时机和场合可以排便、放屁，稍不留神的话，就容易给主人闹个"面红耳赤"的下场。正因为肛门有如此稠密的神经网络分布，所以这也解释了为什么有些人觉得肛交很刺激，而痔疮和肛裂（皮肤上的小裂纹）却让人如此遭罪。

就控制排便而言，内括约肌最为重要，掌握了约80%的主动权。

本节概要

- 身体与内裤直接接触的部分是外阴，隐藏在内的是阴道，前庭则是外阴和阴道的交界部位。
- 阴蒂的整体结构远比你所看到的大，它是人体中唯一为性快感而存在的器官。
- 阴唇的尺寸不存在"标准大小"一说。
- 阴阜和阴唇均具备产生性快感和保护阴道口的作用。
- 外阴皮肤呈弱酸性，其pH值一般为5.3～5.6。

第 2 节

阴道

　　阴道是一根连接宫颈与外阴的纤维肌管道。对于一个带给我们如此多欢乐的器官，我认为如此枯燥的介绍方式实在配不上它的性感本质。事实上，vagina（阴道）一词在拉丁语中是 sheath（鞘）的意思，对于解剖学上用"契合男性阴茎外形"[1]的方式来命名女性身体器官的做法，我深以为耻，真想换种方式来重新定义它！

　　从医学角度来说，阴道始于处女膜，属于前庭的体内部分。

我们为什么会有处女膜？

　　众多进化生物学家都倒在了这个问题面前。

　　一些专家把处女膜认定为女性的童贞证明，女人用它来向伴侣保证，所生育的孩子是他的。听上去颇有道理？这里我们有必要进行一次小小的论证，让大家明白，这种带有男权主义色彩的理论有多荒谬。首先，性交之外的很多身体运动都有可能导致处女膜破裂；其次，在那些有过性行为的女性青少年当

1　阴茎插在阴道里，如同剑插在剑鞘里，作者认为不应该按照这样的逻辑将阴道命名为具有剑鞘含义的 vagina。

中，约 50% 的人仍保有完好的处女膜，这充分说明拿处女膜当"童贞指标"有多不靠谱；最后，从人类进化的角度来说，这种"保守童贞"的理论也意味着女性只有在突破处女膜后孕育的第一胎才弥足珍贵，二胎、三胎等都只能算次等品。但现实情况是，在人类繁衍生息的历史长河中，有 30% ~ 50% 的新生儿都活不过第一年。那么问题来了，如果我们无法确保生育的孩子能活下来，甚至不能保证可以成功受孕，那么人类在进化过程中耗尽心血所打造的这扇城门，难道只是为守护一座空城？

还有一种理论认为，处女膜的进化价值在于它被突破时的痛感，这种令人没齿难忘的疼痛会让女人心甘情愿地只对"初夜"男人从一而终。然而现实生活中的大多数姐妹，却从未停止追求爱的"真命天子"的脚步，对于自己的幸福，始终坚持该出手时就出手。看来"初夜"的疼痛也并没有那么刻骨铭心。况且，如果真是痛得不能自已的话，又哪来那么多年纪轻轻就身怀六甲的少女呢？退一万步讲，假设这种理论真的成立，处女膜的进化价值属实就是为了让女人痛到再也不敢另觅良缘，那么我敢说，阴蒂以及"小豆豆"的出现就多少有点捣乱的意味了，要知道，谁又不是早早掌握了夹紧双腿就能偷得愉悦的学问呢？

我个人认为，处女膜在人类身体漫长进化史的某个阶段，曾经充当了阴道物理保护屏障的角色。因为女性在进入青春期前，其阴道黏膜（皮肤）对外界的刺激非常敏感，些许污垢就可能造成多种炎症反应，而雌激素的分泌、阴阜和大阴唇里的脂肪垫、阴毛，以及小阴唇（均对阴道下端起到关键的保护作用）都是在进入青春期后才逐渐形成或成熟的。所以我相信，处女膜的作用就是在青春期到来前，为阴道预先设立一道阻挡污垢和其他杂物的防火墙。后来，随着人类渐渐直立行走，女性阴道口也远离了地面污垢的威胁，处女膜对阴道保护的必要性随之弱化，其后续的进化就渐渐偏离了预定轨道。所以现代女性的处女膜形状各式各样——因为它在生物学上的意义已然不再那么重大了。

在胎儿时期，阴道还仅是一个实心管。随着胎儿生长，管道内部的细胞逐渐消失——从阴道上端（子宫颈）开始，逐渐蔓延至下端，而那些遗留在阴道下端的细胞就形成了处女膜。处女膜位于阴道与前庭的分界处，是一种上面有孔且不完全封闭的薄膜。它一般呈环形、月牙形、伞形等多种形态，经血从孔中流出。有时，过多的细胞残留可能会导致阴道组织横向及纵向增生，我们把这类环状增生叫作"阴道隔膜"（septum）。较薄的隔膜能轻易被卫生棉条或阴茎冲破，但是对于较厚的隔膜来说，就没那么简单了，少数情况甚至能阻塞阴道。对于那些 16 岁还没来月经的女生，那些因过于疼痛而无法将卫生棉条、手指、阴茎或窥器插入阴道的女性，以及那些在插入过程中感到明显阻碍的女性，就要考虑自己是否有阴道隔膜这种异常发育。

阴道的基本知识

阴道内壁由黏膜这层特化皮肤组成。在黏膜表面，那些像手风琴键和山脊线一般排列的褶皱叫作"皱襞"——有些女性能通过触摸感觉到皱襞的突起以及粗糙感。至于阴道皱襞到底长什么样，可以想象在小号床上铺一条特大号床单的样貌。

阴道黏膜位于一层平滑肌之上，我们可以把该肌层想象成阴道的外墙。平滑肌属于不随意肌（肠道也由平滑肌构成），不受自主神经支配。通常认为平滑肌能通过收缩带动阴道运动和变形，从而将血液和分泌物送至阴道口。至于其他功能，目前还不得而知。如果平滑肌的收缩不协调，或发生过度痉挛，就会产生疼痛感。有数据显示，那些痛经的人，她们的阴道平滑肌往往比正常女性有更频繁的痉挛或不协调活动。

皱襞和平滑肌允许阴道在静息时处于塌陷状态，上下壁贴合，以此隔绝空气的进入，然后在性交或分娩时拉伸、撑大阴道。我知道很多人（好吧，主要还是那些男权主义者）似乎一直都对阴茎在勃起时变大的能力津津乐道，但事实上，在女性阴道强大的拉伸能力面前，阴茎变化的那几厘米实在不值一提。

阴道平滑肌被丰富的血管网络所包裹，由此带来的充足血流量是阴道损伤后能很快愈合的原因之一。

每个人的阴道长度各有不同，你的高矮胖瘦与阴道长度也没什么相关性。一般来说，后阴道壁（靠近直肠）较长，一般在 5.1 ～ 14.4cm 之间；前壁较短，一般在 4.4 ～ 8.4cm 之间。至于阴道宽度，阴道口最狭窄，越靠近子宫颈就越宽。

骨盆底

盆底肌 [1] 由两层肌肉组成（如图 4 所示），包裹着阴道和阴道口。这些肌肉能为体内各脏器提供强有力的结构性支撑，并协助人体对排泄的控制（包括大小便）。当人体达到性高潮时，盆底肌也会同步收缩。此外，它还有助于核心力量和姿态的稳定性。平均来说，每一次性高潮都会伴随盆底肌的 3 ～ 15 次

1　英文全称：Pelvic Floor Muscles，简称"PFM"。

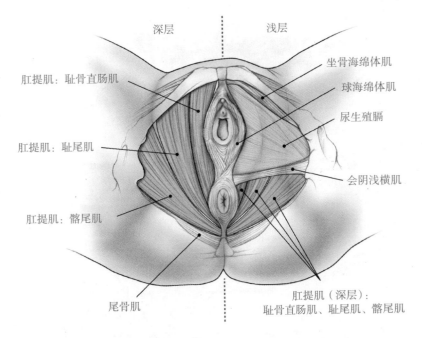

深层　　浅层

肛提肌：耻骨直肠肌

肛提肌：耻尾肌

肛提肌：髂尾肌

尾骨肌

坐骨海绵体肌

球海绵体肌

尿生殖膈

会阴浅横肌

肛提肌（深层）：
耻骨直肠肌、耻尾肌、髂尾肌

图 4　骨盆底肌群　丽萨・克拉克，MA，CMI. 绘

收缩。这个数据结论来自一些有趣的实验：在高度监控的条件下，一些女士通过自慰达到性高潮，从而记录得出了这些数据——我实在好奇，像这类研究到底是如何申请到经费的！

　　表层肌肉位于外阴表皮之下，由 3 种肌肉组成，分别是坐骨海绵体肌、球海绵体肌和会阴浅横肌。会阴浅横肌、球海绵体肌和肛门括约肌三者会合之处即为会阴体。

　　盆底肌深层肌肉从耻骨开始向后延伸，并向外延展到臀部，继而再回到尾骨（尾椎骨），整个形态就如一张吊床（如图 5 所示），将尿道、子宫、阴道、直肠等脏器紧紧地"吊"起来，

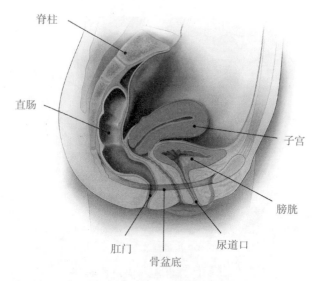

脊柱

直肠

子宫

膀胱

肛门

尿道口

骨盆底

图 5　女性骨盆结构矢状面　丽萨·克拉克，MA，CMI. 绘

使其在各自的位置发挥功能。这块深层肌肉，即所谓的肛提肌，由耻骨直肠肌、耻尾肌、髂尾肌 3 块肌肉组成。

　　骨盆底的肌肉并不受大脑意识所控制。也就是说，你的大脑不需要主动思考要如何排尿、排便，或如何达到性高潮，只要你具备足够的运动和感知控制力，就能使排便、排尿等活动相对自主地完成，这有点儿类似于电脑的后台运行程序。从进化角度分析，这些活动可能是人类在进化过程中逐步自主化的。其实也好理解，如果时刻都把精力放在调节膀胱和肠道的功能上，人类可能就永远没有爬出沼泽的一天！只有从这些拉屎撒尿的琐事中解放出来，才能集中精力继续前行。

　　盆底肌无力或撕裂（大多由分娩造成）可能会导致大小便失禁和骨盆器官脱垂（骨盆腔内器官和构造从正常位置沿阴道

下降）。如果因骨盆肌过于紧绷而导致肌肉痉挛，则可能会造成性交疼痛或骨盆疼痛。

关于阴道黏膜

阴道黏膜（皮肤）的厚度大概与 28 层细胞相当。与外阴皮肤一样，也有一层基底细胞持续不断地制造新的细胞。不同的是，阴道细胞内充满了糖原这种贮存类多糖，角蛋白数量也比外阴少得多，这使得阴道表皮的防水性能稍逊于外阴。这样一来，血液中的少量液体就可以渗入阴道细胞间，最终成为阴道分泌物的一部分——我们把这种渗漏出的液体称为"漏出液"或"渗出液"。当然，有漏出就会有吸收，防水能力的缺失也意味着有些物质能被吸收进血液。

阴道黏膜的更新比外阴皮肤快得多——每 96 小时就会制造出新的一层。从生物学角度分析，有以下几个原因：

- **摩擦**：不管是用手指、玩具、舌头还是阴茎，无论摩擦多么轻柔，表层细胞都会不可避免地被擦落，当然阴道组织会快速完成修复。但如果性交过程中造成了持久的阴道黏膜损伤，则会影响女性的生育能力。
- **为内部生态系统提供养分**：育龄女性的阴道外层细胞约每 4 小时就会剥落一次。这些凋亡的死细胞内富含贮存性糖原（由成千上万的葡萄糖分子聚合而成），它们也会发挥最后的余热——有效滋养维系阴道健康的细菌。排泄出的阴道分泌物中也有高达 3% 的糖原。
- **迷惑有害菌**：那些浮动在阴道内的死细胞还充当着诱饵的角色，当居住在阴道内的病原菌（有潜在危害性）

与它们相遇时，就可能被引诱至这些死细胞之上，继而随着阴道分泌物一起被排出体外。

阴道的生态系统

阴道通常每 24 小时会排出 1 ～ 3ml 分泌物，但报告指出，即使多达 4ml 也属正常。直观地说，4ml 的分泌量大概能浸透一张小型护垫。图 6 所示的分泌量大约为 2ml。

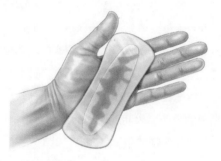

图 6　沾有阴道分泌物的卫生护垫　丽萨·克拉克，MA，CMI. 绘

基于我个人的道听途说，再结合从同事那儿听到的消息，我发现越来越多的女性被阴道分泌物所困扰，甚至很多健康女性都怀疑自己的分泌物异常，潜意识中认为它是由某些疾病引起的。我不确定这是不是由某类禁忌影片误导所致；又或因为很多女性养成了脱毛的习惯，让原本应被阴毛阻隔的分泌物沾染到了内裤上；还有就是药店柜台上摆放的琳琅满目的药品——它们总是号称可以"搞定"女性本就健康的润湿阴道。但事实是，阴道本来就是湿润的，分泌物是阴道维持正常运转的"副产品"。这不是毛病，而是正常现象。

阴道分泌物的组成有多种来源，其中包括宫颈分泌物、阴道口处腺体（巴多林氏腺和斯基恩氏腺）的分泌物、有益菌制造的各种物质、黏膜脱落的死细胞，以及少量的漏出液（从血液中渗出的液体）。

阴道中最广为人知的菌种应该是乳杆菌属，也就是人们常说的"乳酸杆菌"（lactobacilli），也叫"乳杆菌"。这类细菌堪称"阴道守护神"，对阴道健康起着至关重要的作用。首先，乳酸杆菌能生产乳酸，将阴道 pH 值维持在 3.5～4.5（呈酸性），从而使得很多细菌和病毒难以在阴道存活；其次，乳酸杆菌还能生成一种叫作"细菌素"的蛋白质，能杀死或抑制病原菌（有害菌种）——你可以把细菌素想象成一种人体自制的抗生素；最后，乳酸杆菌与阴道黏膜（皮肤）结合，可以杜绝其他有害菌的附着。此外，它还能制造过氧化氢（双氧水），这种化合物曾被认为在阴道防御中起一定作用（此理论现已不被支持）。

乳酸杆菌有许多不同种类，分布于阴道内的乳酸杆菌主要有卷曲乳杆菌（L.crispatus）、詹氏乳杆菌（L.jensenii）、惰性乳杆菌（L.iners）、格氏乳杆菌（L.gasseri）四大菌种。事实上，人类对各种类乳酸杆菌的研究才刚刚起步，而且任何目前已掌握的信息都可能在未来发生变数。对此我深有体会。当我还在医学院学习时，几乎所有人都认为嗜酸乳杆菌（L.acidophilus）是最常见的乳酸杆菌品种——因为在当时的实验条件下，嗜酸乳杆菌是唯一能在实验室简易培育的乳酸杆菌。但随着 DNA（DeoxyriboNucleic Acid，脱氧核糖核酸）技术的出现，我们再也不必非得通过细菌培育来做医学观察研究了，DNA 技术让我们对阴道微生物群系有了一个更精确的评估。现在我们认为惰性乳杆菌才是最普遍的一种乳酸杆菌，将近 84% 的女性体内都有它的身影，而且在 34% 的女性中占主导地位。相比之下，嗜酸乳杆菌可能只是个小角色，如果它还能起一点作用的话，也是次要的。

阴道微生物群分为 5 种不同的菌落类型，每位女性都专属于其中 1 种。5 种菌落类型中有 4 种都属于乳酸杆菌主导型，73% 的女性属于这 4 种；其余 27% 的女性则属于乳酸杆菌较少、细菌种类更多元化的 1 种。影响阴道菌落组成的因素有多种，先天遗传加后天环境叠加是其中非常重要的原因。比如，白人女性和亚洲女性更多是属于乳酸杆菌主导型阴道菌落，而约 40% 的非裔美国女性和西班牙裔女性则多属于非乳酸杆菌主导型。一般来说，阴道内乳酸杆菌数量越多，阴道就越偏酸性。所以那些非乳酸杆菌主导型的女性，其阴道 pH 值会相对较高，一般为 4.7 ～ 5.0。

当然，这并不是说 40% 的非裔美国女性和西班牙裔女性的阴道菌落就不健康，相反，这是正常的变异。毕竟人类对阴道内微生物群的研究才刚刚起步，除了乳酸杆菌以外，肯定还有诸多因素影响阴道健康。

月经期间，由于血液本身的 pH 值为 7.35，因此阴道 pH 值会升高。与此同时，血液也会和乳酸杆菌相结合，并随经血排出体外，乳酸杆菌的数量也会同步减少。有益菌数量减少，pH 值升高，加上血液又是细菌滋生的温床，使得女性在经后期（快要结束时）最易遭受感染。

那么，我有必要做一次阴道微生物菌落检测吗？目前，市面上有各种家庭检测类产品，我们也总能听到一些关于阴道菌落检测的建议，而且随着这种产品的发展成熟，在将来也许可以有更多期待。但就目前以我们对阴道微生物群的了解程度来看，这样的检测还有几个问题。

首先，每天体内的微生物群都会因为各种原因而波动，甚至同一天的早晚都不同。仅做一次取样，或连续 3 天都取样，我想都不可能得出有效结论。这就好比我是一个护发专家，顾客拿给我一张某天下午 4 点自拍的头发照片，但这张照片代表不了头发每天的状态，所以我不能以此为依据对他的头发进行评价，更无法给出清洗建议，或向他推荐合适的护发产品。

其次，关于家庭检测的另外一个问题，就是由检测结果引发的焦虑。要知道，即使是健康女性，阴道微生物群中的乳酸杆菌水平也可能偏低。对于不掌握这一信息的女性，是否会误以为自己的微生物群不正常，从而引发不必要的担忧呢？

最后，我想说，目前我们既无法对家庭检测法得出的结果进行精确利用，也没办法自行替换或强化微生物菌落。也许在未来的某一天，这些检测法能派上用场，但在今天，它们还帮不上什么忙。

本节概要

- 阴道壁上的褶皱叫作"阴道皱襞"。
- 阴道长度与人的高矮胖瘦没有关系。
- 通常情况下，阴道每天会排出 1 ～ 3ml 分泌物。
- 阴道中有许多以糖原形式存在的贮存类多糖，可以用来供养阴道中的有益菌（更多信息见第 7 节：饮食与阴道健康）。
- 阴道中有 5 种不同类型的微生物菌落。

第 3 节

跨性别者的阴道和外阴

　　生理性别指的是基于人体的生物学特征，如解剖构造和 /
或激素（荷尔蒙），将一个人区分为男人和女人的指定。心理
性别则是人类对自我性别的一种感知——男性、女性、双性，
或都不是。对大多数人来说，生理性别与自我的性别认同相对
应，但也有人会因生理性别和性别认同不一致而产生痛苦，这
被称为"性别不安"（也称"性别焦虑"，取代了之前的术语"性
别认知障碍"）[1]。患有性别不安的人通常认为自己是跨性别者，
即在心理上无法认同自己与生俱来的生理性别，如出生时是男
性，但自我性别认同是女性。跨性别者一般都希望通过使用激
素或性别置换手术得到自己渴望的另外一种性别。

　　性别不安的成因尚不明确，但一般认为与复杂的遗传、生
物、环境以及社会文化因素有关。性别不安者一般会有严重心
理困扰，甚至引发自残、自杀倾向，可以通过医疗手段干预，
如激素替代疗法、性别置换手术以及心理治疗来减少痛苦。性
别置换手术通常在成年人中进行，在进行手术前需要进行充分

1　在我国，"性别认知障碍"这个术语依然适用。这种疾病在儿童（从 3 ～ 4 岁开
始）、青少年、成人中均有发生。据统计，男性成人患病率为 0.05‰～ 0.14‰，女
性成人患病率为 0.02‰～ 0.03‰。

的心理评估以确定其性别认同的稳定性和必要性[1]。鉴于本书的主题，我着重介绍医疗手段干预后（激素和手术治疗）跨性别者的外阴、阴道健康问题，也会提一下跨性别者所面对的医疗困境。

据统计，在美国有 100 万～140 万的跨性别者。在医学界，跨性别者面临医疗照护方面的诸多不足。除了医药难题外，许多接诊医生和护士对世界跨性别人士健康专业协会[2]所发布的医学护理指南并不熟悉。有近 50% 的跨性别者都曾抱怨：在就医时，医护人员对检查操作极为陌生，他们不得不向医生尴尬地详细描述自己的真正所需。

如果想获得较好的医疗服务，还面临其他困境。如近 30% 的人曾在诊所遭到言语侮辱和骚扰，近 20% 的人曾被诊所拒之门外。医患之间的消极互动加深了跨性别者的不安与无助感，这很可能使他们在寻求专业护理时踌躇不前，而那些仍然保留阴道和宫颈的跨性别男性，也很可能因不被医疗环境所接纳而失去了进一步接受宫颈癌筛查或诊断，以及治疗其他疾病的机会。另外，由于医疗保险覆盖范围有限，许多跨性别者也没有足够的经济实力来为自己的所有治疗埋单。

总之，整个卫生保健系统缺乏相应的保障措施，这对医疗专业人士的信心也实在是起不到多少正向激励。不幸的是，有

1　在我国，性别置换手术的对象需满足严格的审核要求，如心理和精神治疗 1 年以上证明，公安部门出具无犯罪证明，精神科或心理科医生开具易性症诊断证明，直系亲属出具已告知证明等。

2　协会原名"哈利本杰明国际性别焦虑症协会"（为了纪念第一位从事变性者研究的内科医生哈利·本杰明），是一个致力于理解和治疗性别认同和性别不安的专业组织，并为跨性别和性别变异（gender variant）群体创建标准化的治疗方法。英文全称：World Professional Association for Transgender Health，简称"WPATH"。

48% 的跨性别男士和 33% 的跨性别女士正处于这种困境中，前景实在不容乐观。

跨性别男性

跨性别男性阴道和外阴的变化

在性别转换过渡期，需要先接受睾酮（也称"睾丸素"，一种雄激素）治疗 [1]，目的是使第二性征与性别认同更紧密地匹配起来。使用这种激素后，外阴和阴道都会发生显著的改变。阴蒂会膨大（可用来构造阴茎），从平均长度 [2] 1.5cm 增长到约 4.5cm；随着阴蒂头越长越大，更多的部分会裸露在外（阴蒂包皮不会跟着变大），这无形中增强了阴蒂的敏感度。根据大多数跨性别男士的报告，他们的性欲会明显增加，高潮会有更高的强度，这种情况在服用睾酮几年后会逐渐减少。还有，私处的阴毛会变得更加浓密。毛发分布模式也会有所改变，大腿毛增多，从肚脐往下的部位都可能长毛。

使用睾酮也会不可避免地带来一系列副作用。它会使阴道黏膜变薄、阴道干燥以及乳酸杆菌数量减少，这会导致阴道 pH 值升高，随之带来包括刺激感、分泌物增多、灼热感、内诊疼痛，以及阴道性交疼痛等症状。不过这些症状不会马上发生，在服用睾酮 3 个月左右才会显现，其尖峰效应可能

1　睾酮疗法是指生物学女性需要男性化时所采用的主要治疗方法，所带来的改变包括：面部毛发的生长，前额头发的脱落，声线的改变，身体及面部皮下脂肪的再分配，肌肉质量的提高，体毛量的增加，体味的改变，力比多（libido，也称"性欲"）的提升，阴蒂增大，阴道干燥，停经等。

2　尺寸通常增长到 3~8cm，4~5cm 为平均值。

出现在 2 年后。此外，随着阴道黏膜变薄和乳酸杆菌数量的减少，性交时如不采取防护措施，则很容易增加 STI（sexually transmitted infections，性传播感染）[1] 的风险。

　　以上这些症状可以通过阴道用雌激素来治疗。如果剂量合适，雌激素就不会被吸收进血液，也就不用担心它会抵消睾酮对其他组织的功效。不过，不是每个跨性别男性都愿意接受雌激素。如果症结点在于生理适应性方面的考虑（将雌激素软膏或片剂频繁地放入阴道，感觉麻烦），不妨选择能稳定释放雌激素的阴道环，只要妥当放置，基本上不会有异物感，最主要的好处是使用周期长达 3 个月，免去了频繁更换的烦恼；对于那些完全拒绝雌激素的跨性别男士，可以考虑阴道用 DHEAS（dehydroepiandrosterone sulphate，硫酸脱氢表雄酮）栓剂，DHEAS 是一种具有多种生物学作用的类固醇激素，置入阴道后会转化为雌激素和睾酮（关于药物的具体信息详见第 19 节）。

保留宫颈的跨性别男士仍需接受宫颈癌筛查

　　并不是所有跨性别男性都作了子宫切除术（手术方式去除子宫体和子宫颈）[2]，很多人是在性别转换后多年才决定实施这项手术，所以在那之前，宫颈癌筛查是很有必要的。适用于女性的筛查指南也同样适用于跨性别男性。定期筛查时间一般从

1　作者认为：STD（sexually transmitted disease，性传播疾病，也就是通常所说的"性病"）一词在很多人眼中是一种羞耻，这种羞耻感会妨碍人们寻求医疗帮助的可能。况且，感染病毒的人并不一定出现症状，从医学角度而言，没有症状，疾病就不存在。因此，作者提倡用更准确的术语 STI 来替代传统术语 STD。

2　子宫和子宫颈是两个不同的概念。子宫是女性生殖器的一个整体，子宫颈是这个整体的一部分，子宫体在腹腔内。子宫颈在阴道最深处，是连接阴道和子宫体的一个部位。

25 岁 [1] 开始，到 65 岁截止（前提是在此之前的 3 次筛查都无异常）。无论你是否有过性行为，也不管你的伴侣是同性还是异性，我都建议你做这项筛查。关于宫颈癌筛查的详细综述见第 26 节。

阴道菌群的改变增加了跨性别男性感染 HPV（human papilloma virus，人乳头瘤病毒）的风险，而这种病毒是引发宫颈癌的必要条件。遗憾的是，现实生活中很少有跨性别男性主动去做这项筛查。更让人担忧的是，与顺性别女性（生理性别与心理性别一致的女性）相比，跨性别男性巴氏涂片检查（Pap smear，也称"子宫颈抹片检查"）[2] 结果异常的概率要高出 10 倍之多。某项调查显示，高达 11% 的跨性别男性在巴氏涂片检查中得不到客观的评估结果，而同样的情况，在顺性别女性中只有 1%。究其原因，我想很可能是检查不到位所导致，比如，因为睾酮治疗引起的炎症或检查时的不适，影响了医生对子宫颈的充分取样。

所谓不充分检测，是指问题细胞没有被采集到，从而导致检查结果不可靠。况且，由于就医渠道不畅通以及不友好的社会环境，跨性别男性更可能在复查以及对异常结果的跟进上延误时机。一方面是生物学上的高风险事实，另一方面又有各种社会消极因素的介入，这种双重影响对他们来说无疑是雪上加霜啊。

使用睾酮约 6 个月后，会对巴氏涂片检测产生消极影响，

---

1 2020 年，美国癌症协会（American Cancer Society，简称"ACS"）的最新指南将宫颈癌的筛查年龄由 21 岁延后至 25 岁。

2 巴氏涂片检查即细胞学检查，是从女性子宫颈取少许组织，以检查是否有 HPV 细胞的医学检查。

所以，跨性别男性应尽可能在使用睾酮之前做宫颈癌筛查。这样一来，只要检查结果正常，那至少 3 年内就不需要再做筛检了 [1]。

如何减轻宫颈癌筛查时的不适感，我有以下几点建议：

- **只做 HPV 检测**：HPV 检测只在阴道采样，不需要用到鸭嘴器。现在，许多专家都支持自我阴道取样，这与医生取样一样有效，且自己插入拭子显然会更舒适一些。有些指南认为，女性只需要从 30 岁开始做 HPV 筛检即可（不做巴氏涂片检查），但美国妇产科医师学会 [2] 认为单独进行 HPV 筛查可取，但应从 25 岁开始。

- **阴道雌激素**：如果在巴氏涂片检查前连续应用了 2～4 周的雌激素，不仅可以减轻检查时的痛感，而且能有效降低异常结果（没有被充分评估）的发生率。

考虑到跨性别男性较低的宫颈癌筛查频率和筛查质量，在选择去除宫颈（全子宫切除术）还是保留宫颈（上子宫切除术）[3] 的问题上，就需要严肃考虑，务必慎之又慎，建议与主刀医生做充分沟通后再定夺。虽然对于部分外科医生来说，后者在技术操作上会相对简单些，但就长远考虑，没有任何好处。如果选择保留，则意味着在 65 岁之前，跨性别男性都要定期接受

1　根据美国癌症协会的最新建议：从 25 岁开始做宫颈癌筛查，直至 65 岁。(1) 其间每 5 年要接受一次 HPV 检测，此为"首选"（preferred）建议；(2) 如果无法进行初级 HPV 检测，则应每 5 年进行一次联合检测（HPV 检测结合巴氏涂片检查），或每 3 年进行一次巴氏涂片检查，此为"可接受"（acceptable）建议。

2　英文全称：American College of Obstetricians and Gynecologists，简称"ACOG"。

3　上子宫切除术，又称为"次全子宫切除术"或"部分子宫切除术"，意味着手术切除子宫体，保留子宫颈。

宫颈癌筛查。

所以，对于想保留子宫颈的跨性别男性来说，接种 HPV 疫苗就显得尤为重要，当然对每一个人都至关重要[1]。有关 HPV 疫苗的更多信息，可翻阅第 25 节。

跨性别男性的经期转变

如果不服用激素药物，跨性别男性的月经便不会停止。采用激素 IUD（intrauterine device, 宫内节育器）[2] 进行避孕，可以使月经量减少。睾酮治疗同样对月经有影响，在服用睾酮 2 个月后，月经量会有所减少，到第 36 个月时基本会停止。但是，如果没有对体内激素水平进行有效监测（确保处于普通男性水准），那么有 16% 的跨性别男性到第 6 个月时仍会有月经。对于那些间歇性服用激素的跨性别男性来说，一旦中断睾酮治疗，月经还会恢复。同样会使月经去而复返的，还有那些因生育而停用激素的跨性别男性。另外，传说中关于睾酮与 TSS（toxic shock syndrome, 中毒性休克综合征，详见第 15 节）患病概率关系的传闻，至少到目前为止，还没有发现任何有效证据。

跨性别男性在月经期间，卫生棉条和月经杯显然比护垫更方便、更隐秘，但由于睾酮容易引起阴道炎症，所以在插入时会引起痛感，尤其是当月经量不多的时候。对于那些月经量少，又不想用护垫、卫生棉条及月经杯等生理产品的跨性别男性，

1　根据国外的相关研究数据，HPV 疫苗可以预防因高危型 HPV 引起的宫颈癌、阴茎癌、肛门癌、外阴癌、口咽癌以及生殖器疣等疾病。在我国，因缺少临床试验数据，只将其作为预防宫颈癌的疫苗来使用。

2　IUD，通常称为"节育环"，是一种放置在子宫内以防止怀孕的微型装置，是目前最有效的节育方法之一。IUD 有两种类型，一种是激素 IUD，另一种是铜 IUD。

重复使用型经期内裤（详见第 17 节）是个不错的选择。但经期内裤也有自身的缺陷，虽然可以避免被看出护垫痕迹的尴尬，但如果在外出期间需要更换，还得把换下来的内裤装进包里随身携带，说实话，这场景有些"败"好感。

跨性别女性

外阴和阴道手术

阴唇、阴蒂和阴道都可以通过手术人为构造。在阴道成形术中，阴囊可以改造成阴唇，阴茎可用来构造阴道，阴茎头（龟头）则可用来构造阴蒂，结肠、腹膜（腹腔脏器表面的一层黏膜，可防止各器官粘连）等组织也都能派上用场。有时还需要用到身体其他部位的皮肤，如正在研发中的技术涉及了口腔黏膜、羊膜组织（从胎盘上获取），以及一种经过特殊处理的组织——脱细胞组织。对最佳技术的讨论超过了本书的范畴，但可以肯定的是，要作出最佳的选择取决于多种因素，包括主体潜在的身体状况、阴茎的长度（是否有足够的组织可以使用），以及病人与主刀医生各自的倾向性选择。

在术后的阴道性交中，新构造的阴蒂以及前列腺都能获得性快感。手术后，约有 75% 的跨性别女性表示自己的性行为很活跃，性高潮的比例更是高达 70% ～ 84%。

在美国，阴道成形术最常用的做法是使用阴茎组织，并视需要外加阴囊和其他部位的皮肤组织。顺性别女性的平均阴道长度为 6.5 ～ 12.5cm——由于阴道长短和性生活满意度之间并没有太大关系，所以大多数外科医生都会折中构造 9 ～ 10cm 的阴道长度。当然，从人体解剖结构来考虑，不是每个人体内都有足够深的阴道空间，所以实际能做多长也是因人而异。阴茎皮肤组织虽然没有自我润滑功能，但是具备性反应能力，所以对于那些优先考虑性感受（感官至上）的人来说，这点瑕疵也就在容忍范围之内了。

由阴茎改造而成的阴道中定植着皮肤上的常见菌种。因此，即便跨性别女性出现与酵母菌感染（一种真菌感染）或 BV（bacterial vaginosis，细菌性阴道炎，详见第 32 节）类似的症状，如分泌物过多或有异味，其病因也是不一样的。分泌物通常由一些皮肤代谢物构成，如皮脂或脱落的死皮细胞。

如果术后出现阴道分泌物异常和异味，可以放心地用清水清洗或灌洗，因为新构造的阴道表皮不属于黏膜组织，自然不用担心乳酸杆菌被破坏的问题，所以也可以配合使用一些温和的清洁产品[1]。许多医生建议可以在每日扩张阴道[2]的时候灌洗，以及时清除残存的润滑液和由于摩擦而脱落的皮肤细胞。至于怎么应对阴道异味，目前还缺少有效的常规处理手段。如果觉得用水灌洗不够充分，医生会推荐使用浓度为 25% 的聚维酮碘（poviodine iodine，需要经过稀释）溶液连续灌洗数日，另一个选择是阴道抗生素疗程，一般选择甲硝唑（metronidazole）来减少制造异味的细菌。

使用结肠和腹膜组织构造阴道的优势，在于这些部位的组织有自润滑功能。如果要用这些组织，就必须进行小切口的开腹手术，可以借助光学仪器（腹腔镜）来完成。用结肠组织构造的阴道会产生大量的分泌物，对此没必要反应过度，因为这

1　顺性别女性的阴道不建议灌洗，也不建议使用清洁产品，详见第 12 节。

2　在阴道成形术后，新构造的阴道会非常紧绷，跨性别女性需要长期使用医疗扩张器来扩张阴道。

属于正常现象。

从医学角度来说，阴道成形术是一项大手术，必定伴随各种各样的风险。跨性别女性如果因健康因素无法承受手术强度，建议只构造外阴和阴蒂。至于阴道，可以通过构造一个小内凹来充当，在外观上看起来与正常私处没什么不同。对于抗拒阴道插入式性交的跨性别女性，同样可以考虑这种方法。

在进入手术前，有几个需要着重考虑的要点：

- **永久地去除阴囊及周围的阴毛**：如果不是永久性脱毛，那阴毛就可能在新构造的阴道内再生，从而导致囊肿、阴道分泌物异常并产生异味。目前算得上真正意义上的永久脱毛法恐怕只有电解除毛，但耗时较久，前前后后约需 1 年的时间。

- **术前术后 3 个月禁用一切尼古丁产品**：所有烟草制品都会减缓伤口愈合的速度，因为它们会降低血管中的血流量，而阴道成形术的关键就在于血流量的重建。吸食烟草制品可能会导致阴道内移植的组织毁损或形成瘢痕。

- **术后需立即进行阴道扩张，以保持阴道的长度和宽度**：对于跨性别女性来说，使用阴道扩张器[1]来定期扩张阴道是一辈子要坚持的功课。为防止阴道闭合，手术后需立即进行，而且在术后第 1 年尤为关键。此后定期扩张，使用频率可随着时间的推移而减少。如果在扩张时感觉疼痛难忍，要立即反馈给你的主治医生。如

1　阴道扩张器，也称"阴道支架"。它通常用于接受过性别置换手术的患者，也可用于其他情况（如阴道发育不良）的术后护理。

果没有做好扩张而导致阴道长度或宽度缩减，那么由阴道狭窄导致的术后瘢痕会很快产生，且通过手术修复的难度极大。

性交和扩张时的疼痛有可能是阴道瘢痕和 / 或盆底肌痉挛[1]造成的，盆底肌是环绕阴道的肌肉（详见第 2 节和第 34 节），手术引起的疼痛和 / 或不当操作都可能导致肌肉痉挛。无论是瘢痕还是痉挛，都会导致在使用扩张器时的明显阻碍感。

阴道成形术后的各种STI

新的阴道如果是由阴茎组织构造而成的，就不易感染淋病或衣原体，但是与阴道邻近的尿道会有被感染的风险。各种病毒性 STI，如疱疹、HPV、HIV（人类免疫缺陷病毒）[2] 的传播是有可能的，但目前的研究还不够充分。

本节概要 ━━━━━━━━━━━━━━━━━━━━

- 保留子宫颈的跨性别男性做巴氏涂片检查时，异常结果的概率更高。而且，跨性别男性的宫颈癌筛查次数明显不足。

- 9～45 岁的所有人（男性与女性）都应该接种 HPV 疫

1　英文全称：Pelvic Foor Muscle Spasm，简称"PFMS"。

2　HIV（human immunodeficiency virus），是一种攻击人体免疫系统的病毒。如果不治疗 HIV，就可能会导致 AIDS（acquired immune deficiency syndrome，获得性免疫缺陷综合征），即艾滋病。人一旦感染了 HIV，就会终生携带此病毒。

苗。跨性别男性在采取转换性别的医学措施之前就应
该接种 HPV 疫苗，并做宫颈癌筛查。

- 服用睾酮的跨性别男性，会出现阴道分泌物过多和阴
  道干燥以及由此而来的一系列不适症状，这种情况在
  服药后几个月内出现，并在 2 年后达到峰值。

- 就阴道分泌物及阴道异味而言，跨性别女性与顺性别
  女性有各自不同的成因。

- 跨性别女性在性交时的疼痛，主要由阴道狭窄及肌肉
  痉挛导致（详见第 34 节）。

女性的性快感和性教育

在我们目前所处的社会环境中，想要进行一次有深度、有内涵的关于性的讨论实在太难了，而由此遭受损失的通常是我们女性自己。女性的生理结构往往被错误地贴上"肮脏"的标签，女孩们从年幼时就被灌输由男权社会所制定的关于一个"乖"女孩有所为和有所不为的行为准则。

女性不了解自己的身体结构，不知道自己的身体是如何运作的，更不知道如何让它工作，这等同于对自身权利的一种放弃，也会在一段性关系中将自己置于极其被动的地位。很多异性恋女士会从伴侣那儿获得性知识，但事实上，这些男人本身就对女性高潮原理一知半解，或干脆一无所知。我认识的妇产科医生几乎都曾遇到过男士向她们咨询伴侣阴蒂位置（其实是阴蒂头）的情况。哎！从某种角度来说，他能对这个问题感兴趣也难能可贵，但再细细一想："我说老兄，你们在一块儿有 10 年了吧！"相对来讲，女同性恋伴侣间就很少发生这种尴尬。

女性应该从哪儿获得性生活方面的准确信息呢？这些问题是正常现象，还是技术问题？要不要去看医生呢？某项研究显示，只有 63% 的妇产科医生会例行性地问一下患者的性生活，有 40% 会询问性生活方面的困扰，只有 29% 会询问性生活满意度。问题显而易见！

一些医生，甚至是妇产科医生，不懂如何展开性话题的讨论，因为他们并没有接受多少相关的专业训练（如果真有的话），而其他一些医生工作时忙得不可开交，自然就忽视了病人的身心需求。事实上，有些情况确实没有医学介入（比如服药或注射）的必要——性生活是否和谐与技术问题，或两个人的感情有很大关系。我之所以这么说，并不是想帮那些没有尽到问诊责任的医生开脱，只是想说清楚问题的复杂性，完全就事论事。但是，医生的确应该把情况问清楚，了解患者的真实需求，并给出合理的建议或指引——比方说，建议向性治疗师、婚姻与家庭治疗师，或心理医生寻求帮助。毕竟医生也不是万能的，做不到解决患者的每种问题。而病人向医生寻求性生活方面的帮助也不用不好意思，就像问便秘或头痛一样自然就好。

医生不问性事的另外一个原因，应归咎于那些略显"心大"的姐妹自己，她们本身就患有某些妇科疾病，也有性交疼痛的问题。自己不说，医生也不问，问题最终很可能就会被忽视。很多女性甚至在忍受了多年之后，仍然不知道自己的病症是可以得到诊断和医治的事实。

有多少人对自己的性生活感到满意？

从相关调查可以看出，性生活的整体满意率并不是很高。就女性群体而言，有 49% 的异性恋、47% 的同性恋、49% 的双性恋自述对性生活很满意。男性的满意率并没有比女性高多少——即便如此，异性恋男性还是毫无意外地拔得头筹，但也仅为 51%。

勇敢地说出"性很重要"需要极大的勇气，往往面临许多压力。尽管很多人都曾在私下或公开场合说自己是性爱至上主义，性爱比生活中任何其他事情都重要。但现实情况是，人们每天平均花在做爱上的时间仅有 4 分钟！是的，你没有看错，4分钟！想想大多数人花在手机购物或盯着冰箱看的时间都比这个长吧。当然，我是坚定的行动派，我很清楚自己会选择哪项运动！

这还暴露出一个关键信息：对于性生活的不尽兴，大家似乎早就习以为常了。

为什么会有如此大的差距？

为什么实际的性生活频率往往赶不上人们内心的真实需求呢？首先，这可能是人们对社会普遍期待的性生活标准的一种迎合，这让他们在面对调查时，倾向于给出一个理想化的答案（我也曾在一次匿名问卷调查中谎报体重）。接受一个自己不愿承认的事实有时候是很难的，作为一个凡人，欲求不满几乎是我们的常态。其次，并不是每段关系都有正常的性生活，有些关系也可能已濒临崩溃，只是当事人还没想好后路而已。大多数人其实都不擅长沟通这个话题，导致很多时候性生活始终不能令人满意。最后，人们也没有把性放在至高无上的地位，女性健康问题导致的性交疼痛，还有力比多（性欲）[1]的起伏都可能是这个问题的答案。

说白了，就是一言难尽。

现实中的无性关系远比我们想象中更普遍。如果你在最近

---

1 力比多（性欲），用来专门表述性本能，是弗洛伊德"性欲论"的重要内容之一，表示一种性力、性原欲，即性本能的一种内在的、原发的动能和力量。

的 6～12 个月内没有性生活，那就可以被定义为无性关系。事实上，有高达 15% 的夫妻都处于无性婚姻中，关于情侣间（非婚姻关系）无性生活的数据则相对较少。针对这个问题，社会风向总是习惯性地把责任推卸给女方。然而，事实恰好相反！很多时候，男人才是问题的根源所在。

性反应周期

生理上，仅从性刺激的角度看，阴蒂绝对是女性性生活中最重要的解剖学结构——这并不是否定乳头或肛门等私密部位对性高潮的作用，而是说阴蒂是单纯为性而来，它只对性负责。而且基本上每当其他性敏感部位受到刺激时，阴蒂都会有所响应。更巧合的是，大脑中负责乳头刺激的反应区与负责阴蒂刺激的反应区竟然相互重叠。

马斯特（Masters）和约翰松（Johnson）在 1960 年首次提出了线性增长式的性反应经典模型。在这个模型中，性反应周期被分为 4 个阶段：兴奋期、高涨期、高潮期和减退期，但这个模型因为忽略了渴求期而备受诟病（让你在倒胃口的伴侣面前兴奋起来，确实有些强人所难）。另外一种模型倒确实把渴求期加进了序列中。不过这 2 种模型都是从男性角度出发，去假定一种特定的、预设的性冲动，却完全忽略了女性渴求性亲密的诸多原因，如情感依赖、爱慕、信任、安全感及尊重。

罗斯玛丽·巴松博士（Dr. Rosemary Basson）在 2000 年提出的圆形模型中认可了一个重要观点：一次令人满意的性接触并不一定要从自发的性冲动（性驱动力）或性欲开始。这个模型除了身体刺激外，还结合了女性所说的其他有助于性唤起和性满足感的因素，如安全感、渴求感或幸福感。此外，圆形模型还吸纳了一些其他因素，并指出女性不可能始终自发地保持一个高力比多的状态（高度自发的性欲），一些女性的性爱初衷，一开始只是为了感受亲密感和联结感，性欲是在性唤醒之后才悄然而至的。

根据圆形模型可以得出，性冲动可以是女性自发的产物，同时也可以在多种生理、心理情感相互刺激下交互产生，即欲望的产生可以是回应式的。模型还指出，对于许多女性来说，"亲密感"是一个非常重要的性概念。

我常常跟姐妹们说，不要过多地在意自发性的力比多，而应该更多地关注自我满足感（身体和情感上的）——当然也不能忘了享受性爱带给你的性刺激，以及由此而来的愉悦。很多人沉迷于自发的性欲中不能自拔，但老实说，这听上去多少有点像是对特定男人的性幻想。就我个人而言，我更倾向于把性爱当成一场派对，不管是烫金边的信函邀请，还是短信邀约，无论是豪车接送、自驾前往，还是乘地铁或步行，都无关紧要，重要的是你参加了派对，并且发自内心地感到尽兴。

性唤醒和性爱过程中的身体变化

性爱过程中，当身体起反应时，流向阴道和外阴的血流量增加，会出现阴蒂充血、外阴膨胀、阴道分泌湿润的滑液。阴道的下三分之一段会收紧，上三分之二段会扩张。阴道顶部和子宫会微微上提。

当高潮到来时，阴道周边的肌肉（盆底肌）会有节奏地收缩，这种收缩是一种本能反应，也就是说该行为由你的神经细胞和肌肉自发协调完成，大脑并没有参与其中。这一点与膝跳反应极其相似——敲打膝部时，小腿会往前踢，这是因为触发了反射作用，而不是在大脑有意识地控制下活动。主动收缩盆底肌（凯格尔锻炼法）并不能使女性达到高潮，但有不少女性说这种目的性收缩运动有助于增强兴奋感。我有时也会尝试这个动作，权当是大战前蓄势的热身准备，类似于在跑步前活动活动双腿，或是冬天上路前的暖车。你也不妨一试！

性高潮来临时，盆底肌的收缩通常会持续 5 ～ 60s。每次肌肉收缩间隔时间在 0.8s 左右，基本上是一次接着一次。对于很多女性来说，每一次收缩的持续时间会比前一次长，但强度逐渐减弱，收缩的次数一般介于 3 ～ 15 次。女性在高潮中将体验到极致的幸福感，并且伴随着紧张情绪的释放。我想，称"高潮"为人类进化过程中的伟大杰作应该不会有人反对，因为它真正意义上征服了全人类，统一了男男女女对"高潮"这个词的理解标准。

阴蒂头是女性私处最敏感的部位，因为其上分布着最密集的神经细胞，以至于在前戏或性爱过程中，有些女性会因过于敏感而受不了伴侣对它的直接触碰。如果振动按摩器或双手的刺激对你来说过于强烈，那不妨用温柔的舌头试一下，或者在手指和阴蒂间隔上一块柔软的布料。不过值得庆幸的是，由于在结构上阴蒂的分支环绕着尿道，延伸至阴道，并埋藏于阴唇之下，所以触摸阴蒂头并不是女性获取性刺激的唯一途径。如果振动按摩器的表面积足够大，你可以把它抵在阴道口上方，这样就可以间接刺激到阴蒂脚。当然，你也可以想出其他更有创意的方法去刺激并发现阴蒂的兴奋点，从而让性爱更为尽兴。

一些性爱的真相

有 86% 的女同性恋者在性交时经常甚至每次都能达到高潮，而这一比例在异性恋群体中仅为 65%。这足以说明，对很多姐妹来说，阴茎并不是绝对的不可或缺，它既不是满足性爱的必备条件，也不是完美性爱的必需品。

所以，别总拿阴茎说事儿！

一项由美国和加拿大性治疗师联合发起的调查显示，在异性性行为中，阴茎插入式性行为的最理想持续时间是 3 ～ 7 分钟，1 ～ 2 分钟被认为太短，超过 10 分钟则太长。

但另一项研究又发现，异性伴侣的前戏时长平均为 11 ～ 13 分钟，平均性交时间长 7 ～ 8 分钟。但令人不解的是，不管是前戏时长还是正戏时长，男人回答的版本往往比女人版本要长。个中缘由，恐怕也只有男同胞们自己知道了。此外，在接受调查的人当中，无论男女，都表示期待更长时间的前戏和性交。

阴道高潮和G点都是怎么一回事？

西格蒙德·弗洛伊德（Sigmund Freud）创造并四处散布关于"阴道高潮"的谣言，我始终认为因这条该死谣言的传播所造成的伤害和负面影响无论怎样被放大都不为过！现实生活中，只有三分之一的姐妹可以仅靠阴茎的运动到达高潮（没有手或其他辅助，只有阴茎的插入），剩下三分之二的人因受到阴道高潮理论的误导，误以为自己的性爱打开方式不正确——甚至认为自己的性器官或性反应有问题才无法完成阴道高潮，而事实上，她们可能已经表现得相当不错了。

在只有阴茎运动的情况下无法达到高潮，这根本谈不上是什么缺陷，甚至连小遗憾都不算，因为这就是女性身体的生理特征。

厄恩斯特·格拉芬贝格 (Ernst Gräfenberg, 德国妇科医生) 博士在 1950 年主观确认的"G 点"(G-spot, Gräfenberg spot 的简称) 概念又进一步稳固了弗洛伊德关于"阴道高潮"的神话。在各种现代传闻中，G 点是位于阴道壁上的一个神奇区域（膀胱下方），一经触动就会让女人陷入"狂野"状态。历史似乎再次重演，很多女性就因为找不到这个所谓的 G 点而备感沮丧。

但翻看当时的数据进一步分析，就会发现格拉芬贝格博士的原始论文中压根儿就没有描述这样一个特殊的部位。博士的论文题目是"论尿道在女性高潮中扮演的角色"(The Role of the Urethra in Female Orgasm)，其中描述了一个位于阴道前端的"情欲地带"，这个位置靠近尿道和膀胱下部。听上去是不是感觉很熟悉？没错，他描述的可能就是阴蒂体、阴蒂根以及阴蒂球，因为这些结构正好包裹着尿道。事实自然也不出所料，大量的研究都没能在这个所谓的"G 点"区发现除尿道、阴蒂以及阴道壁以外的其他结构。之所以许多女性刺激阴道下端时感到"性"致盎然，是因为连动刺激到了阴蒂。即便如此，也必须是恰如其分的刺激才奏效——这儿可绝不仅仅是一个电源开关那么简单。

对于女士们在性爱时为了取悦伴侣而假装高潮的行为，我已经见怪不怪了。毕竟，她们长久以来一直被谬论所误导——女性只能通过阴茎的插入，并刺激到那个"幻想部位"，才能达到高潮。

利用磁共振成像技术对性交过程进行剖析研究发现：本质上，阴茎是通过压迫刺激阴蒂而使女性达到高潮的。利用超声波技术观察阴蒂在女性自慰或阴茎插入时的膨胀情况，发现这2种方法都能引起阴蒂充血。这就意味着，不管是用阴茎、手指、舌头，还是性爱玩具来刺激外阴或前庭，最终都指向同一个结果——对阴蒂的刺激。甚至连许多女性都颇为青睐的乳头刺激，也是因为触发了大脑皮质与诠释阴蒂感觉的重叠区域而产生的——是的，你没有猜错。说到底，阴蒂就是性快感的聚合器和放大器。

简直是条条情路通阴蒂！

所以，姐妹们就不要再执着于阴道高潮或是G点刺激这些子虚乌有的神话了。我们的目的是达到高潮，但可行的路线不止一条。

女性会潮吹或"射精"吗？

答案是肯定的，但绝不是你在网络上看到的那个样子。

但凡你上网浏览过那些所谓的潮射视频，就很可能会产生一种误解——认为女人的阴道中埋藏着某个神秘的腺体，抚摸刺激得当时，这个腺体就会释放出大量的液体。这类视频大多被贴上了潮吹或射精的标签。

无论视频是真是假，按照我的性格，自然忍不住要探索一番。我们假设女性确实可以潮射，那么射出来的液体无非是来自阴道、尿道，或是某个特殊的腺体。

对照男士的前列腺来看，射精时会释放约5ml的前列腺液，可问题是外阴和阴道中压根儿不存在前列腺这样规模的腺体。尿道（排尿管）左右两侧各有一对豌豆大小的腺体，这就是斯基恩氏腺。由于斯基恩氏腺的分泌物中也有微量的前列腺特异性抗原（一种发现于男性前列腺中的蛋白质），所以有时候我们也会将它们类比为女性前列腺。性爱时斯基恩氏腺会分泌少量液体，顶多也就是 1 ~ 2ml。从医学角度来讲，称这种现象为"射精"也无可非议，但绝不可能射出大量液体或是喷出较远的距离。

所以那些号称可以射出不止 5ml 液体的观点，称之为可疑就算是客气了，这根本就是不切实际的胡说八道。

在某项研究中，通过监控女性盆底肌的收缩情况，发现有 38 位女性通过自慰达到了高潮，但并没发现阴道或尿道有潮吹或射精的现象。如果说 50 人中只有 1 人可以达成，那这个实验规模也许还不足以说明问题。

在另一项研究中，研究人员专门挑出了一组自称有潮射经验的女士（她们说自己在高潮时会释放大量液体）。她们先接受了筛检，以确认没有尿失禁问题，并且事先排空了膀胱。实验中这些受试者被隔开，以避免相互干扰，然后通过刺激达到高潮。在这个过程中，研究人员通过超声波分别测量了她们在开始时、兴奋时和高潮后膀胱中的尿量。同时对接受刺激前、达到高潮后的尿液分别作了收集，同时还收集了潮射时流出来的液体，并对其作了分析。

结果如何呢？她们在接受性刺激期间，膀胱产生尿液的速度显著加快，高潮来临前的尿液在潮射后就被排空了。经过实验室鉴定，潮射的液体就是尿液。

为什么会这样？一种可能是，这些所谓的有潮射经验的女士，很可能是由于足够强烈的高潮带动盆底肌排空了膀胱，这也是潮射往往伴随超级高潮的原因。而更加强烈的性反应，也有可能加快膀胱产生尿液的速度。

另外，还有一种可能性，就是一部分女性在性交时会分泌大量的漏出液，这让阴道变得非常湿。当她们达到高潮时，便一次性"射出"了所有液体。

我观看了大量女性潮射的视频，并作了细致的鉴定和分类（没错，我就是那么较真儿）。无非有 2 种情况，一种纯粹是为了视频效果，提前向阴道中注水（或别的液体），也就是说那根本就是演戏；另一情况中，潮射液体明显从尿道喷出，因此只可能是尿液；还有极小部分视频中，女性潮射的乳白色液体确实来源于斯基恩氏腺，但也只有寥寥数滴而已。

我们之所以要从医学角度对女性潮射液体的来源推敲得如此精准，是担心有些姐妹因自己无法做到而责怪自己。以男性观点为标准编织的性爱谎言已经够多了，不能再让其他因素阻碍我们获得快乐的脚步。如果你感觉良好，对有没有潮射都不以为意，就实在没必要纠结"是什么，从哪儿来"的无聊问题。但如果你在性交时确实有漏尿的情形，并对此深感忧虑，就应该去向膀胱专家求助（也可以先从泌尿妇科医生开始）。

所以说，一场性爱到底棒不棒的评判标准绝不应单方面取决于男人的感觉和获得感。对，通常是男人！只要能让自己顺利登上峰顶，一次或两次，何必在乎"射"出来的是尿液，还是"营养快线"呢？

如果性欲的激发部分归结于血流量，那么一些特殊振动按摩器或药物能不能"助性"呢？

女性阴蒂处的血流量会随着性欲的激发而有所增加。需求引领市场，市面上各色产品便基于这个原理应运而生——这些辅助设备可以通过将血液吸引到这个部位（将一个小吸盘作用于阴蒂头）来促进生理唤起。其中既有平价的手动式按摩器和适用阴蒂头的振动按摩器，也有相对昂贵的产品。对于这些产品目前还缺乏高质量的研究，现有研究的参与者主要由一些自选型实验者[1]组成，缺乏有效的针对性。当然，能增加一些刺激阴蒂和性探索的选择总是不错的，尤其是对那些高潮困难，甚至不知高潮为何物的女士，勇于尝试说不定就会有收获。但我们谁也无法保证这些昂贵产品，其效果就一定比舌头、自慰或传统振动按摩仪要好。所谓萝卜白菜各有所爱，最终还要根据个人感受来评判这些设备是否物有所值。

已经有着眼于通过增加血流量，继而提升女性性反应的药物研究，毕竟，西地那非类（伟哥）[2]药物确实可以增加阴茎血流量，对男人性功能的助力也是有目共睹。但某项实验表明，有些很难达到性高潮的女性在服用了"女版伟哥"后，虽然的确能够促进阴蒂充血，但并没有转化为性兴奋的感觉。其中一个可能的原因是，性兴奋并不仅仅取决于血流量，还需要大脑将这种刺激信号接收并转化为性快感才行。

如何看待肛交？

来自美国、英国、瑞典、克罗地亚的调查研究显示，肛交行为的数量从 20 世纪 90 年代开始有了一个大幅的上升。当然，我们不知道这个数据是否体现了最真实的情况，是否真有那么多女性朋友开始尝试，或是否有更多碍于传统性道德观念而没有如实作答的人。目前看来，有 30% ～ 46% 的女性蠢蠢欲动，表示一生至少要体验一次肛交，10% ～ 12% 的女性则是经验丰富，肛交就是她们性爱时的常规保留项目。女性同意或妥协

1　实验者自己购买使用，研究人员没有主动干预。

2　西地那非（Sildenafil），俗称"伟哥"（Viagra），是治疗男子阴茎勃起功能障碍的药物。

接受肛交的原因也是多种多样，包括取悦伴侣（这是最常见的理由），满足自身生理需求，有的则是因为阴道性交疼痛或是为了保持"处子之身"，还有很多人是受到了一些电影的启发，比如不少朋友就念念不忘电影《爱你九周半》（9½ Weeks）[1]中那个著名的食物调情场景，并从中得到了灵感。但读者朋友们请记住，禁忌影片中的性爱画面，其真实程度往往与动作大片中追加特效的飞车追逐一样，都是演出来的。某项统计显示，在那些观看量最高的禁忌影片中，肛交场景占据了55%的画面，而这些场景很容易让人对异性恋关系中肛交的发生频率产生误解。

有些女性称她们曾遭遇过强制肛交，其中包括伴侣实施的谎称意外、实则蓄意的肛交。所以对待这种行为，我们既不能过分轻视，也不能将之规范化。应当明确，肛交尚未在当前社会普遍化和正常化，这一点非常重要。

男人普遍对肛交有一种莫名的向往，因为肛门是一个"更紧"的入口。说起来是老生常谈，这相当于在变相地指责女人的阴道"太松"，老公不爽，特别是对性交活跃或是生过孩子的女性来说。

从女人的角度出发，如果你想解锁不同的性体验，或对肛交颇感兴趣，那么不妨一试，但绝不应该妥协于伴侣愚蠢的从众心理。

---

1 《爱你九周半》是一部拍摄于1986年的文艺爱情片，该片主要讲述了离婚不久的伊丽莎白与华尔街经纪人约翰之间的情爱纠缠。电影中男主人公让女主闭着眼睛，并给她嘴巴里喂食各种食物——在多种文化的象征体系中，女人的嘴巴等同于性器官，因此，喂食的动作等同于做爱的动作。

言归正传。肛交是一种什么感觉？研究显示，有约 50%
的女性能在肛交中感觉到兴奋，当然也常常伴随疼痛。至少一
半的女性在第一次肛交时，不得不因过于疼痛而中途叫停。所
以如果你准备尝试一下，首先必须确保你的伴侣愿意循序渐进，
并且在必要时停止。在那些肛交经验丰富的女性中，有 27%
的人表示只感受到了轻微疼痛，或根本没有痛感。所以是否值
得参与这场可能是收获快乐，亦可能惨遭不幸的运动，应该由
你的个人体验来决定。

肛交时，一款优质的润滑剂往往能起到事半功倍的效果，
它不仅能减轻疼痛，还能降低对组织的微创。肛交中产生的微
创，加上肛门中存在的易受病毒感染的特殊细胞，使肛交成为
很容易感染 HIV 的高危性行为。

如果你和伴侣之间并不是固定关系，或者你担心 HIV 的感
染，那么安全套的使用，无论是男用型还是女用型（安全套的
相关知识，详见第 25 节）就显得格外重要。如果在肛交的同
时还想着阴道性交，那么你就需要做两手准备，至少备上两只
安全套。一只用来做肛交防护，另一只用来做阴道防护。即使
你们之间的关系比较固定，安全套也能免去伴侣在切换模式时
清洗阴茎的麻烦。

肛交时使用安全套的另一个原因是为了降低 HPV 的传播
风险，这种病毒能引发肛门癌，虽然此病毒可以通过安全套覆
盖不到的皮肤区域进行传播，但仍然可以降低感染的可能性。
另外，考虑到我们目前缺乏有效的针对肛门癌及肛门癌前病变
的筛查机制，所以对于女性朋友来说，必要的防护措施尤为
重要。

如果你想在正式肛交以前预先模拟一下，找找感觉，肛门

玩具倒是可以帮你实现这个愿望。毕竟局面可控，你大可趁此体验一下自己喜不喜欢肛门刺激。值得注意的是，合格的肛门振动按摩器或人造阴茎都应该有一个外展式的底座，这是为了防止它们滑入直肠而设计的。因为无底座的玩具卡在体内的事故很常见，医生往往得通过手术才能帮病人取出。我认识的很多外科医生都有做这种手术的经历——这会造成直肠的严重损伤。正所谓"工欲善其事必先利其器"，选择一款相对安全的肛门振动器非常关键。

不少女性还担心，肛交式性爱会不会对肛周肌肉造成损伤，反正从目前来看，暂时还没有对肛门处肌肉造成伤害的确切证据。但有一项研究显示（参与者的平均年龄为 46 岁），在最近 1 个月内有过肛交的女性，其发生大便失禁的概率会相对较高，大致为 28%，对应其他女性的概率则为 14%。至于失禁概率的上升与肛交的联系是否足够直接，报告中并没有讲明。但可以确定的是，肛门玩具与大便失禁无关。

本节概要

- 约 50% 的女性对性生活不满意。
- 阴茎并不是女性获得高潮的最可靠工具。
- 并不存在所谓的 G 点，很多女性描述的阴道内的敏感区域其实是阴蒂复合体的一部分。
- 真实的女性潮吹或射精，只会流出少量的几滴液体，并不像网上视频与某些禁忌影片描绘的那般"喷涌而出"。

- 想要感受肛门游戏或肛交的女性，可以从肛门振动按摩器着手，这种入门方式既安全又可控。

第 5 节

妊娠与分娩

    一个鲜活的生命在女人体内孕育、生长，然后分娩出来，在这个过程中，身体不可避免地会发生巨大的变化。尽管我相信大多数女性早就懂得这个道理，但变化程度及现实情况往往会让人感到吃惊与惶恐，尤其是当几乎没人关注这个问题时。了解怀孕后身体的变化是很有益处的，因为这样你心里会有个底儿，为自己可能的变化极限打个预防针，也让你懂得什么时候该寻求医疗帮助。然而令人遗憾的是，女性朋友往往忽视了对自身应有的关爱，也闭口不谈这个话题。

    太多原因制约了女性大大方方地谈论产后期话题的权利。首先，男权主义者们为广大女性创设了一个不可能实现的理想形象，她们会为自己的身体状况不再符合这个设定而产生挫败感，并感到羞愧与自卑；其次，很多女性在产后得不到应有的关注，一直到最近，整个社会及医疗领域还是会将所有注意力都放到刚出生的婴儿身上；最后，对女性产后的跟进护理服务也是今不如昔。在过去，不仅产后住院时间比现在长得多，回家后也有专业能力出众的护士定期家访，指导你处理产后疼痛、出血和排便等问题，而不必像现在一样，疲惫不堪的母亲还得为如何带 1 周大的婴儿去医院伤脑筋。

个中滋味，一言难尽。

妊娠期间阴道可能发生的变化

孕妇的宫颈、阴道和外阴在怀孕后的第 4 ～ 5 周，就会发生一些变化。

激素改变和血流量的增加使阴道和外阴充血，阴道黏膜（皮肤）和阴唇会因此变暗并呈现出蓝色或紫色，这种现象叫"查德威克氏征象"（Chadwick's sign），分娩后不久，蓝色或紫色就会消失。

当子宫颈内部的细胞增殖发育，并扩张到阴道内的子宫颈部分时，就会发生宫颈外翻（宫颈内部的黏膜向外裸露）。由于子宫颈的内部细胞通常比外部细胞更敏感，所以在被触碰时就容易出血或引发疼痛，如在插入式性行为或巴氏涂片检查后。外翻还会导致阴道分泌物增多，甚至带有血丝。宫颈外翻在育龄女性中比较普遍，轻度宫颈外翻者如果没有临床症状，可以不予处理（由于其外观，有些人会担心这是不是宫颈癌的早期阶段），妊娠期间出现的外翻症状会在生完宝宝后的几个月内消失。需要提醒准妈妈们注意的是，宫颈外翻只是孕妇阴道出血的原因之一，妊娠期间很多严重的医学状况同样会导致出血。所谓孕期无小事，只要心存疑虑，就应当果断就医咨询。

妊娠期间的另外一个变化是阴道分泌物增多，通常是稀薄的，呈乳白色，且气味温和。如果外阴出现严重瘙痒、灼热感、异味太强或有臭味，则很可能发生了感染，应及时就医。

酵母菌感染问题在女性孕期很常见。目前尚不清楚它确切的感染机制，但应该是由妊娠期间雌激素和 / 或孕酮（孕激素)[1] 浓度升高、阴道 pH 值变化，以及孕期免疫抑制等因素导致。

进入妊娠第三期，即第 35 周前后，需要做一次 B 族链球菌[2] 的阴道检测，约 10% ～ 30% 的女性阴道和 / 或直肠内会有这类细菌。如果检测结果为阳性，则必须在分娩时静脉注射抗生素，以降低新生儿严重感染的风险。注射抗生素后的感染概率将降低至 1/4000。如果没有注射抗生素，受感染的概率为1/200。记住，对付这种细菌，千万不能用网上建议的民间土方，比如往阴道里塞大蒜。

妊娠期间的性行为

不少女性在妊娠前 3 个月和后 3 个月会出现性欲下降的情况，这可能与怀孕初期的疲倦、呕吐等生理原因，担心引起孕期并发症的心理因素，以及妊娠后期体型的变化、性交不适、背部疼痛等因素有关。不过没关系，亲密关系不单靠性爱来维持。如果性交困难或者排斥性交，以坦诚的态度与伴侣分享你的需求和担忧，拥抱、亲吻、交谈或按摩等非性爱方式都是与他保持紧密联结的方式。在这个非常时期，亲密感远比性爱更加重要。当然，每个人的感受不同，也有些女士说她们在此期间反而性欲高涨，这可能与较高的雌激素水平以及大量血液流向外阴和乳房有关，这会使这些部位比平时更加敏感，从而容易产生更强烈的性快感和高潮。

有些朋友担心妊娠期性行为会引发早产甚至流产等严重后

1　孕酮 (progesterone)，又称"黄体酮""黄体激素""黄体素"，是一种由卵巢分泌的内源性类固醇和孕激素 (progestogen，性激素的一种)，参与人类和其他物种的月经周期、妊娠和胚胎发育，是体内最重要的孕激素。黄体酮也可以在实验室中制作。
2　英文全称：Group B Streptococci，简称"GBS"。

果，实际上，对于没有阴道和宫颈感染问题的低风险妊娠孕妇来说，就算是性生活比较频繁，早产的风险也不会很高，因为发育中的婴儿会受到子宫中羊水以及子宫强壮肌肉的保护。当医生为你的孕期性行为开了绿灯，适度的放飞自我是可以的，不必担心你和伴侣在被窝下的"武艺切磋"会对宝宝造成伤害，你也不用因为多了一位"小观众"而放不开手脚。即便你在高潮后感到宝宝在肚子里"拳打脚踢"，也千万别紧张地以为他／她在抗议——这只是宝宝对身体运动作出的正常反应而已。事实上，宝宝可能也很享受你们带他／她"荡秋千"呢。

怀孕的整个过程都伴随着情感的巨大起伏，犹如坐过山车一般，有时对你自己的孕情无比激动，有时也免不了受那些让你产生焦虑情绪的激素影响。说到这儿，我忍不住要夸一夸催产素了，性高潮时释放的催产素不仅可以增强孕妇的疼痛耐受度，帮助缓解背痛和其他与妊娠有关的疼痛，还能缓解你的焦虑与抑郁情绪，有助于增强内心的喜悦感，促进你与伴侣的感情。

有人说预产期将至时的性行为会触发分娩，这一观点得到很多人的力挺。他们将男性精液中的前列腺素作为证据来证实这种观点，而前列腺素是一种已知能引发分娩的物质——即便如此，这种说法也缺乏足够多的科学数据的支撑。相反，大多数研究都显示，异性之间的性行为对降低剖宫产和引发分娩没有影响。老实说，对于这种仅靠性交就能推动分娩的想法，我只想说太天真了。对于一些孕妇来说，当宫颈足够成熟时，通过刺激孕妇乳头确实能起到催产的作用，但性交没有这样的作用。

还有一种说法是，孕妇达到性高潮后会促进子宫的收缩，但这种收缩的强度并不足以触发分娩。除非临近生产，宝宝恰好想要出来透口气，那么你们的床笫之欢就有可能成为分娩的助力，但这种情况可不是时时都能发生，一切随缘。

注意：如果确实有以下高危情况，如不明原因的阴道出血、胎膜破裂、胎盘前置（胎盘着床位置太低，靠近或盖住子宫颈口），或具备较高的早产风险，又如怀有双胞胎或有过早产史，则应尽量避免孕期做爱。一旦在性交时出现疼痛、长时间的痉挛，或任何一点羊水泄出，千万不要有任何犹豫，第一时间与医生取得联系。

孕妇因被口交（舔阴）或阴道性交而造成致命空气栓塞的报道，可能很多都有耳闻。空气栓塞指的是一个大的空气气泡进入人体动脉或静脉，经循环到达大脑、心脏或肺部而引起的中风或心脏病发作。胎盘与母体血液直接相连，所以只要有足够大的压力，口交或阴茎进出时所带来的空气就有可能通过阴道进入子宫，并最终进入血液循环。

实际上，妊娠期间发生空气栓塞的概率微乎其微，小到只有百万分之一，所以我很难给出基于科学依据的合理建议。只能说为了保险起见，小心为妙。还有一种说法是，当阴茎进入阴道时，如果孕妇的子宫水平位置高过心脏，发生空气栓塞的风险是最高的，这个说法也没有任何研究依据。

那些老掉牙的产科做法早该被淘汰了！

早在我成为妇产科医生之前，剃毛、灌肠、用杀菌剂清洗外阴和阴道都是很常见的做法，现在看来，这些程序都已经过时了。本书不是《怀孕圣经》（*The Pregnancy Bible*），所以我没法对每个问题都娓娓道来，具体问题要咨询你的主治医生。但如果负责为你分娩的医生还支持着一项早已过时 20 多年的操作，比如剃毛或灌肠，那我就不得不质疑他们的专业水准了。临产之前最好不要剃毛，因为剃除阴毛可能会造成微创伤，并增加感染风险。

分娩时可能同时伴随排便，这是完全正常的情形，姐妹们无须尴尬，帮你分娩的医生和助产士也不会介意，因为对于她们来说早已习以为常。将粪便清理掉，仅此而已。粪便也不会对宝宝造成任何伤害。你想，如果这真对宝宝不利的话，那人类的身体结构就不会在历经长久进化后，依然允许宝宝的脑袋从肛门旁边冒出来！

会阴损伤

创伤是阴道分娩不可避免的一部分（就更不用说剖宫产了），好在外阴和阴道处的组织在长久进化中具备了拉伸、撕裂，并快速愈合的功能——其中血流量的增加，阴道细胞的不断脱落与更替，以及阴道黏膜的皱褶，都对身体组织的恢复起到了关键作用。

会阴撕裂和由会阴切开术造成的手术切口被称为"会阴损伤"。许多人关心这些伤口需要几针来缝合，但其实这个数字并不能反映伤口的真实情况，哪怕只有一针，也可能像衣服收边似的缝合一道很大的撕裂伤，而为了一个小伤口能达到最佳的修复效果，可能需要又多又密的针脚，所以你真正应该关心的重点是伤口的受损程度。妇产科医生通常这样来描述：

- **一度撕裂**：不涉及肌肉，仅涉及阴道黏膜、前庭（阴道口）和/或外阴皮肤。
- **二度撕裂**：波及肌肉层，撕裂范围在会阴与肛门之间，伤口的尺寸大小各异，可能是前庭下方肌肉的小范围撕裂，也可能是会阴体肌肉到肛门括约肌前的大范围撕裂。
- **三度撕裂**：涉及所有的会阴体肌肉和直肠括约肌，根据括约肌的受伤范围可再进一步细分。
- **四度撕裂**：这是最严重的情况，撕裂伤穿过肛门括约肌一路延伸至直肠。不过这种损伤的概率仅为0.25%～2.5%。

一、二度撕裂如果有流血的情况，或担心预后的外观，那么就可以采用皮肤可吸收的缝线或医用胶来修复。如果撕裂伤达到了三、四度，就需要手术方式缝合，不然很可能会增加大便失禁的风险，一、二度撕裂不会出现这种情况。

会阴切开术[1]是在分娩过程中为扩大阴道开口而切开会阴的手术。尽管该手术曾经是分娩过程中的常规选项，但美国妇产科医师学会并不推荐在非必要情况下施行。最近的统计数据显示，在美国，依然有12%的产妇实施了这项手术，与2000

1　在国内的某些医疗机构中依然是一种常规手术，高达70%以上的女性在分娩过程中都会采用。在过去30年间，西方国家已减少了会阴切开术的使用。究竟生产时会阴该不该切，一直是备受争议的问题，部分持赞成意见的医师认为，国内妇女骨盆腔小、外阴较紧，会阴切开术有助于早点结束产程、预防自然撕裂的伤口不平整；部分持反对意见的医师则认为，自然生产本来就要慢慢来，只要多一点耐心等待，会阴的延展性自然会发挥功能。但是不论正反双方的意见如何有力，会阴切开术在某些不顺利的生产过程中的确扮演了重要的辅助角色。

年的33%相比虽然有大幅下降，但根据美国妇产科医师学会的相关政策，这个比例仍然偏高。多年来，人们一直认为，会阴切开术有助于防止分娩时出现更严重的撕裂伤，伤口愈合后的效果也比自然撕裂好，还认为该手术有助于维护盆底肌和结缔组织的支撑力量。但最近的研究表明，常规会阴切开术并不具备这些功能：有时候，自然撕裂所形成的伤口规模反而小于手术切开的程度；一些人在手术的几个月后仍有性交疼痛的问题；从中线（正中）位置切开的手术甚至会引发三、四度撕裂伤；大便失禁也是一种手术并发症。

只有在紧急情况下才建议实施这项手术，比方说宝宝的肩膀卡在了骨盆后面（肩难产），或者发现宝宝心率异常等。在我认识的妇产科医生中，没有人会把会阴切开术作为常规手术来实施。当然，我敢肯定还有医生这么干。所以，在产前检查时务必要先问清楚。

阴道分娩的撕裂风险从44%到79%不等，所以不要相信医生向你担保绝对不会撕裂的承诺。造成撕裂的很多因素都不是孕妇自身可控的，包括宝宝的尺寸、是否为首次分娩，以及遗传因素等。目前没有证据表明无痛分娩（硬膜外麻醉）会增加撕裂的风险。

以下是一些比较有效的干预措施，在一定程度上能降低撕裂和实施会阴切开术的概率：

- 在妊娠的第34～35周开始按摩会阴。可以自己来，也可以让伴侣帮忙。将1～2根经过充分润滑的手指伸入阴道约5cm处，向下按压2分钟，随后再向左、右两侧分别按压2分钟，每周至少做1～2次，每次持续 10 分钟。至于润滑剂，你可以选择椰子油、橄榄油或性交专用润滑剂。对于第一次妊娠的女性来说，会阴按摩可以降低 10% 的撕裂风险，降低 16% 会阴切开术的风险。也就是说，如果需要缝合的撕裂伤风险原本是 50%，那么会阴按摩可以降至 45%；如果你需要做会阴切开术的风险是 12%，那么按摩可以降至 10%。据说会阴按摩还有助于缓解产后疼痛，但这一作用并不十分明确。

- 在产程的第二阶段，只要宫颈已完全张开，可以适当按摩会阴。这虽然不能降低撕裂的风险，但可以降低撕裂伤的严重程度。

- 会阴支撑，就是将一只手或毛巾置于会阴处，并施加轻柔地按压，但这种做法对防止撕裂的作用尚未得到充分验证。

- 在产妇用力分娩的同时热敷会阴，以放松该处的皮肤和肌肉，或许可降低三度到四度撕裂的可能性。

- 侧卧分娩是撕裂风险最低的姿势，但相关研究的质量不高。毕竟，要求产妇为配合研究而以某种规定姿势分娩，不可行，也不道德。

- 当看到宝宝的头快出来时，医生可以对会阴部位施加轻度地反推，以免因过快产出而造成不必要的撕裂。

此外，万一你不幸遭遇了伤及肛门括约肌的三、四度撕裂伤，建议在做修复手术时静脉注射一剂抗生素，这样可降低产后头 2 周出现并发症的概率（从 24% 降至 8%）。

阴道分娩后的疼痛管控

肿胀、瘀伤、肌肉和皮肤的撕裂、伤口的缝合、痔疮等问题都可能导致产后疼痛。通常来讲，分娩时间越长，肿胀越严重，疼痛就越厉害。产妇过度疲劳也会影响痛感——试想，连续 48 小时没合眼，紧接着又用力 4 小时才完成重任，与那种一夜好眠后，在 2 小时产程中仅用力 5 分钟的产妇相比，显然前者将承受更多痛苦。其他因素也会影响疼痛的程度，如是否动用产钳或真空吸引等器械，是否为首次分娩。遗传因素与产妇疼痛史也是重要原因。最后，别忘了宝宝的影响——因宝宝健康问题所造成的心理压力会影响产妇对疼痛的感知。

在处理疼痛这个问题上，涉及更多的是产妇的个人因素，将一个人的疼痛程度刻意去和另外一个人相比较，根本不具建设性，也没有可比性。毕竟只有妈妈们自己知道，她们到底经历了什么。

产后疼痛管理的重要性毋庸置疑。很多指南把这种重要性归结于产后哺乳的需要，因为只有有效镇痛才能顺利哺乳。但在我看来，这类观点忽略了一个最本质的事实，那就是女性的自身需要，因为疼，所以必须控。有健康的母亲才有健康的宝宝，所以我始终坚信一个真理：照顾好妈妈，其他问题都会迎刃而解。

美国的许多医院都使用会阴局部麻醉药来控制产后疼痛，苯佐卡因（benzocaine）是最常用到的麻醉剂，但它同时也是一种常见的过敏原——在非常特殊的情况下会被人体吸收，导致一种叫作"高铁血红蛋白血症"（methemoglobinemia）的严重血液疾病。所以，对于局部麻醉剂而言，确实没什么特别有利的数据支持，更何况还有引起炎症和过敏反应的风险。安全起见，慎用为好。哪怕在日常，比如当手臂因意外割伤需要做缝合处理时，医生通常也不会用局部麻醉剂来为伤者控制疼痛。

以下措施是一些有实证支持的缓解产后疼痛的有效建议：

- **冰敷**：可以有效缓解肿痛，在分娩后立即冰敷 10 ～ 20 分钟效果最佳。
- **坐浴**：可以坐在装有适量温水的盆中泡一会儿（为防止感染，不要添加任何东西），温水可以放松会阴部位的肌肉，减少肿胀和炎症，并促进伤口愈合。
- **对乙酰氨基酚或布洛芬**（或其他非甾体抗炎药[1]，也叫"非类固醇抗炎药"）：这些都是口服药物。布洛芬的效果稍好于对乙酰氨基酚，两者都适合哺乳期服用。
- **酮咯酸**：一种静脉注射类非甾体抗炎药，对有三、四度撕裂伤的女性特别有帮助。
- **痔疮的护理**：可以选择有收敛剂成分的金缕梅、局部外用类固醇，以及利多卡因（lidocaine）一类的局部外用麻醉凝胶或乳霜（此时允许使用麻醉剂）。如果产妇有三或四度撕裂伤，则不应使用直肠栓剂[2]，否则会破坏已经完成的缝合，所以乳霜、软膏或凝胶等外用药就成了唯一的选择。
- **预防便秘**：便秘会加重疼痛并导致痔疮，或使痔疮恶化，它还可能撕裂缝线。在饮食中增加水果、蔬菜、全谷物等有助于排便。番泻叶和乳果糖等刺激性泻药

1　非甾体抗炎药与非类固醇抗炎药是一种药，只是说法不同。

2　栓剂与口服药不同，栓剂是在人体腔道内给药的固体制剂。按照给药部位不同，栓剂可分为直肠用、阴道用、尿道用等。

是对付便秘最有效的方法，且在哺乳期服用是安全的。而大便软化剂多库酯钠（docusate sodium）治疗便秘疗效一般，但不知为何，有很多人都推荐它——于是我们就看到了这样一种矛盾现象，患者一边用着自认为有用的特效药，一边疑惑便秘问题为何迟迟无解。

如果伤口疼痛逐渐加剧，不要不在意，立即向医生说明情况，这很可能是脱线（缝合的伤口裂开）或是感染所致。

此外，还必须排除血肿[1]（快速扩张并引起疼痛的血块，可类比大面积的瘀伤）的可能。轻微的血肿可自行吸收；严重的血肿可能会引起疼痛、肿胀、排尿困难等症状，这就需要引流甚至手术处理，以防造成组织损伤或是严重感染。

对一些女性来说，产后尿失禁和尿急的情况会持续存在，但还有的女性会出现相反的情况——这就是产后尿潴留，是指分娩6小时内尿液储存在膀胱中不能排出的情况，这种病症至少影响着4%的女性。尿潴留可能是急性的——突然无法排尿，也可能是慢性的——由排尿困难逐渐发展而来。如果处理不当，可能会造成膀胱神经和肌肉受损，甚至引发永久性的膀胱排尿功能障碍。

产后通常不会立马出现尿失禁，一旦发生，也要确保你的医生或助产士及时掌握情况。

---

1 血肿，是指分娩过程中产道的不同部位发生了血管破裂，血液不能外流而形成的结块或肿胀。血肿可以发生于子宫下段、宫颈、阴道、会阴等部位，临床最常见的部位是阴道。因其发病隐蔽，血肿的发现易被延误，初期产妇无明显症状，当局部胀痛厉害时，血肿的范围就已经很大了，如处理不当，可引起严重后果，甚至威胁产妇的生命安全。

慎用阿片类药物！

阿片类药物主要是指吗啡、氢可酮（hydrocodone）、氢吗啡酮（hydromorphone）及可待因（codeine）一类的镇痛药，我们通常把这类镇痛药归类为麻醉药品。它们因有成瘾的副作用而广受诟病，也被称为"鸦片类药物"。仅在美国，每天就有超过 130 人因过量服用阿片类药物而死亡，而至少 40% 的死亡是因为医生开出的过量处方[1]。

遭受了三、四度撕裂伤，或施行了会阴切开术的女性可能需要一定剂量的阿片类药物来止痛，但这绝非首选——在此之前，我们首先应使用非阿片类药物，最好的做法是先服用对乙酰氨基酚或其他非甾体抗炎药，如确有需要，再视情况追加阿片类药物。便秘是这种药已知的副作用，而且会转移到母乳中。

阿片类药物在产后女性中有日渐泛滥之势，这绝不是言过其实。一项研究指出，在美国，阴道分娩后，有高达 30% 的女性在出院时都会收到这种药的处方，但处方上开出的药片数量却并不因撕裂伤或手术伤口大小不同而有所调整。至于其原因，我无从查实，也许这只是一种"例行惯例"？或医生本人对非阿片类药物不甚了解？又或者是患者自己的要求？也可能是医生出于好心想一劳永逸地为患者根除疼痛？总之，我找不到为同行开脱的理由，但由医疗疏忽所造成的死亡是无论如何都赖不掉的！

调查显示，从未在分娩前服用过阿片类药物的产妇，每300 人中就有 1 人因这种处方药而上瘾。两剂阿片类药物足以形成身体依赖，这意味着停药后身体极易出现戒断反应，整个

1　美国国家药物滥用研究所的数据显示，美国以占世界 5% 的人口消耗了阿片类药物供应量的 80%。

人会因停药而感觉不适和疼痛。戒断症状很容易让人误以为这些药是真的有效，并错误地认为自己继续需要这种药物的治疗。

即便你只是把药物拿回家后封存在药箱里，也无异于一颗不定时炸弹。熊孩子们，尤其是青少年，经常对药柜充满强烈的好奇，如果出于偶然过量误食，或将引发严重的后果。

恶露是怎么一回事？

恶露，也称"产后出血"，其中掺杂着血液、黏液、胎膜残留物，甚至缝合时用的可溶线等物质。恶露通常会散发出霉味，类似于月经血。刚开始时，恶露的颜色为鲜红色或暗红色，随后因炎症细胞的存在颜色逐渐变浅（这是子宫愈合的迹象）。

排恶露这个过程会让产妇非常疲惫和虚弱。在没有医疗干预的情况下，出血通常持续 3～6 周，有时甚至长达 8 周，流量由重到轻。它是产后愈合过程的组成部分，通常不会引起并发症。但如果经历持续或严重出血，就需要咨询医生并进行相关检查。

排恶露期间，可以使用产后专用卫生巾，未经医护人员许可，不要使用卫生棉条或月经杯，因为此时产妇的阴道依然非常脆弱，插入过程中所造成的任何摩擦损伤都极易增加感染的风险。

产后检查

根据 WHO[1] 最新的指南，产后女性需要做 4 次健康检查。

1　英文全称：World Health Organization，简称"WHO"。

在每一次检查中，医生都会例行性地询问你的会阴愈合、膀胱功能以及排恶露等情况，并评估撕裂伤及缝合处伤口的愈合程度，以确保你的身体正在如期恢复。产后检查的时间如下：

- 产后第 1 天（24 小时内）。
- 产后第 3 天（48～72 小时内）。
- 产后第 7 天到 14 天之间。
- 产后第 6 周。

康复期：6～8 周或更久

许多女性到产后 8 周时，仍然会有与外阴和阴道有关的健康问题，其中最常见的有痔疮（23%）、便秘（20%）和阴道分泌物异常（15%）。不过，随着时间的推移，大多数问题都会得到解决。

如果你感觉伤口缝线可能松脱或裂开了，不要拖到第 6 周才去做检查。如果疼痛加剧、发热、分泌物有臭味，这很可能是感染的迹象，也请马上与医生电话联系或预约时间就诊。

什么时候进行盆底肌运动？

法国的产后修复体系向来被医学界奉为标杆。在法国人的观念里，产后盆底肌康复训练就如同产后检查一样必不可少——在网上流传的版本中，法国有一项惠及所有产后女性的健康政策，每位生产完的妈妈都会收到医生开出的 10～20 次盆底肌康复训练的处方，这部分费用包含在基本的健康保险计划内，由法国社会保障机构为你埋单，该项政策始于 1985

年。但根据 2016 年法国妇产科医师协会发布的指南：在没有大小便失禁的情况下，不推荐常规的盆底肌物理治疗。这不是法国在搞乌龙，虽然法国在这方面的考虑比许多国家都先进，但始终缺少一个标准化的指南——并非我想挑刺，事实就是如此。

以下是一些产后盆底肌治疗的建议：

- 盆底肌物理治疗应该在产后 2 个月后进行，因为要为受伤组织愈合并恢复到基准位置预留足够的时间。
- 如果在产后 3 个月时仍持续失禁，就应给予盆底肌物理治疗。建议先跟训练有素的专业治疗师练习至少 3 次，然后在家开展训练。这个训练可以加快恢复速度。不过从长远来看，即使你不做这项治疗，失禁情况也不会更糟。
- 如果你只是想强化你的盆底肌，并且距离产期至少还有 2 个月，那么家庭训练（详见第 10 节）会是一个容易上手且成本低的好方法。

性交疼痛

在经历了正常的阴道分娩后，多数医生都会建议至少等待 4 ～ 6 周再恢复性生活。因为从理论上讲，宫颈口的打开会增加感染的风险（尽管我不确定这种说法是否经过了严格论证），而且我们也需要给阴道组织的愈合留足时间。

一般来讲，女性重拾性爱的比例会随着时间的推移而逐渐增加，分娩 6 周时为 41%，12 周时为 78%，等到产后 6 个月时，已经有 90% ～ 94% 的女性恢复了性生活——经历了三、四度撕裂伤的女性为 88%。分娩时发生任何类型的撕裂都会增加产后性交疼痛的可能。如果在 3 个月后还有性交疼痛问题，就应该进行医学评估。

以下是阴道生产后性交疼痛的 3 个最常见原因：

- **阴道中雌激素水平偏低**：几乎所有采用母乳喂养（暂停排卵）的女性都会有这种情况。因为在哺乳期时，女性体内升高的泌乳素（催乳素）会抑制雌激素的分泌。雌激素水平偏低会使阴道干涩，润滑不足。如果使用润滑剂解决不了问题，可以试试阴道雌激素乳膏，通常在几周内就会有所好转，且不会对哺乳造成影响。等月经周期恢复，雌激素水平上升后，就可恢复正常。

- **瘢痕组织或神经痛**：受伤组织愈合不良时会在阴道口处形成一个瘢痕网，瘢痕组织的神经末梢非常敏感，当阴茎插入阴道时就会引发穿透性疼痛。阴茎插入引发神经痛的情况并不常见，但当瘢痕组织被撕裂或切开时，神经纤维就会受到损伤，分娩过程中长时间的推挤也会过度拉扯神经，这些都会导致产后性交疼痛。

- **肌肉痉挛**：盆底肌在自然分娩后会变得异常紧绷，通常情况下会认为这与分娩时盆底肌的过度拉伸和损伤有关——此假设的前提是剖宫产女性不会发生此类问题，但事实并非如此，肌肉痉挛所导致的性交疼痛同样会发生在剖宫产女性身上。我个人的看法是，这与胎盘被取出时孕酮浓度的陡然下降有关。孕酮是强效的肌肉松弛剂，缺少了它的加持，便有可能出现肌肉痉挛症状。针对这种情况，盆底肌物理治疗有非常不错的效果。

真的有所谓的"性福一针"(husband stitch, 也称"老公针")吗？ 传言，为了男人的"性福"，有的医生会在产妇分娩后给阴道多缝两针，好让它"收紧"一些。在我 30 多年的行医生涯中，只碰到一位老外科医生一本正经地提起"老公针"这件事，但他顶多也就是过过嘴瘾，我从未见他真的实施过。不过，确实有很多产妇的老公在陪产时开这个玩笑，甚至会一本正经地发问：是不是真的可以来上这么几针？

我跟许多同行闲聊过"老公针"的事，结果我们都不约而同地有相似的经历。当然不幸的是，庸医始终都有。究竟有没有可能，有医德糟糕的医生偷偷地缝过这一针呢？毕竟林子大了什么鸟都有。要是真有，我也一点儿都不惊讶。你瞧，飞行员也有"醉驾"的，记者也有捏造事实的。至于这种情况是否属实，无从考证。我只能说作为一个致力于治疗性交疼痛的专业医生，在我 30 多年的职业生涯中，从未碰到过哪怕一起这样的案例。

需要强调的是，这种缝合时的有意为之，其性质毕竟与修复操作时的失误不同。分娩后，伤口周围通常会出现大范围肿胀，这大大增加了修复时的难度，有时哪怕对技巧高超的医生来说，也是一大挑战，如缝线有可能在产后几天就松脱，随后伤口的毛边会以不正确或不理想的方式愈合在一起，运气不好时还会造成失禁问题。

产后肌肉紧绷或持续的性交疼痛，通常都是由肌肉痉挛造成的。虽然也可能是伤口接合处的皮肤愈合不良而导致的阴道口缩窄（这与组织愈合方式、术后并发症，或修复质量有关），但根据我个人的经验，肌肉痉挛更常见一些。

分娩对性功能的长远影响

已经有相关研究着眼于探索分娩对女性性功能的长远影响。某项由 1000 多名不同种族背景女性参加的大型研究表明，长期来看，女性分娩方式或产后并发症与性生活满意度之间并没有多少相关性。

老实说，这个研究结果让我大为惊讶！因为在现实生活中，确实有很多女士在阴道分娩后，性生活很难恢复到以往的水准。

我想个中原因既复杂又简单。关系性功能的可变因素千千万，但拥有一个深爱你的贴心伴侣绝对是最重要的。另外，性交疼痛和高潮困难的问题在女性孕前也很常见，而且，同样会发生在剖宫产女性和从未怀孕的女性身上。

上述研究特别针对 40 岁以上的女性，结果告诉我们，她们中有 56% 的人已经对做爱失去了兴趣，53% 的人性生活频率少于 1 个月 1 次，43% 的人性生活质量低下。其中既有坏消息也有好消息，坏消息是太多女性都有同样的困扰，好消息则是分娩方式显然不是问题的驱动因素。我们绝不能简单地将性功能的好坏归咎于性器官一家之事，而应当系统联系全身的健康状况，当然也包括你的个人意愿。

换个角度思考，在同性恋婚姻合法化的国家中，男同性恋情侣在领养孩子之后，同样会出现力比多、性优先以及性生活满意度方面的变化。所以即使没有分娩的疼痛，没有与妊娠相关的激素变化，孩子的诞生也足以为我们的生活带来众多改变。

本节概要 ━━━━━━━━━━━━━━━━━━━━━━━━━━

- 在分娩过程中，44% ～ 79% 的女性会发生不同程度的撕裂伤。
- 41% 的女性在产后第 6 周恢复了性生活。
- 在分娩后的头 6 个月内，性交疼痛可能与哺乳有关。
- 如果你有失禁的症状，绝对推荐你进行盆底肌物理治疗。若是有其他状况，凯格尔锻炼法也同样有效。
- 不同的分娩方式可在短期内影响性功能，但不会有长期影响。

第二部分

日常实践和阴道保养

第 6 节

医学保养

阴道和外阴并不需要定期检查。如果你确实有不适症状或疑虑，如疼痛、瘙痒等，而又搞不清楚是哪儿出了问题，那么自然需要去看医生，但医生没有理由为了预防疾病而定期评估你的阴道和外阴。为了防止人体病变，有些器官确实需要定期筛查，包括从 25 岁开始的子宫颈癌筛查（见第 26 节）、从 18 岁就要开始做的高血压筛查，以及低风险族群从 50 岁开始的结肠癌筛查等。然而，并不是所有人体器官都要这样，外阴和阴道就属于这一类。事实上，现在已经不建议每年进行一次盆腔检查（妇科检查）了。

筛查检测与诊断检测的比较

筛查检测是指在身体还没出现症状的情况下做的预防性检查，目的是在症状出现前找到可能存在的病变并加以医治，这种做法能有效降低各类并发症和死亡率。就下生殖道而言，最好的例子就是对衣原体和宫颈癌的筛查。这些疾病在早期不会表现出任何症状，但通过及早识别并开始干预治疗，能提高治愈率，而且就宫颈癌而言，定期筛查可以救命。

每个人都可以做筛查检测，如所有女性都应该接受的宫颈癌筛查；也可以只指向高风险人群，如有多个伴侣和患有 STI 的人。

诊断检测则是在出现疾病症状的情况下用来寻找病因的。当皮肤出现溃疡时，我们可以采集拭子样本，来检查是不是患了疱疹，也可以做活检（活组织切片检查，在病变部位采集 3 ～ 4mm 皮肤的小手术）来确定皮肤状况。这里有个很重要，但不是每个医生都解释的概念，诊断检测也是用来排除某些特定疾病的，如癌症。当有持续性的外阴瘙痒时，医生就经常用活检的方式来排除早期癌变的可能。虽然活检也可以帮助诊断瘙痒的原因，但大多情况下其检验结果往往是非特异性[1]的。因此，活检的最好结果就是排除癌变的可能——这一点非常重要，它是检验病变良恶的金标准。

从生理期入门

虽然这本书的名字叫 The Vagina Bible（《阴道圣经》）[2]，而不是 Uterus and Ovary Bible（《子宫和卵巢圣经》），但是掌握生理期（月经周期）[3]时身体出现的一些变化，将有助于对后续内容的理解。

月经是女性未孕时子宫内膜周期性剥落并排出体外的过

1　非特异性是一个广泛应用于放射学和临床医学的术语。非特异性指的是症状、体征、检测结果、放射学发现等不能指向特定的诊断或病因。

2　本书的英文版书名。

3　月经周期又叫生理期，是指女性进入青春期后在生理上的循环周期，也是人类的生殖周期。

程。初潮的平均年龄为 12 ~ 13 岁，月经周期的第一天就是阴道开始流出经血的那天，月经出血通常会持续 3 ~ 7 天（关于出血量，参见第 17 节）。月经的第 1 天到下次月经来潮的前 1 天是 1 个月经周期，女性的月经周期一般是 21 ~ 35 天，平均为 28 ~ 30 天。

月经周期由 3 个复杂的激素回路协调运作。我有时会把它们想象成 3 位杂耍艺人，它们在进行个人表演的同时，还会时不时地把自己手里的球扔给对方。如果一切都完美衔接，那整个系统就会运转良好。一旦出现失误，比如一个迟到的投球或错失的接球，那整个系统就会乱套。这 3 位杂耍艺人分别是下丘脑（大脑的一部分）、垂体（也位于大脑中）和卵巢。

下丘脑会释放出一种称为"GnRH"（促性腺激素释放激素）[1] 的荷尔蒙，这个过程很容易因日常压力、睡眠障碍以及体重变化而受到干扰。随后，GnRH 刺激脑垂体分泌 FSH（促卵泡激素）[2]，该激素进而通知卵巢开始发育卵泡（卵子），卵泡会释放雌激素，使子宫内膜增殖变厚。同时，雌激素又会反馈信息给垂体，一方面，使垂体放慢产生 FSH 的速度；另一方面，当雌激素水平足够高时，又能引发垂体分泌 LH（黄体化激素，也叫"促黄体生成素"）[3]，LH 最终会促使卵巢排卵。

卵泡中的卵子被释放后，卵子会顺着输卵管向下进入子宫，而所遗留下来的卵泡组织（就像蛋壳，但很柔软）就成为黄体，黄体能够分泌孕酮（孕激素）。一方面，雌激素使子宫内膜增殖变厚（可以想象成码砖头）；另一方面，孕酮负责稳固子宫

1　英文全称：Gonadotropin-Releasing Hormone，简称"GnRH"。

2　英文全称：Follicle Stimulating Hormone，简称"FSH"。

3　英文全称：Luteinizing Hormone，简称"LH"。

内膜（有点儿类似给砖墙上砂浆）——这一切都是子宫为胚胎着床和怀孕提前做的准备工作。在没有接收到受孕信号的情况下，黄体只能连续分泌 14 天左右的孕酮。14 天之后，如果仍然没有受精，黄体将逐渐萎缩，孕酮含量也随之迅速下降，失去了孕酮的加固，子宫内膜便开始剥落出血，形成月经。于是我们也回到了整个循环的起点，也就是周期第一天。

　　雌激素和孕酮的影响范围非常广，除了卵巢、子宫和阴道，还会影响心情、免疫系统，甚至影响触觉的敏感性。

什么年龄开始做预防性的筛查计划？

　　在美国，有些女性朋友喜欢找妇科医生，但多数人还是会选择家庭医生[1]和护理师，还有一些儿科医生也愿意提供生殖健康的保健服务。具体应该找谁做定期筛查，找谁为你治疗妇科疾病，始终因人而异，受许多因素影响。

　　作为父母，为孩子规划好预防性的生殖健康筛查访视是很有必要的。毕竟，在你眼中还没有长大的孩子，可能已经对性活动跃跃欲试了。访视计划最好安排在 13 ～ 15 岁进行，任何能自然地与孩子谈论性与生殖健康话题的医生都可以选择，这个访视也可以为经期防护、安全性行为等话题的打开提供一个契机。

　　在接受任何类型的生殖健康检查之前，我建议先来一次"预热"式的探访，看能否与这个即将分享私密的人相处融洽。一位经验丰富而友好的医生，在检查时不会给你带来任何额外的

1　美国和加拿大的初级医疗服务由家庭医生提供，家庭医生一般属于全科医生。患者之所以首先选择家庭医生，而不是去专科门诊，是因为家庭医生对管辖内的人群身体状况有基本的了解，诊疗起来可以免去很多不必要的环节，从而有的放矢。

心理压力。

美国的 STI 发病率呈上升趋势，这种增长在 15 ～ 24 岁的年轻群体中尤为明显。尽管他们仅占全国人口的四分之一，但这个年龄段发病率在每年新发 STI 人口中占了近一半。根据相关部门的建议，24 岁或 24 岁以下有性生活的女性或青少年，每年都应该进行衣原体和淋病的例行性筛查（详见第 28 节），其他 STI 的筛查也必不可少。宫颈癌筛查不以性行为为前提，定期筛检应该从 25 岁开始（见第 26 章）。对于盆腔检查接受度低的女性，无论年龄大小，都可以用尿液筛查来替代，它可以提供很多有关女性生殖健康的有效信息[1]。

谈谈盆腔检查是否有必要

传统上，盆腔检查（也称"妇科检查"，亦即"阴道内诊"）通常是常规身体检查的一部分，可以用于评估子宫、卵巢、盆底肌、阴道以及骨盆内器官（子宫和卵巢上方及周围）有无肿块或异常，来识别卵巢囊肿、STI、子宫肌瘤或早期癌症的可能迹象。然而，根据美国医师学会[2]发布的一项研究报告，盆腔检查很少能发现重要的疾病，比如癌症，也不能降低死亡率，还会出现假阳性和假阴性的检查结果，而对于各类 STI 的检测，血检和尿检的结果则更为精准。另一项研究也指出，通过盆腔检查来筛查卵巢癌，甚至导致了 1.5% 的患者作了非必要手术。此外，女性朋友们显然对这类检查相当反感，有 60% ～ 80%

1　尿液筛查可以检测尿路感染（UTI）、尿道或外阴的细菌感染，以及包括淋病在内的多种 STI。

2　英文全称：American College of Physicians，简称"ACP"，是美国最大的医师学会之一。

的人认为盆腔检查不仅疼，而且会让她们感到异常焦虑与尴尬。

美国医师学会的报告还指出，这类低效的检查占用了本就不多的医疗保障投入，明智的做法是应该将这些资金分配到更需要的医疗服务中（我深表认同）。毕竟我们都相信，比起医生和患者对于疾病的担忧，一次更高效的医学检查显然更有助于问题的解决。

报告建议，对于没有任何症状或疾病风险的非孕妇不建议进行年度盆腔检查，而对于没有性行为的青少年来说，盆腔检查更是没有必要——这一做法已得到医界同人的广泛认可[1]。

如何进行盆腔检查？

盆腔检查主要包括两个部分，一是将窥器（俗称"鸭嘴器"）插入阴道后张开，以观察阴道和子宫颈是否有疾病迹象；二是检查者将戴着医用手套，且经过充分润滑的一只手的两指或一指插入阴道做触诊，另一只手配合按压下腹部，以检查子宫和卵巢是否正常，这部分检查也称"双合诊"。根据检查目的，有时你可能需要做经直肠、阴道、腹部的联合检查，即三合诊[2]，也可能做直肠—腹部诊（又称"肛查"）[3]。直肠—腹部诊适用于无性生活史、阴道闭锁或其他原因不能做双合诊的女性。

窥器是一种用来观察阴道内部情况的医学器材。它的种类繁多，宫颈癌筛查和 STI 检查时用的种类叫作"双瓣窥器"，

1　目前，妇科检查在国内很多体检中心是常规的检查项目。

2　三合诊的检查方式：检查者将一只手的一指放在阴道，一指放在直肠，另一只手置于腹部。子宫内膜异位症、妇科恶性肿瘤、评估包块转移等，都常需要做三合诊。

3　直肠—腹部诊的检查方式：检查者将一只手的一指插入直肠，一手放于腹部，两手配合检查盆腔内器官的情况。

由两片形似鸭嘴的叶瓣构成（并不锋利，轻微弯曲）。

在检查时，双瓣窥器闭合着插入阴道，等插到足够深时再将叶瓣打开（如图 7 所示）。器材上的螺钉或类似的装置会让窥器呈张开状，类似于张大口的鸭嘴，打开的窥器可以让医生清楚地看到宫颈和上阴道的情况。窥器的侧边也是张开的，因此通过旋转窥器可以检查阴道壁。

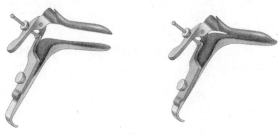

图 7　张开的窥器（左）和关闭的窥器（右）

丽萨·克拉克，MA，CMI. 绘

双瓣窥器分好几种类型，每种都有一些细微差异，这是为了适应不同女性的体型差异而作的细微调整。只有用到合适的窥器，女性在检查时才不至于太难受，医生的检查也会更顺利。常见的窥器有佩德森型（Pedersen）、格拉费斯型（Graves）和库斯科型（Cusco），它们都以设计者的名字命名。格拉费斯窥器的叶瓣末端较宽（为了更好地观察宫颈），所以在插入阴道时会有点痛，不过，在一般的常规检查中几乎用不到它。

窥器也分不同的型号。窄型窥器约有一根手指那么宽，是最常用的型号，能大幅减轻检查时的不适感——这就好比在商场中试衣服，在所有穿得上的裤子中，尺码最小的那一条往往最合身。

一般而言,使用过卫生棉条和月经杯,或性生活活跃的女性,在做窥器和盆腔检查时都会比较顺利。当然,前提是要遇到一位对患者尊重,有责任感的医生,他懂得把握一个舒适的推进节奏,能敏锐地察觉患者因疼痛而作出的身体反应,需要的时候还可以停下来安抚患者情绪,在继续检查前也愿意调整技巧。

正常来讲,窥器和盆腔检查虽然会造成一些压迫感或轻微不适,但不至于疼。如果感觉不舒服,一定要大声说出来,并要求医生立即停止。

对于未怀孕且没有盆腔异常症状的女性,每年一次的盆腔检查已不再被推荐,因为这种方法不能可靠地确诊任何病症——简言之,这是一种用处不大的筛查检测。

窥器是种族主义的遗产吗? 有些女性朋友之所以讨厌窥器,是因为她们听说发明这个器材的是马里昂·西姆斯医生(Dr. Marion Sims)。这位医生在一些不明就里的人眼里是美国"现代妇科之父",但在大多数人心中(包括我),他就是个劣迹斑斑的伪君子,彻头彻尾的种族主义者,卑鄙到骨子里的可怕男人[1]。他的工作是悠久的医疗种族主义历史的一部分,钱是这个男人从事医学研究的唯一驱动力。

在当时,由分娩损伤造成的膀胱与阴道之间的异常瘘管给女性带来了相当大的困扰。西姆斯认为,如果能发明一种可靠的修复术,必定财源滚滚。于是他利用黑人女性奴隶的身体展

1　2018 年 4 月 17 日,西姆斯的雕像从纽约中央公园被拆除。

开实验[1]，且是在未经允许、没有麻醉的情况下进行[2]！在医学界广为流传的版本中，西姆斯开创了第一个膀胱阴道瘘管的修复手术，但这仅是个医学传闻而已，并非事实。因为在他当医生之前，早已有其他医生成功实施过这项手术。通过阅读他同僚的著作，就可以清楚地知道，西姆斯的修复术并不具备很强的操作性。

19 世纪 50 年代，西姆斯在纽约开设了第一家女子医院，在那里继续对他的病人进行有争议的医学治疗。当有病人死亡时，西姆斯便将所有责任归咎于"照顾她们的母亲和懒惰、无知的黑人助产士"（西姆斯的说法）。最终，由于他拒绝遵守各项医疗政策而被勒令离开了那家医院。

为了便于在手术中观察患者的阴道状况，西姆斯确实曾设计出了一款辅助手术的窥器，但它并不是我们今天所用的双瓣窥器。准确地说，他甚至都不能算窥器的首个设计者。最早的窥器可以追溯到古罗马时代（在庞贝遗址中挖掘到一个），而且早在西姆斯之前的 1818 年，外科医生就已经使用窥器了，这显然早于西姆斯所处的时代。1825 年，一位来自法国的助产士马里亚·安妮·布瓦万（Marie Anne Boivin）对窥器作了改良，我们今天所用的正是经她改良后的产物——可开合的上

1　从西姆斯医生自己的文字记录中，我们可以了解到几位患者接受手术实验的过程："第一个接受手术的是 18 岁的露西，在手术过程中，她被要求全身赤裸，双膝跪着，手肘支地，双手抱头。在长达 1 小时的手术中，露西痛苦地哭泣、尖叫，而其他十几名医生则在一旁观看。"手术过程中，由于西姆斯采用了有争议的海绵将尿液从膀胱中吸出，从而导致露西血液中毒。她在死亡边缘徘徊 3 个月后才恢复过来。西姆斯后来在对一位名叫安纳奇的黑人奴隶进行了长达 4 年、共计 30 多次的人体实验后，才"完善"了他的瘘管修复术。

2　西姆斯的理由是：黑人不会像白人那样感受疼痛，因此他不使用麻醉剂。

下两叶，撑开后可以观察阴道侧边（阴道壁）和顶端（子宫颈）。西姆斯设计的窥器只有一片叶瓣，手柄的样式也大不一样。令人愤怒的是，西姆斯除了犯下诸多缺乏医德的恶劣罪行，他还推翻了双瓣窥器是由女性发明的这个事实。

从患者体验和医生的检查效果两方面考虑，虽然窥器的设计还有不少值得完善的空间，但令人欣慰的是，现在所使用的窥器既不是西姆斯所设计，也没有借鉴他的任何发明。

为什么每次做窥器检查都会很痛？ 有两个可能的原因：第一，你的身体确实出了问题；第二，医生的检查技术实在不行。

如果只是在盆腔检查时感到疼，那很可能是医生的技术问题。当然，还有不可忽视的心理因素干扰你。如果你在检查前就开始紧张，或之前有过类似的创伤经历，不管是性创伤还是由医生造成的检查类创伤，这些情绪或记忆都很容易被再次唤醒，从而加重你的疼痛体验，但这些并不是问题的关键。

关键在于，如果你在使用卫生棉条、月经杯或性交的时候也会觉得疼，则很可能是患有某种导致阴道或外阴疼痛的疾病，这会使盆腔检查变得难以忍受。即便如此，你也应该在疼痛难忍时及时叫停，并要求医生缓一缓再继续。一般情况下，医生是可以通过调整检查技巧来减缓痛感的。很多朋友都曾跟我说，哪怕在检查过程中感受到医生的一点点善意关怀，感觉都会好很多。

唯一不需要叫停的情形（即便如此，也需要征得患者同意）只出现在医疗紧急事件中——比如有大出血的问题，医生需要立即采取止血措施，以挽救你的生命或避免引发其他复杂问题（如需要输血之类的），但这种情形很少会发生在急诊室以外的地方。宫颈癌筛查、性交疼痛评估以及本书讨论的其他病症都不在此情形范围内。

女性应对盆腔检查疼痛的态度各有不同，有些人努力装出一副坚忍的面孔，有些人则认为理所当然，还有一些女性对自己的疼痛作了明确表达，但却遭到了医生的无视。我当然不属于这一类医生，自然也不知道该如何替他们辩白。我每天都会收到来自患者的反馈和评价——"这是我这辈子接受过的最不遭罪的检查"——我想这是对我工作的最好的褒扬。说实话，我很享受！

我认为，在很多情况下，医生应该具备预后判断（根据经验预测疾病的发展方向）的能力，先花点时间去研究已有的疾病信息，在此基础上制订方案并开始治疗，随着病情的逐步好转，再视情况判断是否需要进一步诊断。其实除了阴道炎，在很多检查中只用一个拭子就足以解决所有问题。哪怕是阴道炎，也可以先从拭子开始，建立患者的信心并掌握减轻疼痛的策略。事实上，只要把窥器更换成窄型，就能有效减轻不适感和疼痛。

访视工作不足的潜在危害

与阴道有关的一年一度的盆腔检查已是老掉牙的做法了。规避不必要的身体检查有很多好处。首先，避免了那些尴尬或痛苦的身体侵入；其次，不仅可以省下一笔检查费，而且不需要再为假阳性检查结果而担忧，其现实意义可类比为偶发瘤——这是一种毫无医学意义，但作为医生又不得不当回事的意外发现。

　　当然，凡事各有利弊，除了积极因素，我们也不能忽视由此带来的消极影响。一旦停止每年一次的生殖健康访视计划，与医生的联系自然也就不再那么紧密。试想你不再每年定期打卡，而是隔个三年五载地去一次，显然不利于私密问题的解决。即使是在盆腔检查依然盛行的那些年，很多医生也不会单刀直入地询问你的性生活，这其实极大地浪费了这些访视的机会。所以我在想，如果再减少探访次数，会不会使情况变得更糟？

　　所以，如果把每年例行性的现场访视改成电话询问，会不会有所帮助呢？医生可以通过电话了解患者的日常情况，让患者知道是否有必要在常规筛查建议之外及早进行 STI 检测，并给出针对不同年龄段女性的生殖健康建议。考虑到女性朋友们时常被各类虚假信息所包围，所以我们有必要给她们提供更快捷、更准确的问诊方式——这已成为一项亟待研究的课题。

本节概要 ━━━━━━━━━━━━━━━━━━━━━

- 不建议每年做一次盆腔检查（妇科检查）。
- 盆腔检查不应该伴随疼痛。
- 如果确实有必要使用窥器检查，建议用最小尺寸的窄型佩德森窥器和库斯科窥器。
- 用于阴道检查和巴氏涂片检查的双瓣窥器不是种族主义者西姆斯发明的。
- 在阴道健康方面，唯一需要定期做的只有宫颈癌筛查和 STI 筛查。

饮食与阴道健康

坊间一直流传着这样一种说法：饮食能直接影响阴道的健康。在过去那么多年，有不少记者就这个话题采访过我。很多次，我都给出了详细的解释：消化系统与阴道有直接联系的观点是违背生物学常识的。但是诸如"多吃凤梨，让你的阴道更甜美！""扔掉面包，驱逐酵母！"这样的新鲜标题还是时不时地出现在公众视野中。实际上，"你的阴道只希望你吃上健康、均衡的食物"而已——这才是我们应该了解的真相，然而从吸引女性注意的角度来说，这样的标题似乎不够性感。

你或许会问，有什么不对吗？

这个所谓的"饮食能直接影响阴道健康"的假设性说法，完全是对人体运行原理的一个曲解，了解事实非常重要。通过饮食改变阴道气味的追求，其实变相支持了一种令人厌倦且极具破坏力的说法，即我们原本就正常、健康的阴道出了问题，这分明跟混蛋的阴道灌洗是一回事，只不过做法不同罢了。

这种谬论还会引起女性对日常饮食的过度警惕和控制——因照顾阴道健康而引发"健康饮食强迫症"——这是一种病态的、偏执于吃健康食品和对自认为有害食品退避三舍的饮食障碍症。我已经记不清有多少朋友跟我抱怨，她们为了摆脱酵母菌，已经有好几年没尝过蛋糕或饼干的美味了。但是结果往往事与愿违，讨厌的症状依然存在。这些抱怨之声应引起我们足够的反思。老实说，能时不时地吃点蛋糕和饼干还是很惬意的。

如果你有造成困扰的阴道异味，可以读一读本书的第43节，也可以向医生或者护理师寻求建议，但治疗方法肯定不会藏在食品杂货店。

多吃水果能改变阴道气味吗？

阴道分泌物是由阴道壁上的脱落细胞、有益菌（乳酸杆菌）的分解物、子宫颈黏液及少量漏出液（细胞渗漏的液体）等混合而成（可翻回第2节回顾）。正如体味主要来自皮肤细菌对特殊汗腺分泌物的分解，阴道气味的最大贡献者是乳酸杆菌分解后产生的物质。

饮食，包括多吃特定的水果并不能消灭乳酸杆菌，也不能阻止其生长繁殖，或改变它的代谢产物。如果食物能做到迅速改变阴道气味，则必须有某种挥发性物质（可以蒸发并产生气味的物质）在消化过程中留下来，或由消化过程产生，然后这种挥发性物质还能顺利来到阴道。由于血液中只有极微量的液体能进入阴道，所以这种物质必须十分强效才行，而且，它还不能影响我们的体味儿和尿味儿。

这样看来，想要通过饮食来改变阴道气味，你可能需要对食物施点儿魔法。

大蒜和芦笋是怎么回事？

我们都知道，有些特殊食物确实会产生少量挥发性的代谢物，从而影响身体的体味。它们闻起来有刺鼻或发霉的气味，总之不那么好闻。最典型的例子就是吃完芦笋后的尿味，虽然目前我们还不清楚这是由什么机制造成的，但大多数研究者都认为，芦笋中的天冬氨酸（asparagusic acid）会在人体内分解代谢，并随之产生一种带有强烈硫黄味的化合物，这种化合物在进入尿液后就会改变尿的气味，并随尿液排出。然而只有40% 左右的人能闻到这种令人不快的代谢物，之所以有些人觉得这种味道恶心，有些人则根本闻不出来，很可能跟个体基因有一定关系。

大蒜也能产生具有挥发性的代谢物，是一种类似大蒜和／或卷心菜的怪味道。因为肾脏和乳腺组织都在不断聚集并浓缩某些代谢物，所以只要你吃了足够的量，这些臭烘烘的代谢物便会转而进入你的尿液和母乳中，并让你带有这种气味。

不过，阴道可不会聚集代谢物。

糖和酵母菌的关联

你是否也曾有过这种焦虑时刻，刚心满意足地吃完（或者正在吃）那些富含高卡的假日小食，就开始后悔真不应该吃那第三块山核桃味的甜饼——或许是因为摸到了圆滚滚的肚皮、腰间的"游泳圈"和粗壮的大腿，也可能是想到了自己的阴道健康，害怕这么多糖分摄入会导致酵母菌感染。

作为外阴—阴道疾病方面的专业医生，我总能听到这类饮食和酵母菌有关联的说法，很多人尤其担心糖的摄入会导致酵母过度生长。

从表面看，这个想法似乎蛮有道理。毕竟糖分确实就是酵母菌和各种细菌的食物来源，就如同滋养它们的肥料一样。所以，一旦浇灌了太多的上好养分，私密花园里马上就会生出各种酵母小怪兽来捣乱。

不过，事实并非如此。虽然血糖与感染有关，但是吃含糖量高的食物并不会直接影响阴道健康。

首先，酵母菌是一种可寄生在人体内的真菌，大多数女性阴道内都有它们的身影，但正常情况下并不会引发任何症状，只有当酵母菌过度繁殖时才能引发疾病。这种情况通常会出现在阴道生态系统紊乱且制约酵母菌和有害细菌的乳酸杆菌因某种原因被耗尽时。

其次，糖分的摄入不会造成肠道酵母菌的过量繁殖（肠道中有酵母菌是正常的），而酵母菌会通过肠道扩散进入阴道。如果你决定放开肚皮狂吃一顿甜甜圈、蛋糕、馅儿饼，顶多就是让你消化不良或胀气，但不至于被酵母菌搞乱。

最后，正如我们在第2节中所讨论的，阴道液体中含葡萄糖以及高达3%的糖原，其含量会在月经周期的不同阶段而有所变化，有时它们所占的比例可能比血液还高。

由于阴道中的所有糖分均来自黏膜（皮肤）细胞，有多项研究试图通过让女性摄入更多碳水化合物的方式，来验证这是否可以提高阴道黏膜细胞中储存的糖分，最后均以失败告终。一项研究中，受试者在一次性摄入相当于两罐可乐的糖量后，其血液和阴道中的含糖量仍然保持稳定，即使是有酵母菌感染史的受试女性也是如此。所以，如果你不是罹患糖尿病的健康女性，通过口腔摄入大量的糖，并不会改变阴道的含糖水平。因为没有糖尿病的情况下，不会出现病理性的血糖峰值，这一结论已经过测试。大部分阴道分泌物来自阴道本身（宫颈黏液和乳酸菌），还有一部分漏出液（这意味着身体可以将葡萄糖从血液输送到阴道），不过其中只含微量糖分，远远少于不断被释放到阴道中的糖原（由卵巢功能决定）。

　　阴道确实需要糖（滋养有益菌），但阴道的糖浓度与摄入的食物完全无关。如果你还是对阴道酵母菌与糖分之间缺少必要联系这一观点将信将疑，甚至哪怕在吃糖时，都会感到阴道有反应，我只能说这是"反安慰剂效应"在作祟。

　　具体来说就是由消极预期而对身体健康产生的负面影响（基本上就是安慰剂反应的不愉快版本），就是说，当你对治疗效果有怀疑时，病情可能真的就会恶化。说白了，就是怕什么来什么。但这并不意味着吃糖后出现不适症状的人是在装，事实上，她们的大脑中确实发生了一些化学反应，这些反应实实在在地使身体产生了瘙痒或刺激感，但是真正需要对这些症状负责的是自己的消极期待，而不是摄入的糖分。目前对"反安慰剂效应"的研究已经比较深入，在每次的新药测试中，研究人员都会同步安排一组患者服用安慰剂（其实就是没有任何药效的糖丸）。在这个安慰剂组中，往往有至少 2%～5% 的人因出现严重的"药物"副作用而不得不退出测试。对这些症状的唯一解释，就是患者的消极期待或"反安慰剂效应"。

　　值得注意的是，女性糖尿病（一种跟高血糖相关的疾病）患者的阴道更有可能存有酵母菌，且这些酵母菌的繁殖速度更快，感染概率更高。我们暂时还无法全盘理解这种复杂现象的成因，不过最近有研究将原因指向了尿液中葡萄糖含量的增加。

这种理论认为，当血糖含量高时，肾脏便试图通过尿液（而不是通过阴道）排出多余的糖分。排尿时，会有微小的尿雾（要用显微镜才能看见）附着在外阴皮肤上，然而外阴皮肤不像阴道黏膜那样具备承载糖分的能力，因此当这些部位暴露在葡萄糖中时，就成为酵母菌快速繁殖的养分，从而导致外阴酵母菌的感染。这还没完，这些酵母菌还会溜进阴道，进一步引发阴道酵母菌感染。

美国 FDA[1]（食品与药品监督管理局）发出的一个安全警示同样支持了这种感染机制。FDA 认为，治疗糖尿病的药物 SGLT2[2]（钠 - 葡萄糖协同转运蛋白 2）抑制剂会导致一种严重但罕见的生殖器感染——坏死性筋膜炎，又称"食肉细菌感染"。2 型糖尿病的治疗药物卡格列净（canagliflozin）、达格列净（dapagliflozin）、恩格列净（empagliflozin）等抑制剂都属于这种药。这些药物的作用方式是促进肾脏分解糖分，帮助葡萄糖由尿液排出体外，从而降低 2 型糖尿病患者的血糖水平，如此一来，就不可避免地增加了皮肤上的葡萄糖含量，从而为致病菌的繁殖提供了有利条件。

血糖升高还可能影响免疫系统对感染的反应，甚至影响有益菌对感染的抑制。

抗念珠菌饮食有效吗？

酵母菌感染是 ICU[3]（重症监护室）里的大问题。我们每个人的肠道、阴道以及皮肤上都居住着酵母菌（口腔、喉咙等处

---

1 英文全称：Food and Drug Administration，简称"FDA"。

2 英文全称：Sodium-Glucose Lotransporter 2，简称"SGLT2"。

3 英文全称：Intensive Care Unit，简称"ICU"。

也有），所以当皮肤屏障因侵入性手术被打开后，那些原本正常无害的酵母菌就有可能趁机通过血液循环扩散到全身，从而导致系统性酵母菌感染，后果很严重。如果不使用静脉注射治疗，结果很可能是致命的。

有研究人员试图通过特定的饮食和营养补充剂来降低重症患者体内酵母菌的繁殖率，希望以此减少酵母菌的严重感染，但至今也未能成功。因此那些从未进行任何研究，只是在医院兜售特制饮食和补充剂的医生，也根本不可能掌握降低酵母菌繁殖的秘密。说到底，基础生物学和任何现有研究根本就不支持抗念珠菌饮食（anti-candida diet）这个概念[1]。

面包、啤酒、葡萄酒真能引起酵母菌感染？

面包、葡萄酒、啤酒的制作都会用到酵母菌，由此就不难理解为何会出现"酒精性饮品和面包会导致酵母菌感染"的迷思了。常识告诉我们，这完全不可能。法国人享用美味面包和顶级葡萄酒有数百年了，也没见有多少法国女人被酵母菌困扰。

科学同样站在常识这一边。在酿酒或制作面包时，最常用的一种酵母菌是酿酒酵母（*Saccharomyces cerevisiae*），但这种酵母很少造成阴道酵母菌感染（仅为 1% 的概率）。用来发酵食品的发酵剂会从周围环境中吸附野生酵母菌[2]（也会吸附酿酒酵母），如少孢酵母（*Saccharomyces exiguus*）、梅林假丝酵母（*Candida milleri*）和近平滑假丝酵母（*Candida humilis*），但

1　抗念珠菌饮食的原则是戒掉各种精制碳水化合物和糖，也就是把甜食、面食、水果以及淀粉含量高的食品排除掉，以达到"饿死"念珠菌的目的。

2　空气中的酵母菌和其他菌类会将面团当作食物，并作为繁殖的载体，然后形成含有酵母菌的酸面团。

这些酵母菌通常不会造成阴道感染。况且，面包、葡萄酒或过滤啤酒中的酵母菌都是死的，只有在未经过滤且没有巴氏杀菌的生啤酒当中，可能还有一些休眠中的活酵母菌——但同样地，这些酵母菌都不是造成阴道酵母菌感染的菌种。

我知道网络上有个女人信誓旦旦地声称，她制作面包所用的发酵剂是用自己阴道中的酵母菌培养出来的（把这个故事放这儿分析再合适不过了）。首先，暂且不去讨论她培养的是白色念珠菌（*Candida albicans*，最常导致酵母菌感染的菌种），还是别的什么种类的菌种，这种行为本身就不科学。阴道中充斥着各类细菌，如果不是在实验室中有针对性地培养，各类微生物都会同步繁殖，而其中大多数都不是酵母菌。其次，她所用的制作面包的发酵剂，肯定也跟制作其他食品的发酵剂一样，里面含有从空气或面粉表面吸附的各种野生酵母菌，因此，即使她真的从阴道中培养出了酵母菌，对烘焙面包而言也毫无益处。这个荒唐的行为让她得到的是哗众取宠的网络知名度，外加混淆大众视听，结果让人们对酵母菌更加困惑。所以，如果你在网上再次看到这个故事，直接无视就好。

对阴道最有益的食物

对于阴道来说，除了与炎症和心脏病有关的反式脂肪（与灌装糖霜说再见），食物并没什么好坏之分。这么说可能会让很多人失望，但事实就是如此。我们平时的饮食有搭配比较健康科学的，也有不那么合理的，合理膳食才是最好的预防。如果为了治疗目的而去吃一些特定食物，对阴道而言完全无效。

不是说蔓越莓汁能预防尿路感染和膀胱感染吗？ 在 20 世纪初，医院缺乏诊断膀胱感染的有效手段，更没有抗生素，所以医生会推荐患者饮用蔓越莓汁。因为人体代谢蔓越莓后所释放出的马尿酸是一种可以大幅提高尿液酸性的物质，从理论上来说，细菌不易在酸性环境中繁殖；此外，蔓越莓中的凝集素（一种糖蛋白）也能有效阻止细菌对尿道细胞的附着（细菌对细胞的附着，是引起感染的必经步骤）。从表面上看，以上 2 种设想似乎都有生物学上的合理性，完全值得一试。但在随后开展的针对蔓越莓汁的各项研究中，却并没有发现任何设想中的功效。此外，果汁并不具备任何营养优势。即使是没有添加任何糖分的蔓越莓汁，含糖量还是很惊人，一些产品的含糖量甚至与苏打水相当。

在 2 项小规模的研究中发现，BV 与饱和脂肪含量高（动物性脂肪，即肉类和乳制品）的饮食有关系，但这个结论还远不足以定调，要想真正确立两者的关联，还有很长的一段路要走。高脂饮食可能仅是一个切入点，而并不是直接原因。女性可能会因这类饮食的摄入而增加引起 BV 的风险因子，但在生物学上，这种联系究竟是如何产生的，还没人能说清楚。不过，有一点可以肯定，日常饮食中减少高饱和脂肪的摄入，不只对阴道好，对身体各方面的健康都有好处。

保证每天至少摄入 25g 的纤维素，是我能给读者朋友们提供的最好的预防性建议。纤维素是一类益生元，它能滋养肠道内的有益菌，还能吸附水分到粪便中，使其软化，促使其快速移动，从而达到预防便秘的效果。我们知道便秘会使肌肉劳损，加重盆底肌痉挛（会导致性交疼痛或骨盆疼痛）和痔疮等问题。目前，美国人均每天的纤维素摄入量只有极低的 7 ~ 8g，所以我建议大家作个纤维素摄入量计算：把你在 1 ～ 2 天内吃的所有东西都逐笔写下来，看看你的摄入量是否足够，并视情况调整。以我为例，我习惯在早上吃一包纤维素含量在 8 ～ 13g 的麦片，这样就能保证在新一天开始时，已经完成部分摄入目标了。

很多人问我，像酸奶、泡菜、康普茶[1]这样的发酵类食品，是否有助于肠道有益菌群的培养和繁殖。要明确的是，这类食物通常不含对阴道健康有益的乳酸杆菌菌株，但可能含有对肠道健康有益的其他细菌。有研究发现，一些发酵类乳制品，如酸奶，能降低人体罹患膀胱癌、心脏病、牙龈疾病及心血管疾病的概率。发酵工序还能提高蔬菜的营养价值，增加人体所需的铁元素的含量。由于许多女性都有缺铁的问题，所以摄入这类食物至少不会有什么坏处。

在服用抗生素后，发酵类乳制品和发酵类蔬菜中的细菌有可能会对正常的肠道菌群有良性影响，至于这种影响是否同样适用于阴道，暂时还不得而知。如果你正在接受抗生素治疗，并试图减少抗生素对肠道菌群的伤害（抗生素引起腹泻的原因），那么完全可以尝试吃一些发酵类食物。不过，目前还没有特别专业的研究能证实这种作用的存在，所以如果你不喜欢吃发酵食品，或认为这个办法并不适合你，我也不会劝你尝试，因为我自己就很不喜欢泡菜和康普茶的味道。

---

1 康普茶（kombucha），又名"红茶菌"或"冬菇茶"，是一种经发酵的红茶或绿茶饮料，甜中带酸，且有微气泡。据称它有多种让人难以置信的健康益处，如治疗HIV、衰老、厌食症、关节炎、动脉粥样硬化、癌症、便秘和糖尿病等，但目前还没有任何证据支持这些说法。

本节概要 ■

- 饮食并不能改变阴道的气味。
- 抗念珠菌饮食疗法根本不科学。如果你不是糖尿病患者，那么任何饮食都不会引发酵母菌感染。
- 没有证据显示蔓越莓汁有预防膀胱感染的功效。
- 每天摄入 25g 纤维素能帮你维持肠道的健康，对阴道健康也有间接的保健效果。
- 如果你正进行抗生素治疗，那么发酵类食物可能（只是可能）对你有所帮助。

守住内裤的底线

　　"为了预防酵母菌感染或其他阴道疾病，你应该穿白色纯棉内裤"——很多喜爱漂亮性感内裤的姐妹都曾收到这样的医学忠告，并且不止一次。说的好像我们的秘密花园随时都有灾难降临似的。难道阴道和外阴真有那么脆弱吗？要知道不管是尿液、粪便，还是血液，外阴都能应对，阴道也能经受住血液、射精以及分娩的考验，所以仅凭一条黑色蕾丝丁字裤就能导致阴道末日或外阴末日的说法，根本就是荒谬的无稽之谈。

　　我就喜欢穿漂亮的内裤。这个爱好得"归功"于我的母亲，当年她总喜欢为我买那些"好女孩"（只为生儿育女才做爱的女孩）才穿的内裤——印着鲜艳大花图案的宽松裤衩儿；又或许是因为我穿了大半辈子的外科手术服，漂亮的内裤成了我唯一能在穿着上表现自我的窗口，虽然它深藏不露（唉！）。不管怎样，如果蕾丝或有颜色的内裤真会对阴道产生不良影响，我也不会傻到天天把自己暴露于潜在的感染风险之下。

　　相信我，白色纯棉内裤真的没有那么神奇。

真的吗，白色纯棉内裤不能防止酵母菌感染？

　　关于白色纯棉内裤可以防止酵母菌感染的迷思，可能在我们还不太了解阴道生态系统，也未掌握酵母菌感染的生物学原理之前就已经广为流传了。我无法确定这个迷思的源头，但如果要追溯到那个要用莱苏尔[1]灌洗阴道，以及穿着"蕾丝"就等于"淫荡"的年代，我一点儿都不会感到惊讶。

有一些三流的研究认为，涤纶内裤、连裤袜与酵母菌感染有关联。这些研究在采访受试女性时，首先会问她们有没有酵母菌感染，然后问她们穿哪种类型的内裤，以此来认证内裤类型与酵母菌感染的相关性。这个研究结论之所以不成立，在于研究人员并没有经由实验室培养来证实这些女性确实有酵母菌感染，而是采信了受试者自己的说法。事实上，很多说自己罹患酵母菌感染的女性，其实都是自我诊断的结果（非常普遍）。这就大有问题了，因为高达 70% 的自我诊断都是错的。

当一些不好的事情发生时，比如外阴和阴道处的瘙痒，人们会习惯把原因指向自己主观认为的因素，产生所谓的记忆偏差，个体的记忆偏差如果被很多人互相印证，便会在潜意识中加强这种认知。所以，当你的瘙痒或刺激感加剧，然后反复被告知你应该穿白色纯棉内裤，你可能就会认可这种说法并听从，继而产生安慰剂效应。事实上，近期进行的多项严谨研究已经证实：内裤的类型和酵母菌感染之间并无因果关系。

内裤要是能给你惹出麻烦，就必须改变阴道和外阴的生态系统（通过改变皮肤的 pH 值），锁住多余水分并且造成摩擦才行，而水分和摩擦的结合很容易形成微创伤，这容易使得原来居住在表皮的酵母菌趁机而入，继而形成感染。

1　莱苏尔（Lysol），是一款家用消毒剂和清洁剂品牌。20 世纪 20 年代末期该品牌曾宣称：用稀释的莱苏尔溶液冲洗阴道可以防止阴道感染和异味，从而留住青春并让婚姻幸福。

实际上，内裤并不能改变阴道的 pH 值，那是阴道内部的事。有少数研究也分析了紧身内裤对外阴皮肤的影响，发现不管是微生物环境还是 pH 值都没有受到影响。其中一项研究对运动专用的新式内裤作了评估，这些功能性内裤不是纯棉材质的，但是具有透气、排汗、吸湿的效果，穿起来很舒适，研究结果排除了引发健康问题的可能性。

同样，丁字裤也不会给私处带来负面影响。如果你的丁字裤造成了臀裂（没错，这就是屁股裂缝的医学专称），那说明这条内裤根本不适合你。有可能是尺寸问题，也可能你的体型不适合穿丁字裤，这就跟有些姐妹天生不适合穿高跟鞋是一个道理。

在这里我想对那些健康类网站或杂志的记者、编辑们说一句："别再给丁字裤编造子虚乌有的罪名了，合身的丁字裤不会造成酵母菌感染、尿路感染或膀胱感染。"在给丁字裤"做文章"之前，请先认真听听那些令人尊敬的医生的话，既然他们都说没什么可担心的，你就不用操心了。

唯一会改变外阴 pH 值和微生态的是由闭塞型材料制作的内裤——如塑胶或乳胶之类的防水材料，这类材质的内裤透气性特别差。对于每天都穿防水内裤的失禁女性来说，这是个大问题。

总之，不管是丁字裤，还是三角裤，合身最重要。如果你的内裤在腹股沟或股缝里卡得太紧，就很容易摩擦、损伤皮肤。另外，也尽可能不要穿塑胶或乳胶材质的内裤，因为闷汗的材料会损害私处健康。

如何评价泳衣？

我关注到，有些人诟病泳衣不利于阴部健康，因为它看起来总是湿漉漉的，也不是纯棉的。我在想，这些人到底了解不了解现代泳衣？我的泳衣是速干型的——这才是重点。再说了，衣服上有点水根本不会怎样，要是这么容易出问题，只能说明我们的身体进化相当失败。

外阴皮肤一直是湿润的，而且很多人长时间与水打交道，弄湿后只要相对较快地变干，就不会引发任何问题。不过，假如你穿着湿答答的不透气泳衣坐上数小时，确实很容易造成皮肤"浸渍"问题——潮湿加摩擦所造成的表皮破损现象。这也是长跑运动员在开跑前都会预先在他们的大腿间涂上一些凡士林的原因，就是为了防止由汗液和持续摩擦造成的浸渍。

非穿内裤不可吗？

从医学角度来看，穿或不穿都没什么差别。很多朋友告诉我，为了能让自己的私处"畅快呼吸"，所以选择不穿内裤。但我们都知道，外阴和阴道并没有肺，所以它根本不需要呼吸。事实上，阴道并不亲氧，甚至不亲空气。封闭性的衣物，比如防失禁产品会影响外阴皮肤的完整性，所以对长期穿戴这些产品的女性来说，如果情况允许，脱掉一会儿对皮肤是有利的。至于选择何种程度的空气循环，完全由你个人掌控。

一些人觉得裤裆的接缝直接与私密处柔嫩的皮肤接触很不舒服，不过也有人对此并不介意，甚至还有点儿喜欢——这都是小事儿。穿或不穿，归根结底要考虑以下几点考虑：舒适度；你对内裤的个人感觉；你是否愿意腾出时间去清洗沾到裤子上的分泌物。

洗内裤的方式重要吗?

在洗内裤这个问题上，朋友们总能收到 2 种相互矛盾的建议：应该认认真真给内裤消毒杀菌，但同时要用温和的洗涤剂。

在解释这个问题之前，我们先来了解一些常识。每次你排尿或排便的时候，总免不了有微量尿液和粪便沾到外阴皮肤上。所以，外阴本身就不可能是无菌的，阴道内也长期居住着各种细菌。即使你一个礼拜没换内裤，顶多也就是气味难闻了点儿，累积的分泌物厚了点儿，但你可以完全放心，这些都不会引起感染。唯一能让私密处有害菌泛滥的做法是把内裤扔在臭水沟里面洗——嗯（为了说得明白些，我确实夸张了点儿）。

有一点我们必须明确，绝大多数外阴皮肤感染都是由表皮破损引起的，因为伤口能让居住于表皮上的酵母菌或细菌趁机攻破人体免疫的第一道防线。各种类型的阴毛清理（除了修剪）都不可避免地会造成一些轻微破损，所以保持内裤洁净是具备医学必要性的。

用滚烫的热水烫洗内裤，在我看来完全没有必要，现代清洗剂足以解决问题。虽然我绝对称不上是一个精打细算的家庭经济学家，但我一向都用冷水洗衣服，一方面的确可以省钱（加州的能源费可不便宜），另一方面也是为环保尽心，我们用掉的每一度电都会在大自然中留下痕迹。

不管是纯植物，还是实验室特制，香水和香料中都含有刺激性成分。凡是贴身衣物，最好避免选择这种成分的洗涤剂，尤其是内裤，因为相对于身体的其他部位，外阴是更容易出现刺激反应的地方。所以，我建议大家选用那些标示"不含"和"不添加"字样的洗涤剂。当然，如果你现在还没遭遇任何不适感，那么抱着"亡羊补牢，犹时未晚"的心态倒也无可厚非。但仔细想想，何必毫无必要地把自己暴露在潜在的风险中呢？

如果你发觉现在用的洗涤剂对你并不"友好"，即使是换成无香型的也无济于事，那我建议你去咨询妇科医生，排除一些病理性因素。如果妇科医生没有发现任何异常，那么过敏专科医生或皮肤科医生也许能帮上忙（有时他们会在皮肤上做局部过敏测试）。

织物柔顺剂、烘干纸也会导致皮肤的刺激反应，所以同样不推荐。其实，洗衣服时往洗衣机的柔顺剂格槽中倒上一瓶盖白醋，也能起到软化衣料的作用，这种方法既经济又环保。

都是内裤惹的祸吗？

如果内裤的尺寸合适，也不是塑料或乳胶材质，且你用的是无香型洗涤剂，也没有用柔顺剂或烘干纸，但还是有各种不适症状，那基本上可以断定这不是内裤的责任。很多人总习惯把毫不相干的症状都"甩锅"给内裤，其实不然，与内裤正常接触和轻微摩擦时感到疼痛或不适的常见原因，一般都是由包括外阴痛（外阴的神经性疼痛症）、硬化性苔藓、慢性单纯苔藓（俗称"牛皮癣"）等在内的病症所引起的（详见第33节和第35节）。

本节概要

- 穿自己喜欢且合身的内裤。
- 穿着湿内裤的时间不要太长，以防因摩擦造成皮肤损伤。
- 剃阴毛之后的一段时间要保持内裤干净。

- 不透气的内裤容易产生刺激症状。
- 很多我们认为由内裤引发的病症，其实是错怪了它。

第 9 节

润滑剂的真相

　　提到润滑剂，很多人认为只有在不能自然湿润的情况下才有必要使用。 在前戏时自然地分泌液体（就类似于男性的勃起）似乎是女性身体理所当然的反应，也意味着你的性能力很不错，而润滑剂似乎是专为步入更年期的女性准备的。诸如"我还没老呢""我知道如何让伴侣兴奋，我不需要这玩意儿"等言论传递出来的信息是年轻、性感、健康的人不需要润滑剂。

　　我在这里诚恳地告诉你，把湿润和性唤醒混为一谈是有问题的，原因有很多。每个人的身体都是独一无二的，阴道的润滑是性反应周期的重要一环，这部分的响应会根据不同时间、不同伴侣而呈现不同的变化，即使已经非常兴奋了，也可能有很多原因让它不够"湿"。这可能是暂时的，例如当一个人正处于压力、疲惫或焦虑状态时；也可能会持续较长时间，如因身体的激素变化（母乳喂养、更年期等）、健康状况或药物（避孕药、抗组胺药、抗抑郁药）副作用等导致。但这些都不是缺乏欲望的表现，"湿"起来也不是性唤醒的唯一标配。这些经历都很正常，没什么好羞愧的。如果你的伴侣因你不够"湿"而不高兴，那么我建议你坐下来与他认真谈谈，用你掌握的生理知识给他上一堂润滑课（解释润滑水平不是性唤醒的指标）。

但如果他以此为耻，那我告诉你：一位好伴侣会尽一切努力让你感到舒适，并帮你达到高潮；一个不在乎你的情绪且不尊重你身体的男人是可怕的，这种痛苦的两性关系不值得你去维系。

前戏质量也会影响身体反应，有时候即使你内心已经急不可耐，但身体反应却还没跟上节奏。如果是这种情况，没有什么是一点润滑剂解决不了的。

即使你不需要润滑剂来增湿，它也会让性生活变得更加愉快。许多女士会用它来调剂性爱，或尝试一些新花样以增加"性"趣。况且安全套也需要配合润滑剂来用，它可以有效降低安全套破损的概率（把唾液当润滑剂可不是好主意）。

根据 2014 年做的一项调查，在 1000 名女性参与者中，有 65% 的女性自述用过润滑剂，而其中只有 20% 的女性在过去的 30 天内用过。

有些疾病会导致阴道干燥，所以如果你之前从来都不需要润滑剂，但突然觉得自己从"绿洲变沙漠"了，最好还是去看看医生。最常见的原因是更年期的到来，其他原因还有酵母菌感染、母乳哺育，以及不含雌激素的激素避孕，如长效醋酸甲羟孕酮避孕针 Depo-Provera[1] 和植入式避孕棒 Nexplanon[2]。

我常听一些姐妹说，她们的伴侣"不喜欢"润滑剂，抱怨它会影响自己的小兄弟顺利起飞。我倒想问问：伙计，只有区区几毫升而已（远少于 1 盎司 [3]），至于让你的阴茎像被布丁包

---

1 Depo-Provera，是长效醋酸甲羟孕酮的品牌名称。这是一种基于孕激素的避孕注射剂，通过抑制排卵和增厚宫颈黏液起作用。

2 植入式避孕棒 Nexplanon（依托孕烯植埋剂），是一根小巧灵活的塑料棒，可以被植入上臂皮肤之下。如同 Depo-Provera，它也含有单一激素孕酮。

3 1 盎司 =29.6mL。

裹吗？虽然我不是泌尿科医生，但如果这个男人用"太湿"当借口，我可以负责任地告诉你，要么他根本就是个"菜鸟"，从来不知道兴奋起来的阴道是什么样，要么就是想碰瓷，把自己的问题（大概率是勃起功能障碍[1]）赖在你身上。

润滑剂在安全性行为中起着重要作用，它可以减少皮肤擦伤的可能性，降低 STI 病原体通过微创伤口进入人体的概率。简言之，当涉及性时，润滑剂就像我们离不开的好朋友。这就如同我们戴着的眼镜——不少人始终得戴着，一些人是因为上了年纪才要戴，还有一些人只需在阅读的时候戴上，然而没人会质疑它的重要性。

还是那句话，永远不要纠结你如何去到派对现场，重要的是你参与其中，并且玩得尽兴！

如何选择润滑剂？

润滑剂的品种在药店及线上专区绝对可以称得上琳琅满目，在情趣用品店可以找到更多，甚至多到你都不知道如何选择，好在很多店里都有润滑剂导购员为你讲解。

润滑剂可以分为几类：水基、硅基（硅油）、混合（硅和水的混合）、油基、纯油（橄榄油或椰子油之类）。相较于水基产品，硅基润滑剂停留在人体组织上的时间更长（所以可以少涂一点），在淋浴和泡澡时也能用，但不太好清洗；油基润滑剂的作用时间也相当持久，很多人喜欢它给人的触感，但缺点是它更容易弄脏床单；水基则是所有类型中最好清理的。以上

---

1 英文全称：Erectile Dysfunction，简称"ED"。

这些润滑剂都适用于肛交。

有些人很在意润滑剂给人的"体感"——这是一种个人化的感觉，主要与润滑剂的滑动性和黏着性有关。有些人则在意事后的清理问题，还有人主要关注润滑剂的味道。不过，大部分人其实不太在意这些主观感受，只要有润湿作用，能协助他们把活儿干好就行。在选润滑剂这件事上，你完全可以当一个金凤花姑娘[1]，多试几次就能找到自己最喜欢的了。不过，无论如何，都不要试图模仿禁忌影片中的主人公将蜂蜜当性爱润滑剂来用，蜂蜜并不符合润滑剂的标准，它过于黏稠、干燥，会影响阴道 pH 值，严重时还可导致尿路感染和阴道酵母菌感染，用蜂蜜当润滑剂所引发的惨剧我见得太多了。

除了主观感受和清洁等因素外，还要确保润滑剂不会刺激阴道组织或对阴道有益菌有负面影响。阴道分泌物的渗透压为 260～280 mOsm/kg（毫渗／千克，即水中分子的浓度。低渗透压意味着分子浓度低，高渗透压代表分子浓度高），如果润滑剂的渗透压大大高于这个值，就会吸收阴道组织中的水分，从而使阴道内壁（黏膜）干燥，当阴茎来回运动时就容易形成刺激感和微擦伤，也可能引起性交疼痛，理论上也会增加 STI 的传播风险。

理想的润滑剂应该是等渗的，这是最接近人体的自然润滑。因此，WHO 对水基润滑剂制定了指南：pH 值应在 3.5～4.5

1　金凤花姑娘（Goldilocks），是美国童话故事《金凤花姑娘和三只熊》中的人物。有一天金凤花姑娘闯入了三只熊的家，发现里面有三把椅子、三碗炖菜和三张床。她不厌其烦地花时间挨个试了一下，然后从中挑选出自己喜欢的不软不硬的椅子、不冷不热的炖菜和不软不硬的床，总之都是刚刚好的东西，所以后来美国人常用金凤花姑娘来形容"刚刚好"。

之间（与阴道 pH 值相同），渗透压低于 380 mOsm/kg，以尽量减少表皮损伤的风险。不过，市面上在售的大多数润滑剂都超过了这个推荐值，水基润滑剂的渗透压最高不得超过 1200 mOsm/kg，也在可接受范围以内。当然，这个建议并不适用于硅基和纯油润滑剂，因为这两类润滑剂不含水，所以也就不用考虑 pH 值（酸碱值测量的是水溶液中氢离子的浓度）和渗透压的问题了。

此外，你还得考虑兼容性的问题。具体来说，油基润滑剂会削弱乳胶安全套的功效，而硅基和水基型倒不会产生这个问题。如果是聚氨酯材料的安全套，则与各种润滑剂都可以搭配。润滑剂与情趣用品是否兼容也值得我们注意，比如硅基润滑剂就能对硅胶材料的性玩具具有降解作用。所以在润滑剂的选择上，务必要遵循制造商的提示。市面上的硅基润滑剂通常都有相同的基本成分，如环聚二甲基矽氧烷（cyclomethicone，也称"环甲硅油"）和二甲基矽氧烷（dimethicone，也称"二甲硅油"），两者都是硅灵的衍生物。

由于各个品牌都会随时更换成分，因此，每次选购时都要仔细阅读成分表。出于安全考虑，以下这些成分你有必要多了解一些：

- 丙三醇（甘油）和丙二醇：在很多水基润滑剂中起到防腐剂的作用。一般具有较高的渗透压，甘油含量越高，渗透压也就越高，所以 WHO 规定润滑剂中甘油的总含量不应超过 8.3%。由于酵母菌也会以丙三醇和丙二醇为食，因此从理论上讲，这 2 种原料会导致酵母菌感染。丙三醇含量高的润滑剂还能引发一些不适感，这种症状很容易与酵母菌感染相混淆。

- **对羟基苯甲酸酯**：这是在部分水基润滑剂中添加的一种防腐剂，也广泛应用于化妆品和药品中。它也是一种内分泌干扰物，可以像激素一样对人体组织有着潜在的消极影响。不过，它在润滑剂中的剂量是安全的。我们知道当氧气浓度达到 100% 时，会对肺造成损伤（空气中 17% 的氧气浓度自然没什么问题），所以对剂量的把握至关重要。从这个角度来说，很多植物其实也是天然的内分泌干扰物，比如薰衣草，即使有很多研究都对此提出过安全警告，但人们还是会选择性地遗忘。研究人员已经对对羟基苯甲酸酯做过可靠的过敏反应测试，证实它造成刺激性症状的概率极低——这也是这种化合物被广泛使用的原因之一。

- **葡萄糖酸氯己定**：这是防腐剂的一种，也是一种杀菌化合物，可用于手术前对皮肤和手术器械的消毒。在一项研究中发现，葡萄糖酸氯会杀死所有的有益菌，因此最好避免使用。

- **聚季铵盐**：这是一种可能会助长 HIV-1 复制能力的防腐剂——虽然目前还没有足够可靠的研究证明一定会发生，但是为了安全起见，WHO 已将其列入了不合格名单。

- **热感、凉感或"麻刺"感润滑剂中的成分**：在这些产品中可能活跃着浓度更高的丙二醇、乙醇（酒精）、植物萃取物、薄荷醇，甚至是辣椒素（接触阴道会产生强烈的灼烧感）。这些成分有的会带来刺激性，有的（如薄荷醇）则从未做过阴道内测试，因此我们对它的了解很有限。但可以肯定的是，打着"天然"和"植物提取"旗号的产品与"绝对安全"画不上等号。

- **羟乙基纤维素**：这是一种在一些水基润滑剂中制造"滑溜感"的成分。因为它是从植物中提取的，所以有的商家会特别标榜其"纯天然"的属性。但实际上，很多润滑剂都含有这种成分，所以它实在算不上特别或稀有。羟乙基纤维素也会被酵母菌当成食物来源。

- **"纯天然"或"有机"润滑剂**：营销术语而已！事实上，所有水基润滑剂都添加了防腐剂，而那些自我标榜为"纯天然"的生产商家，其产品所使用的原料与其他润滑剂并没什么区别。有一款润滑剂商家还将防腐剂添加量当卖点，打出"少一点不安全，多一点是伤害"的广告语。说实话，我个人非常讨厌这类带有暗示性质的广告。我相信没有哪个生产商有蓄意伤害的意图，添加防腐剂仅仅是为了防止细菌滋生而已。

- **油基**：包含各种不同的油，比如杏仁油、葵花籽油和乳木果油，一些油基润滑剂还含有蜂蜡和维生素 E。每个品牌都有自己的混搭配方。

- **食用油**：比如橄榄油或椰子油。某项研究显示，把食用油当润滑剂用，可能与酵母菌的高繁殖率有关。然而，在另一项针对绝经后女性的调查中，橄榄油的使用并没有造成任何负面影响。多年来，很多美国医生都推荐将科瑞（Crisco）[1]的植物起酥油作为润滑剂，因为它的耐受性良好。不过，它含有的反式脂肪可能会引起一

1　科瑞（Crisco），是 B & G Foods（一家美国品牌的食品控股公司）生产的起酥油，由宝洁公司于 1911 年推出。

些人的疑虑。虽然只局部用于身体，被身体吸收的可能性也不高，但一想到将这种可能会引发心脏病的食用油放进身体里（不管什么部位），多少会让人觉得不自在。关于椰子油，目前还没有相关的专业研究。但我有不少患者多年来一直在用，许多经历阴道干燥、对化学物质敏感或外阴敏感的女性都对它称赞有加。

- 凡士林：已经有至少两项研究表明，把凡士林当润滑剂来用，可能会造成 BV。所以，别考虑。

为了怀孕，我需要特制的润滑剂吗？

在实验室中进行的体外实验结果往往相互矛盾——有时，标示为精子友好型的润滑剂会阻碍精子游动，但在其他研究中，同样的润滑剂却完全不会出现这种结果。有人怀疑是润滑剂中的对羟基苯甲酸酯在作祟，但也是单说无凭（缺乏有效论据）。在对橄榄油、菜籽油和矿物油的多项实验中，发现似乎只有橄榄油会对精子有负面影响。还有一些数据显示，丙三醇（甘油）的浓度超过 10% 时，麻烦就来了。老实说，各种各样的结论都有。

有一家润滑剂生产商打广告宣称，他们的产品对精子非常友好，但接下来的一项"追踪备孕女性"的调研就推翻了这种说法：使用这款"精子友好"型润滑剂的女性和使用普通润滑剂的女性相比，其怀孕率并没有差异。

你肯定会说："这就怪了！"好吧，我只能说可能环境影响结果。在实验室培养皿中给精子裹上一层润滑剂，与在阴道中真实发生的情形还是有较大差异。想想看，唾液也能降低精子活力呢，但也没人警告那些备孕中的夫妻避免口交啊。

你应该怎么做？对于努力想怀孕的普通人来说，那些特制润滑剂的科学原理说得再好听，我们也无法确定其真实性。但是，避免使用添加了高含量丙三醇的润滑剂，却是实实在在地为阴道健康着想。

通常来讲，市面上的"精子友好"型润滑剂会相对贵一点，除非你被诊断出与精子功能有关的不孕问题，或你的不孕症医生有明确的推荐，否则不用特意买这种润滑剂。但对于活力差的精子而言，就另当别论了，因为即使润滑剂的影响只有一点点，也会给受孕带来大麻烦。

本节概要

- 使用润滑剂来享受性爱是正常做法。
- 如果你的伴侣说润滑剂影响了他在做爱时的表现，那么需要看医生的是他，而不是你。
- 要避免使用重量渗透浓度大于 1200 mOsm/kg 的水基润滑剂。
- 天然润滑剂和传统润滑剂都含有羟乙基纤维素，这种原料可能与酵母菌感染有关。
- 对于备孕中的健康男性而言，没有任何有效数据表明应该使用"精子友好"型润滑剂。

第 10 节

凯格尔锻炼法

20 世纪 40 年代，来自美国加利福尼亚的妇科医生阿诺尔德·凯格尔（Arnold Kegel，骨盆健康领域的先驱）发现，盆底肌无力会导致压力性尿失禁（咳嗽或打喷嚏时出现的漏尿症状），以及他所说的"女性疾病"和"与女性生殖道相关的不明疾病"的问题。后面说的两个模糊问题到底指什么，现在已经难以考证，据推测很可能是指女性性交疼痛或高潮困难。在凯格尔医生所处的那个年代，通常不会去讨论这些禁忌问题，所以在触及有关性的话题时，哪怕是妇科医生也得用词委婉。

在凯格尔医生之前，骨盆底遭到医学界的广泛忽视，因为那时医学界主要由男医师组成。在涉及性的问题上，他们通常不会很直接地向患者解释，整个社会环境也不允许女性公开讨论生殖健康——敢于谈性的女人通常都会被贴上"淫荡"的标签。更糟糕的是，当时大多数的尸体解剖研究所使用的标本都是年老的尸体，而人体的肌肉质量会随着年龄增长而减退。说实话，如果仅凭我在医学院解剖室的学习经历而言，我或许也会认为女性骨盆底的肌肉只不过是一个无关紧要的小肌群而已。

凯格尔医生根据自己多年的观察敏锐地指出，骨盆深处的一组肌肉无力很可能与女性的漏尿症状有关。既然我们可以通过运动来强化肱二头肌，那为什么不能通过锻炼来增强这组肌肉的力量呢？随后他率先开展了一种后来被称为"凯格尔运动"的盆底肌锻炼法。经过成百上千名女性的实践，证明了这种锻炼在改善失禁症状上的有效性。在这个过程中，他还发现了这种运动令人兴奋的"副作用"：一些定期规律性地进行盆底肌运动的女性甚至感觉到了性能力的恢复。

后来，凯格尔医生还开发出了一款称为"阴道压力计"的仪器，可用来测量盆底肌的收缩强度。这是一种带刻度盘的可压缩球状仪，一端可以伸进阴道，另一端连着压力计。使用时可将球状仪放入阴道，再用盆底肌的力量将其挤出，此时另一端的仪表上就能显示挤压力的数值大小。直到今天，我们所使用的压力计与凯格尔医生最初的设计相比，也没做太多改变，而且经过超声波和磁共振成像这样的现代科技检验后，他的很多观点依然站得住脚。要知道，当年这些结论可是在缺少先进科学技术的情况下得出来的。

盆底肌的基本认识

还记得我们在第 2 节中讲过的吗？盆底肌由内外两层肌肉组成：深层的肛提肌（由耻骨直肠肌、耻尾肌以及髂尾肌 3 种肌肉组成）是一层从耻骨向外延伸到臀部，再回到尾骨或尾椎骨，形如吊床的肌肉。这正是凯格尔运动，也被称为"盆底肌运动"（PFM 运动）要锻炼的肌肉群。

盆底肌松弛和损伤（分娩时的肌肉撕裂导致）会引发失禁、脱垂，以及高潮强度降低等症状。此外，人类的肌肉质量也会随着年龄的增长而减小，盆底肌自然也不例外，这也是很多症状都在年纪大时才冒出来，或随年龄增长而恶化的原因。

哪些人应该做盆底肌运动？

盆底肌运动适用的人群广泛，是帮助患者治疗大小便失禁、高潮困难或高潮力减退、POP（Pelvic organ prolapse，盆腔脏器脱垂，详见第 37 节）等多种病症的有效手段之一。

对于二三十岁的女性来说，如果尚无疾病征兆，可否通过盆底肌运动来预防失禁或提升"性福"指数呢？目前还缺乏优质的研究数据。但有一项女性调查指出，虽然感觉阴道没那么"松"了，但并没有觉察出性能力有何改变。

盆底肌越牢固，性高潮就越强烈，虽然这种想法不一定对，但是，守护好肌肉的正常工作能力绝对有利而无害。因为只有做到充分收缩和放松盆底肌，才能为性交质量打下坚实的基础。如果盆底肌力量薄弱，就会影响女性保持足够肌肉张力的能力（以此获得快感），而且可能压根儿达不到性高潮。

我很难明确回答你到底应不应该预防性地开展盆底肌训练。常识告诉我们，提前开展训练，可以让你在出现症状时能更好地应对。就算你只是想看看这组运动是否会提升"性福"指数，或者仅是出于对自己健康负责的态度，都值得去尝试，哪怕这些训练并没有立即给你带来明显的改变。

如果你患有膀胱过度活动症或急迫性尿失禁，盆底肌运动也能有效帮你缓解猝不及防的尿急。通过盆底肌的一组快速收缩（后文有介绍），可以使膀胱暂时放松下来，从而为你赶往卫生间争取时间，是一项颇为实用的技能。

如何判断自己的盆底肌是否无力？

除了通过失禁症状判断外，医生、护理师或骨盆底物理治疗师也可以为你作专业的评估。医生会将戴上医用手套的手指伸入阴道，并要求你挤压手指，以此评估盆底肌的力量。

超声波和生物反馈设备（受到挤压时可以在屏幕上提供视觉反馈，类似于凯格尔医生的原始装备）也可以用来测量肌肉的收缩幅度。不过，在初步评估时一般没必要用这些，这类设备确实很炫酷，但也会提高你的检查费用。对于经过密集指导，却仍不能掌握盆底肌训练方法的人来说，超声检查倒是可以帮忙识别被撕裂的肌肉是哪一条——这是导致盆底肌无法收紧的原因之一。

医学界有一个通用的评分系统来评估盆底肌的力量，并把盆底肌的收缩力度分为 5 个等级：0= 无，1= 轻微，2= 中等，3= 良好，4= 有力，5= 强有力。你完全没必要追求足以提起一块冲浪板或一块石头的肌肉力量——这种被称为"阴道功夫"（Vagina Kung Fu，这个词可不是我造出来的，它来源于互联网）的魔鬼训练法，是一种通过收缩盆底肌提起重物并来回摆动的练习。现在社交媒体上有很多展示这种训练的照片和宣传文章，并被炒作成增强女性性能力和高潮力的必做运动。对这种博人眼球的训练形式，我大为惊讶。这也印证了一句网络调侃——从疯狂的产品设计到怪异的新发明，阴道一直是所有时尚潮流的中心。

实际上，这种强度的练习完全没有实施的必要，毕竟你并不需要借助盆底肌的力量夹核桃。从医学角度来说，它所带来的潜在伤害始终存在，比如因负重过大所造成的肌肉撕裂，以及因肌肉无法完全放松所引发的肌肉僵硬等问题。即使该训练被证实与盆底肌运动一样有效，也不推荐！

由于盆底肌是不受意识控制的肌肉（例如在排空膀胱或高潮时，你不用去想如何做），因此，没经过特定训练的女性往往不知道如何收缩。即使经过指导，仍有高达 30% 的人无法做到。最常见的问题是错误地收紧了臀肌、髋部内收肌（夹紧大腿）或腹肌，憋气也很常见，有些女性还会过度用力（像排便一样）。除了技巧原因外，肌肉撕裂或神经纤维受损都是导致盆底肌无法收紧的原因。

正因为练习盆底肌运动有如上各种困难，所以大部分无症状女士并没把这项锻炼纳入预防性防护的必选项中，而且很多时候，也没有具备资质的专家检查动作是否达标。

盆底肌锻炼：开始前的准备

首先学习如何启动正确的肌肉，可以参考以下建议，感受做以下动作时盆底肌的状态：

- 想象用阴道夹弹珠的动作。
- 练习时，在两腿间放一面镜子，阴道口应该呈向上提拉的状态。
- 小便时，尝试阻断尿液的流出。当尿流减缓或停止时，感到收紧的那块肌肉就是盆底肌，记住这种感觉。
- 想象在一个挤满人的电梯里，为了不当众放屁而努力收缩肛门的情形（憋屁时用的肌肉是肛提肌）。如果动作正确，体内会有一股拉扯的感觉。
- 在阴道中放入一根经过润滑的卫生棉条，在你轻轻拉动棉线时，盆底肌会同时收缩，而且你会感受到一股阻力。

- 将一到两根手指放入阴道，然后试着收缩盆底肌，你的手指应该有被夹紧的感觉。

盆底肌运动：实训

只要你能轻松定位正确的肌肉，就可以进入实训了。首先，仰面躺下，膝盖弯曲，深呼吸几次，放松。全程都要确保腹部（腹壁）、臀部和大腿内侧放松，这有助于正确启动盆底肌。

有 2 种不同类型的练习：持续收缩和快速收缩。

- **持续收缩**：持续缩紧或保持收缩力度。首先持续收缩盆底肌肉 5 秒，然后完全放松 10 秒（可以用 2 次深呼吸来计时）。每 1 次收缩和 1 次放松为 1 个循环，10 个循环为 1 组。每天做 3 组。然后逐渐把收缩的持续时间增加到 10 秒，同样地，每次重复 10 个循环。每天做 3 组。
- **快速收缩**：一种简单、快速的肌肉收放运动。每次快速收缩需 1～2 秒，5 次为 1 个循环，5 个循环为 1 组（也就是 25 次快速收缩）。每做完 1 组休息 5～10 秒。每天做 3 组。

打喷嚏、大笑、咳嗽等需要用到腹部力量的动作，往往会导致漏尿情形。如果在咳嗽或打喷嚏前，快速有力做 1 个持续收缩，便可以有效预防漏尿。尿急时，1 组快速收缩也可以使膀胱肌肉暂时放松，从而可以让你较为从容地走到卫生间。

盆底肌运动跟所有运动一样，坚持不懈才是关键。每天坚持锻炼，坚持做上 6 ~ 12 周就能初见成效了。持续 4 ~ 5 个月之后，你就会获益良多。再往后，就可以将训练频率减少到每周 3 天。

盆底肌运动对我不管用，怎么办？

如果你觉得掌握这些运动技巧有难度，或练了几个月仍没看到任何变化，那么我建议你去咨询在该领域有丰富经验的妇科医生和 / 或骨盆底物理治疗师。他们不仅会从理论层面帮你了解骨盆底的解剖学和生理学知识，在具体实践中，还会指导你做规范的收缩和放松练习。此外，他们也会为你找出造成肌肉无法收缩的医学因素，比如肌肉撕裂或神经纤维损伤，以及帮你排除那些以盆底肌虚弱作伪装的其他病症。

在这个过程中，物理治疗师会借助一些辅助器材来帮助你，比如生物反馈仪，甚至是电疗仪（电刺激疗法）。电疗仪能对盆底肌施加无痛的微弱电流，以增加血流量，并刺激盆底肌的收缩，从而帮助你的大脑学习如何单独启动盆底肌。虽然大部分人与物理治疗师只有数量有限的几次会面，但都获益良多。

另外，你所取得的进步永远与你在家庭锻炼中投入的精力成正比。少了每日的锻炼，进步始终是姗姗来迟。

盆底肌训练器材和智能 App

阴道负重（阴道哑铃）是由医用级硅胶或不锈钢材料制作

的柱体或球体，科技含量较低，于 20 世纪 80 年代被首次提出。早期使用的阴道哑铃包括从 20g 到 100g 不等的 9 个砝码，现在则出现了多种"组合"，通常有 4 个或更少。训练时，可将哑铃外涂少量润滑液，在身体呈半仰卧位时，将哑铃置入阴道内一个指节深（2 ～ 2.5cm）的位置，然后起身，收缩盆底肌以抵抗地心引力的作用，持续站立 15 分钟，每天训练 2 次。

许多女性在重量选择上不够合理，为了不让砝码掉落，错误地使用了夹臀、夹大腿或收缩腹肌等方法。所以，在做训练时，一般应从最小的砝码开始，然后逐渐加码，并注意收缩的肌肉是否准确。

阴道哑铃也可以躺着做，如果砝码上有细绳，可以在往外拉绳子的同时收紧盆底肌，以达到锻炼目的。不过躺着练习的效果还未经证实。

通过以往的分析数据得出，与单纯的盆底肌运动相比，阴道哑铃的锻炼方法并不一定更有效。不过，如果这种方式能激发你的锻炼积极性，或你个人比较喜欢（有的器材也可加入性爱前戏中，比如可放入阴道的震动按摩球），那么完全可以按照自己的喜好来。当然，也可以把它作为盆底肌运动的辅助训练来做。

另一种选择是可提供反馈信息的家用仪器。现在或许仍可买到类似于凯格尔医生所发明的阴道压力计，盆底肌施加的挤压力越大，刻度盘的指针移动得越多。

目前市面上还出现了一种带"蓝牙"功能的盆底肌运动辅助器材，可以将插入阴道的骨盆底训练传感器与智能手机相连接，锻炼的反馈结果会实时显示在智能手机的 App 中。爱薇教练（Elvie Trainer）和佩里教练（Pericoach）就是其中的两款。

虽然前者得到了国际妇科泌尿协会[1]的认可，但截至 2018 年，该公司都没有发布任何临床试验来证明其效果（我还专门给该公司写邮件进行了确认）。所以，每当哪位名流又把这类产品挂在嘴上，说这是保养阴道的必用好物（她们的养生大法五花八门，不胜枚举），但却没有任何佐证时，我都会感到既失望又无奈。

实际上，这些产品的科技含量很低，与单纯地进行盆底肌锻炼相比，并没有附加其他更有价值的功能。在缺乏足够数据支撑的情况下，很难让我心甘情愿地去推荐这些价值不菲的新生代设备。不过，话说回来，如果你认为这类产品实在是非常适合你，或能激发你的运动积极性，那么多花点钱也算物有所值。

需要提醒的是，不管你用的是哪种辅助器材，低科技的砝码也好，高科技的"蓝牙"训练器也罢，使用前后务必做好清洁工作。

但无论如何，请千万不要用玉蛋（jade egg，一种圆滑的石头）。它被臭名昭著的 Goop[2] 吹捧为中国古代后宫妃嫔的"性福秘器"，这完全是胡说八道！为此，我还专门给 Goop 创始人写过一封公开信，内容大致如下：

我读了 Goop 上关于玉蛋的文章，和一篇对某位玉蛋"死忠粉"的访谈。是的，就是在 Goop 上售价 66 美元一个的

1　英文全称：International Urogynecological Association，简称"IUGA"。

2　Goop 是一个以健康和生活方式为主的互联网品牌，由女演员格温妮丝·帕特洛于 2008 年创建。据美国多家媒体报道，因 Goop 销售基于伪科学、缺乏疗效，且被医疗机构认定为有害或误导类的产品而多次受到科学界和医学专业人士的强烈抗议，其中包括阴道蒸、玉蛋、危险的咖啡灌肠，以及"身体振动"装置。

石头。坦率地说，这并非目前最亟须解决的女性健康问题，但考虑到那么多人在追问我这些阴道石头的"花花名堂"，我觉得确实有必要写这样一封公开信。

这篇文章是自"阴道蒸"推出以来，我在 Goop 上读到的最垃圾的一篇，比所谓的"胸罩致癌"更让我震惊。

我的脾气从这篇文章的开头就全面爆发了，里面提到"皇后和妃子们用玉蛋保养身体以取悦皇帝"的说法尤其让我忍不了，这么做的唯一原因竟然就是为了取悦男人，这真是女性赋权的"好例证"啊！接下来该文章又声称这些石头能平衡人体激素（荷尔蒙），多么低级的错误！这仅在生物学上就不可能办到。盆底肌运动有助于治疗失禁，也可能有助于改善高潮质量，但绝不能改变激素水平。至于提高"女人力"这种东西，作为妇科医生，反正我是从来没听说过！请问要用什么方法来测试所谓的"女人力"呢？！

该文章声称外阴、阴道、子宫颈和子宫是力量和智慧的源泉，这让我有被狠狠羞辱的感觉——这种说辞是否意味着切除子宫的女性、因癌症而接受外阴切除术的女性，以及没有阴道的跨性别者都是白痴？

至于睡觉时也要把玉蛋放在阴道里的建议，我想告诉大家：玉的表面是多孔的，这么做很容易让细菌进入，到那时，玉蛋基本上就成为有害菌的大本营了。这不仅会增加罹患 BV 的危险，甚至还可能引起致命的 TSS（中毒性休克综合征）。

至于走路时夹带玉蛋的建议，我同样反对。事实上，盆底肌并不需要连续收缩。我们在行走时，很难独立控制盆底肌，为了夹住玉蛋，借助的很可能是身体其他部位的肌肉力量。届时，我想你一定会疑惑自己的回头率为什么突然间变得奇高。

相信我，这绝不是因为玉蛋让你"容光焕发"，一副因绷紧屁股而憋出的痛苦表情，换作是我也会忍不住多看两眼的。

通过实践，我发现过度或不正确的盆底肌锻炼都会导致骨盆疼痛和性交疼痛。想象一下，如果你整天举着哑铃走路，你的二头肌（其次是肩膀和背部）会是什么感觉？然后再想象一下，你的盆底肌也这样……

对于那些尝试使用某种器械来辅助盆底肌运动的女性，我建议使用医用级硅胶或塑料制成的砝码，但切忌长时间佩戴。因为盆底肌运动不仅是肌肉的收缩锻炼，放松也同样重要。

整篇文章中，唯一的可取之处就是建议女性在使用前与医生作个沟通。

……

此外，还有一个很关键的疑点：这种有"神奇功效"的玉蛋，竟然躲过了众多专业学者的眼睛，离奇得让加州的一家民间企业率先发现，用屁股想都知道是怎么回事。

智能手机的 App 倒是可以作为盆底肌锻炼的辅助选择。它能提供技巧指导、训练教程以及闹钟提醒等功能，只差无法对你说你的表现有多好。根据瑞典于默奥大学（UMEA University）[1]的研究，使用免费应用程序"她特"（Tät，提供 6 个基本和 6 个高级的盆底肌训练计划）的女性与不使用的女性相比，在训练中获得的进步更明显。

截至 2019 年年初，市面上与盆底肌运动相关的应用程序

1　于默奥大学（UMEA University），是瑞典公立综合性大学，位于瑞典北部最大城市西博滕省于默奥市。该校成立于 1965 年，是瑞典境内建校历史排名第五的大学，也是瑞典最好的大学之一。

已经不下百种，我们该如何选择呢？ 2018 年的一项调查筛选出了 32 款盆底肌锻炼的英语应用程序，不需要搭配任何器材就可以使用，专为未孕女性准备。用户普遍评价：方便、实用、隐私性好。调查中还发现有些应用程序有收集用户信息，并售卖给第三方的行为，建议从选择清单删除。

专家评测排名最高的两款应用程序分别是"凯格尔教练"（Kegel Trainer）和"凯格尔教练进阶版"（Kegel Trainer Pro），这两款 App 在用户满意度排名上也是最高的，而且得到了国际妇科泌尿协会的推荐。

本节概要

- 盆底肌无力会导致失禁、脱垂、高潮无力等症状，坚持盆底肌运动可能会有所帮助。
- 对尚无症状的女性而言，盆底肌运动是否可以起到有效的预防作用，目前还没有有效数据支撑。
- 从生物力学角度讲，盆底肌运动有一定的难度。即使经过了专业培训，还是有很多女性用错肌肉。
- 经过正确的指导后，大多数女性都可以在家开展锻炼。
- 没有任何研究表明，盆底肌运动的辅助器材或昂贵的训练器材可以带来额外的好处。不过某项调查显示，一些应用程序可以起到一定的辅助作用。

第三部分

皮肤的清洁与护理

第 11 节

外阴清洁：皂、清洁液和湿巾

从医学角度来讲，与身体其他部位的大多数器官一样，外阴并不需要频繁清洗。对此很多人可能会大吃一惊，当然每个人的习惯确实各不相同，这取决于成长经历、个人喜好、居住环境、每天的积尘量以及出汗量等多种因素。医学上认为唯一需要经常清洁的部位只有牙齿和双手。因为我们平时在用手开门、握手或是准备食物时，病毒和细菌都有可能通过手传递到我们的鼻子、嘴巴和眼睛中。但是你见过进化到用自己的外阴握手、吃饭或是切生鸡肉的仙女吗？

更何况，早在罗马人混合脂肪和灰烬制造出第一块肥皂前，外阴就已经具备了妥善处理包括精液、血液、黏液和粪便在内的各种排泄物的能力。

外阴清洁

当谈到身体羞耻时，几乎女性身体的每个部位都可能成为靶子，但毋庸置疑的是有一个部位得到的关注最多，那就是女性生殖器。比如，人们并没有特意发明出用来洗胳膊、脚丫或腋窝的特殊香皂或专用清洗剂，生产商也不会向消费者出售脚

137

部专用的益生菌。这些创新产品的目标也绝不是男性生殖器，没有人担心男人的阴囊（和阴茎）是否清新或肛门干不干净。

大多数女性清洗外阴的主要原因无外乎是为了防止异味和保持干净。一些女性比较在意自己腹股沟（连接腹部和大腿的部位，离外生殖器很近）散发出来的味道，闻起来类似腋臭。这种气味源于顶泌汗腺——一种分布于腹股沟及肛门周围的特殊汗腺。顶泌汗腺深埋于毛囊之下，能够分泌黏稠的油性皮脂，这些皮脂最终将成为酸性保护膜的一部分。表皮细菌能分解这些油脂，并释放出带有独特气味的挥发性化学物质。经血也同样可以和表皮的油脂发生反应，使血红蛋白中的铁元素氧化，从而使经血带有一种特殊的金属味。其他可能影响私处气味，决定清洁频率的因素还有很多，比如失禁、残留的精液、润滑剂，以及你是否有皮肤病症等，因为没有被完全吸收的局部外用软膏和乳霜，可能会残留某种药物的气味。

身为妇科医生，检查各种外阴、阴道气味是我每天工作的一部分，因为有的异味确实与某些病症有关，但健康的私处气味并不比身体某些部位重。在我接诊的女性患者中，有前一天没洗澡的，也有直接从健身房过来的，即便如此，也没有不正常的气味。

在关注私处气味以及清洁身体的同时，我们必须清醒地认识到一个真相："女体清洁"（female cleanliness）这个概念很大程度上是由男权社会所驱动的。这种已经存续了几个世纪甚至更长时间的观念可以说根深蒂固，也使得原本正常的女性生殖器和阴道分泌物被人们当作"污秽"般的存在。

除了男权社会的负面影响之外，每年狠捞数亿美元的女性清洁产业则是另外一种强大的驱动力。千万别天真地认为这些产品真的是为女性的健康着想，这只是生意而已，而且是大生意！所以，获利者总是不遗余力地误导广大女性，让她们觉得自己正常的生理结构有多么肮脏，魅力女性应该追求"自信、新鲜和干净"的内在，从而激发起她们投资自己私处的欲望。是的，某款颇为流行的产品广告词就是这么写的。事实上，这些词也只是 20 世纪三四十年代流行的莱苏尔清洁剂广告的升级版而已，其本质大同小异。

真正需要清洗的部位有哪些？

让我们先从那些不需要清洗的部位讲起吧。阴道口和前庭（也就是小阴唇内）部位的表皮与阴道内部一样，都是由黏膜组织构成，所以不需要特别清洗。小阴唇没有会产生强烈气味的汗腺，而且小阴唇的皮肤是外阴中最薄的，也是对刺激最敏感的，所以基本原则是：除了清水以外，不要在小阴唇区域使用任何清洁产品。清洁产品仅可以局部用于腹股沟、大阴唇、阴阜、肛门及肛周区。

对于患有中度及以上大小便失禁症的女性朋友来说，清洗显得尤为重要。因为尿液和粪便能破坏皮肤的酸性保护膜，进而引发皮肤炎症和破损，及时清洁能有效控制此类伤害的发生。

水、皂和清洁液间的比较

市面上有琳琅满目的清洁产品，而且生产商都宣称自己的产品经过了权威妇科医生的测试或推荐。但实际上，到目前为止，并没有任何针对外阴清洁的专业研究。

　　我的建议很大程度上参考了"尿布区皮肤最佳清洁方法的研究"（包括足月和早产婴儿）。显然，这两者并不具备非常直接的可比性，但考虑到小阴唇的皮肤是全身上下最薄的，而且和婴儿的尿布区皮肤一样，也时常会沾染尿液和粪便，所以以此作为参考未尝不可。

　　有些女性朋友觉得仅用清水无法彻底去除私处的油脂和粪便，所以就想借助清洁产品的力量。然而对于患有皮肤病症或皮肤易敏感的女性来说，除了清水外的任何其他产品都可能造成刺激反应。我就曾接诊过许多有类似情况的女性，清水是她们唯一的救命稻草。

　　对于皮肤清洁类产品，一些人每天都在用，有些人则是1周用几次，还有的人仅在性交后或月经期间使用，目的是去除精液或经氧化后的经血气味。当然也有人认为根本没必要用，清水即可。对此，你只需要记住：这不是在清理烧焦的锅底，打蚊子用不着架起高射炮，哪怕是流感病毒来了，也用不着发动一次"核攻击"，强力杀菌措施或小题大做的行为都是没有必要的。大多数情况下，清水足矣。

　　目前，市面上主要有2种不同类型的产品可以考虑：洁肤皂和清洁液。其中，皂类产品会破坏皮肤的酸性保护膜——这层保护膜由天然的油性物质和有益菌组成，是皮肤这道免疫防线的重要组成部分。如果某款产品属于皂类，那不管它自诩对皮肤有多么柔和，都会不可避免地造成皮肤干燥、刺激，甚至引起皮肤微创伤等问题。此外，当皂与水混合时，还会发生一些化学反应，可以瞬间使你的皮肤 pH 值飙升至 10 ～ 11，而我们健康的外阴皮肤呈酸性，其正常 pH 值在 5.3 ～ 5.6 之间。

　　与皂不同，清洁液是由人工合成的表面活性剂和其他化合物构成，它在清除脏污的同时，还能维持酸性保护膜的完好。总体看来，如果你确实需要用，那么清洁液是比皂类产品更好的选择。拿我自己来说，除了用含乙醇的洗手液或皂洗手外，身体其他部位（脸、身体、外阴）的清洗都用一瓶清洁液来搞定（我喜欢用适乐肤的一款温和、无味的泡沫洗面奶，不过很多人也喜欢用丝塔芙或优色林）。注意不要用含水杨酸成分的产品，因为它用于外阴时会引起刺激反应。

是否需要用私处专用的清洁产品？

不需要！你的私处并不需要任何"特殊"照顾。因为有太多朋友都在买此类产品，所以我在这里有必要做一下纠正。

很多商家都宣称这类私处洗护产品能降低罹患 BV 的概率——当然不能！外部清洗绝对不可能影响阴道内部的环境，而如果在阴道内使用其中的任何一款产品，则必定给有益菌群带来毁灭性打击，并且还会刺激阴道黏膜，最终反而促进 BV 的发生。如果生产商吹嘘某款产品能调节阴道内的 pH 值，那他就是在不负责任地误导消费者。所以，我时常忍不住担忧，为了能推销他的"坏"产品，这些无良商家究竟还想造什么谣。

许多"私处洗护液"都添加了一种或几种从植物中提取或在实验室制造的香料（香精），所以散发着诱人的香味，即便是那些专门针对敏感肌肤的产品也不例外，而香料通常是造成刺激和过敏的最常见来源。

商家在推销这些产品时还会偷偷夹杂一些极具破坏性的消极信息，比如某家知名产品商就曾在广告中暗示：当女人跷起二郎腿时，就会飘出一股难闻的气味。真是唯恐天下不乱！

我只想说：伙计，你是来找碴儿的吗？

哪款产品最好用?

由于商家时不时地更改产品配方,而且也不是每一个生产商都会列明产品的 pH 值,所以很难给出明确的推荐建议。经过综合考量,我给大家列出几点常规指南:

- 以不变应万变:如果你已经连续多年使用同一款产品,且一直感觉良好,那它就是适合你的产品,只要别用它去清洁阴道内部。此外,皮肤的保水能力会随着年龄增长逐渐降低,因此如果你还在用皂类清洗私处,是时候换掉它了,这也是一种保护皮肤的预防性措施。

- 寻找一款 pH 值在 5.3 ~ 7.0 的产品,接近 5.3 ~ 5.6 最好:当外阴皮肤长期处于 pH 值大于 7.5 的环境中时,其皮肤脂质层就会遭到破坏。有一项针对皮肤清洁产品的研究,发现丝塔芙舒缓洗液(Cetaphil Restoraderm)的 pH 值为 5.93,优色林温和保湿洁面乳(Eucerin Gentle Hydrating Cleanser)的 pH 值为 5.30,优色林抗敏温和洁肤皂(Eucerin pH 5 Bar Cleanser,不含皂碱)的 pH 值为 5.81——大多数清洁液和洁肤皂都不会列出 pH 值,这是个特例。

- 避开那些添加了天然或人工合成香料的产品:这些都是常见的刺激源和过敏原。

- 避开添加了甲基异噻唑啉酮和甲基氯异噻唑啉酮的产品:这 2 种防腐剂也是常见的刺激源和过敏原,其他常见的刺激物和过敏原还有甲醛、羊毛脂和茶树油等。

- 产品上标注的"柔和""婴儿般""平衡 pH 值""经皮肤科医生测试""经妇科医生测试"等字样都不具有任

何医学意义：这些通通是营销术语。在一项针对婴幼儿专用洁肤皂和沐浴乳的调研中发现，竟然有近35%的产品其 pH 值都超过了 7.0！

- **如果使用时不舒服，果断弃之**：记住，永远都是产品适应人，而你完全没必要拿自己的身体做实验，去勉强应对产品的挑战。哪怕已经相安无事地用了 20 多年，过敏反应仍会随时发生，况且生产商也不可能在更改成分后主动给你邮寄警示卡。

- **如果比起清洁液，你更喜欢皂类，那就选择无香型**：可以考虑液体橄榄皂——如布朗纳博士（Dr. Bronner's）[1]家族中的无香婴儿皂（Dr. Bronner's unscented baby soap），大部分皮肤对其耐受度较高。还有些朋友跟我反馈甘油皂的效果也不错，如梨牌（Pears）[2]。

可以用吹风机吹干外阴吗？

不可以！外阴皮肤上的水分其实是一种保护机制。用吹风机吹干外阴的行为，即使是在冷风模式下，也会破坏表皮的酸性保护膜，使皮肤变得过于干燥。

---

[1] 布朗纳博士，是一家美国有机皂和个人护理产品生产商，总部位于加利福尼亚州的维斯塔。这家公司由伊曼纽尔·布朗纳（Emanuel Bronner）于 20 世纪 40 年代末创立，目前仍由布朗纳家族成员经营。

[2] 1807 年，梨牌透明皂在英国伦敦牛津街附近的一家工厂首次生产和销售，这是世界上第一款大众型透明皂。

提一下私处湿巾

在北美国家，有高达 40% 的女性喜欢用湿巾擦拭私处。人们对这种产品有如此广泛的接受度，其实并不令人意外。首先，几乎每家药店或护肤品店都在销售；其次，一些名人也在卖力地推荐；最后，婴儿也能用的产品，其材质必定是柔和且安全的。

那些残留于生殖器皮肤上的粪便和尿液中，隐藏着各种化学物质、酶和细菌，加上潮湿环境的滋养，很容易破坏皮肤的酸性保护膜，从而引发刺激症状和其他皮肤问题，而湿巾可有效去除这些残留物。所以当我们面对无法控制大小便，且需穿戴尿布的婴儿时，湿巾的使用就显得格外方便。如果出门在外，随身携带一包湿巾能帮上不小的忙。在家如厕后，有时也会用湿纸巾来擦拭。

这种产品之所以如此流行，除了它确实方便、实用，其背后也隐藏着不言自明的厌女症[1]思想。实话实说，这些产品的推广均基于一种充满偏见的观念，那就是上完厕所后，女人需要比男人花更多心思做清洁，因为她们的私处太脏了。

使用湿巾的弊端

凡事都有两面，湿巾在清洁身体的同时，也可能会给你带来一些烦恼，因为它是触发外阴和肛门区域接触性皮炎的风险因素之一。在受到同等程度刺激的条件下，因使用湿巾而造成

1　厌女症（misogyny），是一种对女性的仇恨、蔑视或偏见的思想。你既可以将它理解为个人（主要是男性）所持有的一种态度，也可以理解为一种普遍的文化习俗或制度。

外阴皮炎的风险是身体其他部位的 15 倍之多。从这个角度来说，与其叫它"亲肤湿巾"，倒不如改叫"刺激湿巾"更合适。

纵观所有的市售产品，我们在其成分表中甚至能找出不下 100 种潜在过敏原。其中最常见的有香料，无论是来自"天然"植物的，还是人工合成的，另外还有这些防腐剂：甲基异噻唑啉酮、甲基氯异噻唑啉酮、丙二醇、溴硝醇（2- 溴 -2- 硝基 -1, 3- 丙二醇）、碘丙炔醇丁基氨甲酸酯。

最近有一份湿巾潜在过敏原的最新评比，测试出了过敏原含量最少的一些产品。值得赞赏的是，有的产品生产商完全不生产，也不销售阴道灌洗液。下面列举的产品都在那份名单上——我尽量不为制造"混蛋"产品的生产商打广告。

- Equate：无香型婴儿日用湿巾[1]。
- 美容师（Ladygroomer）：可冲式女用超柔湿巾[2]。
- 碧宜润（Pjur Med）：抓绒型个人清洁湿巾[3]。
- PureTouch：可冲式女用湿巾[4]。
- Swipes Lovin：无香型湿巾[5]。
- Up&Up：特大号清洁湿巾[6]。

但读者朋友们千万不要以为这样的产品就绝对安全。要知道产品成分一直在更新，即使长期使用同一款产品，也无法完

1　英文全称：Equate Baby Everyday Clean Wipes。

2　英文全称：Ladygroomer Woman Wipes，可冲式湿巾指可以冲进下水道的湿巾。

3　英文全称：Pjur Med Clean Personal Soft Cleaning Fleece。

4　英文全称：PureTouch Individual Flushable Moist Feminine Wipes。

5　英文全称：Swipes Lovin Wipes, Unscented。

6　英文全称：Up&Up Extra Large Cleansing Washcloths。

全规避刺激和过敏反应的风险。哪怕生产商换掉了造成刺激和过敏反应的成分，新加入的替代品也有可能一样糟糕，甚至更糟。

每次擦屁股的时候，大便老是擦不尽，所以我只能一直擦、一直擦……

这是一个超长的标题，因为我经常听一些人这样唠叨，所以我引用了他们的原话。

在这里讨论如何擦屁股实在是再合适不过了。排大便后，直肠未必是清空的，即使清空了，上端的粪便也会在下边腾空后蠕动到直肠里。直肠是个有储存功能的小囊袋，位于肛管上端。摩擦或刺激肛门外括约肌会触发反射动作，使括约肌松弛下来，于是就会有少量粪便从直肠排出。当你在厕纸上看到这些粪便时，就会误以为自己没擦干净，于是就拿更多厕纸或湿巾仔细擦，又抠又挖，结果又刺激微量粪便释放出来，再擦，还有，没完没了。你擦的次数越多，皮肤遭到的刺激就越多。

其实，便后可擦拭的部位是会阴外侧及肛门周围，最好的擦拭方式是用纸巾轻微按压、吸附，不要用力来回摩擦肛门外括约肌（肛门口）。如果条件允许，也可以用坐浴盆来清洗。

本节概要 ━━━━━━━━━━━━━━━━━━━━━━

- 过度清洗会破坏皮肤酸性保护膜，从而引发皮肤刺激反应。
- 相较于皂类产品，更推荐使用清洁液。

- 不需要用女士私处专用清洗液，这类产品中更可能包含刺激源和过敏原，且还会传递一种消极的男权主义思想。
- 如果你没有失禁症，就没必要用湿巾。

阴道清洁：
灌洗、蒸汽洗、喷雾或大杂烩

你的阴道是一个具备自净功能的"烤箱"——这就是事实。

既然阴道并不需要额外的清洁和保养，那特意设置这一节的意义又何在呢？因为现如今，许多女性都不只用一种方式来清理阴道，这说明对于阴道清洗危害性的普及，医学界完成得并不理想。归根结底，还是男权思想这个永远的敌人在兴风作浪。

我希望通过我的一番劝说，让迷途者知返，让观望者了解事实，并在必要时规劝身边的朋友或家人。

阴道清洁史

关于阴道清洁的历史有点复杂，因此，要想将已经延续了几个世纪的信息误导和厌女情节一笔勾销似乎显得格外艰难。

"女人的阴道是肮脏的，在供男人享用前要做一番必要的准备"，这就是非常典型的深受老旧医学信仰荼毒的观点。

在人类繁衍的诸多文化中，都长期存在使用阴道收敛剂和杀菌剂来干燥阴道的传统，目的仅是让男人享受到"干爽的性爱"（dry sex）[1]。为了达成这个目的，人们摸索过多种方法。历史上就曾有女性用果酸或栎瘿[2]等东西来收紧和干燥阴道的做法。直到现在，一些女性还会用清洁剂、酒精或漂白剂进行灌洗，并将纸巾或粉末塞入阴道以使其干燥。很显然，一些臭男人把干燥的阴道带来的强烈摩擦与紧绷感，以及女伴的明显不适当作他们追求性刺激的源泉，这让他们"性欲高涨"。对此，我一直感到十分愤怒，这种对制造女性性交疼痛习以为常的行为准则，是否已成为戴在现代女性身上又一条看不见的贞操带[3]？

我还听一些伴侣有勃起功能障碍的女性朋友说，伴侣抱怨用润滑剂会让自己的勃起愈加困难。在此过程中，肯定不乏女性会优先考虑伴侣的欢愉，选择放弃润滑剂而独自承受性交之痛。所以如果有谁告诉我，这些古老的干燥阴道的行为也是为那些勃起功能有障碍的男人考虑，我丝毫不会感到意外。一些古老习俗的遵从者甚至荒谬地认为，性交中女人的阴道湿润起来是淫荡、不忠的表现——可以说，不管是古老的过去，还是现在，总有一些男人对正常的阴道分泌物有着谜一般的恐惧，这似乎已成为一个难以解决的世纪难题了。

女性灌洗阴道的另外一个错误信念（如今还有人深信不疑）是试图将精子从阴道里冲洗出来，以达到避孕的目的。答案当

---

1 根据美国古特马赫研究所的数据，"阴道干燥"性行为在非洲一些国家（如南非、塞内加尔、刚果、喀麦隆、马拉维、赞比亚、肯尼亚和津巴布韦）和印度尼西亚女性中最为常见，在海地、哥斯达黎加和沙特阿拉伯等国也存在这种行为。坚持这种性交的男性认为，性交时的阴道湿润是女性不忠的表现。

2 栎瘿（oak galls），也叫"栎五倍子"，是栎属植物上常见的一种大而圆、苹果状的瘿。

3 贞操带（chastity belt），是一种带锁的道具，用于防止佩戴者自慰或性交。贞操带在历史上主要是为女性保持贞操而设计。

然是不能。因为还没等你拿起冲洗器，早就已经有足量的精子顺利游过子宫颈进入输卵管了，何况你的冲洗范围并不会越过子宫颈。

当然，更多的女性灌洗或清洁阴道主要是为了寻求"清新感"，然而这种出发点既缺乏医学支撑，也没有任何文化基础，只能用"无厘头"来形容。

在阴道灌洗和清洁这个问题上，医学界也带了一个很不好的头，进一步助长了这种歪风邪气。一直到20世纪七八十年代，还有很多医生建议患者灌洗阴道。这种愚昧的方法似乎被当作解决无数女性健康问题的万能公式，如性交疼痛或低力比多（性欲低下）。我们的母亲和祖母辈差不多都被医生推荐过这种方法，而且这些医生基本都是男性。女人的阴道是肮脏的，是造成婚姻不幸的根源，当一代又一代的女性不断被医学界和整个社会灌输这种思想时，也就不难理解，为什么说回归正途可能至少需要两代人的努力才能达成。

当然，这里也有女性自身的问题，如有的人不喜欢精液残留在阴道中或顺着大腿流下来的感觉，因此想及时清理掉。有的女性甚至会直接把湿巾塞到阴道中，试图把精液挖出来。

如今，关于阴道清洁的传奇大戏又涌现出一批新的"生力军"。传统的私密护理产品大户，包括那些生产和销售身体清洗剂、喷雾、湿巾，以及各种消除阴道异味产品（如灌洗器）的生产商仍然活跃，各种新产品如雨后春笋般不断涌现。一些热衷于小众护理产品的散户也摩拳擦掌地加入了这场好戏，就像众所周知的某位知名人物，不仅发明了放进阴道的玉蛋，还推出了阴道蒸（vaginal steaming，也称"阴道桑拿"）这样的私密保养项目，并受到各个美容会馆热捧——这些产品或服务都有一个共同点，那就是不约而同地宣称阴道中有亟须被清除的"毒素"或"杂质"，当然这些说法都是换汤不换药的旧日遗毒而已。任何对阴道蒸大做文章的公司或个人都能从中获利，因为这些文章能获得极高的流量。

此外，还有很多"小买卖"也想分一杯羹，正削尖了脑袋涌入小众护理产业，比如在易集（Etsy）或照片墙（Instagram）等平台兜售具有"美容保养"功效的缩阴棒，或自制的草药球。

看起来，这种兜售阴道羞耻观的生意还真好捞钱啊！

"阴道内部清洁"具体怎么做呢？

最常见的做法是用配制的药物溶液灌洗阴道。一些手持式的小型冲洗器可以在压力的作用下将液体推入阴道，也有些设备是借由重力作用让药液自然流入阴道。在北美，大多数女性会购买已经配置好的冲洗液，最常见的"配方"是醋和碘液，女性也可以在家中自己调配。

灌洗并不是清洁阴道的唯一方式，有些人会把女用湿巾塞入阴道，完全不顾外包装上明确标注的"只供外用"的警示。还有人甚至把除臭栓剂塞入阴道，或对着阴道口向内喷射消除异味的除臭喷雾。

虽然没有相关的报告来证实，但有很多人告诉我，自己会用手指抠出阴道中的分泌物。好吧，她们确实是没用灌洗器或湿巾，但同样没有这么做的必要。阴道中始终都会有一定量的分泌物，经过一段时间后会自然排出，况且你永远都清除不尽，存在即合理。

所谓的阴道蒸，需要你坐或蹲在盛满草药的蒸汽容器上，容器中会用上各种草药或植物，堪称一锅"大杂烩"。商家宣称：各种草药精华通过蒸汽的作用可以渗透进阴道组织并为人体提供多种益处，堪称阴道的"面部护理"。

有多少人在做阴道清洁？

这主要取决于参与调查的群体情况，因为这种行为涉及太多区域和文化差异。在北美，高达 57% 的女性在过去一年中做过阴道清洁。其他研究显示，12% ~ 40% 的女性有定期灌洗阴道的习惯（至少 1 个月 1 次），有 6% 的女性常用女用或婴儿湿巾来清洁阴道。

在有灌洗行为的女性中，约 20% 的人每周至少做 1 次灌洗，而且这习惯通常是在年轻的时候开始养成，80% 的人是在 20 岁之前。这部分女性也更可能成为其他阴道清洁产品的潜在客户。

这种清洁习惯是如何养成的？

大多数人是从母亲那儿继承的，也有人说是受媒体的影响"自学成才"，还有不少人表示完全有必要这么做。看看商店货架上琳琅满目的清洁产品，社群网站上的帖文，健康网站源源不断的阴道保养指南，视频网站的宣传，以及令女性疯狂追捧、明星卖力推荐的阴道保养大法——似乎也不难理解，为什么一个先前从未听说阴道清洁这回事的人会如此迅速地投入进来。如果你已记不清是从哪儿听说的这门"学问"，那我来告诉你，这类信息遍地都是。

值得一提的是，有超过 50% 的女性是在伴侣的怂恿下开始的，尤其是那些年轻的女孩，更容易屈服于伴侣的压力。某项调查显示，在 18～25 岁的女性中，有近 77% 的人做阴道清洁只是为了博取伴侣的欢愉。

阴道清洁的危害

大量研究告诉我们，阴道灌洗有百害而无一利。灌洗会损害阴道中的有益菌群，破坏具有保护作用的黏液层，导致阴道的防御力减弱，从而使女性更容易患上阴道菌群失衡导致的 BV。如果在此情形下接触到淋病或 HIV，被感染的风险将会大大增加。矛盾的是，与清洁的初衷恰恰相反，当用阴道灌洗液把有益菌杀死后，私处异味会变得更加强烈。

至于把湿巾塞进阴道，使用喷雾（约 1% 的女性会在阴道内使用）和异味控制栓剂等做法的危险虽未经研究，但这些产品几乎都含有刺激性物质和潜在过敏原，而且都添加了香精。湿巾、喷雾、除味栓剂与灌洗器一样，可以轻易地杀死阴道中的有益菌，并刺激阴道黏膜和内壁。但为了吸引顾客，商家们还是会想方设法地为这些产品套上华丽的外衣，比如打出"有效掩盖异味""带来美妙的热带香氛"等极具诱惑力的广告语。

拜托，这里是阴道，不是让你评论"椰林飘香"[1]！

研究告诉我们，用皂液灌洗阴道会使 HIV 的传播感染概率提高近 4 倍——这究竟是因杀死乳酸杆菌、破坏阴道黏膜引起的，还是因为刺激和微创伤所引发，目前还不清楚。但哪怕

1　椰林飘香（piña colada），是由白朗姆、椰浆、凤梨汁和柠檬汁调制而成的鸡尾酒，常常加一块凤梨或一颗樱桃点缀，象征着加勒比海的热带气息。piña colada 在西班牙语中是"菠萝茂盛的山谷"。

只是用清水洗阴道，在暴露的情况下感染 HIV 的风险都会增加 2.6 倍。

那些打着"纯天然""植物性"旗帜的产品也好不到哪儿去。药草、柠檬汁、青柠汁，或是像栎瘿（本质上就是黄蜂为了孵化幼虫所造的巢穴）这样的收敛剂，以及其他具备收紧作用的产品，均有杀死有益菌，破坏阴道黏膜层，刺激阴道组织和造成微创的风险。就像灌洗法一样，使用这些产品最终也与去除异味的初衷背道而驰，反而会加重异味问题，同时提高了刺激、过敏，以及增加罹患 STI 的风险。

所谓的"阴道蒸"，最常用的原料是艾草混合其他多种植物，而艾草是豚草（ragweed）这种强效过敏原的近亲。照这种蒸汽疗法的"死荐者"的说法，"它能'净化'子宫"——这根本是瞎说！因为子宫根本不需要净化，况且蒸汽也不可能穿过子宫颈到达子宫，除非额外施加一定的气压，或蒸汽会像精子一样奋力游动。倘若真有蒸汽进入了阴道，则只会造成刺激，甚至导致灼伤情况发生。更糟糕的是，一旦有空气伴随着蒸汽进入，反而会助力阴道中危险细菌的滋生与繁殖。

事实上，大部分蒸汽只能停留在你的外阴区域，而外阴是一个特别容易过敏的部位。因此，蒸汽浴有百害而无一利，且还散布了错误的解剖学和生理学信息。简而言之，这就是个彻彻底底的骗局！

在有些国家，还有将臭氧吹入女性阴道的消毒疗法，这是极其冒险的，因为臭氧是一种高度危险的气体，它会损害阴道健康。倘若臭氧气体不小心泄漏，哪怕被房间内的人吸入一点点，都可能会造成肺部的严重损伤。所以针对这种疗法，请避而远之！

如果阴道清洁真像你说的那么危险，为何还有那么多人前赴后继呢？

调查显示，喜欢灌洗阴道和使用阴道"专用洗护产品"的女性，大都相信这是安全的——连正规商店、药店都在卖的产品，能有什么害处呢？

但是别忘了，商店也卖烟啊！

虽然调查显示，不少女性都坦陈自己会做这门"功课"，但以我的经验来看，数量远远不止这些，主动承认的只是少数。我非常担心，有些女性因怕被医生说教，或不相信这种行为有害而故意隐瞒。

在有阴道清洁习惯的群体中，超过 90% 的人表示自己无意放手。有的女性明知其危害，却坚持不改"初衷"，自认为虽然可能会对别人有害，但对自己是可行的。有的则妥协于伴侣的需求——可能是暗示、直接要求，甚至是命令。由此可知，阴道清洁的思想根基深厚。根据研究人员、妇科医生和历史学家的说法，这是种种复杂因素合力推动的结果，涉及男权思想、种族、传统习俗和有针对性的广告。因此，加强对女性外阴和阴道的护理教育任重而道远。

本节概要

- 阴道其实是一个具备自我净化功能的"烤箱"。
- 任何推荐你或暗示你做阴道清洁或阴道紧缩的建议，都不要理会。
- 阴道清洁不仅会破坏阴道内的有益菌和黏膜，加重阴

　　道异味等问题，还会提高罹患 BV 和各种 STI 的风险。

- 阴道蒸、臭氧注入、古老的阴道紧缩产品与药店中的灌洗液一样有害。
- 不要把湿巾塞进阴道。

阴部脱毛和修理

阴毛的存在意义不容忽视，这个事实可能会让一些人感到意外。阴毛在进入青春期后开始发育，是性器官慢慢走向成熟的生理迹象之一。它的功能包括：为外阴提供一道物理保护屏障，以阻挡那些微小的尘垢和碎屑，并且维持外阴皮肤的湿度（如果你没忘记，我们在前面提到外阴皮肤的含水量较高）。

皮脂腺和顶泌汗腺（如图 8 所示）这 2 种腺体会分泌皮脂和油脂，并将之排到阴毛的毛干上，这些物质随后沿着阴毛来到皮肤表层，成为酸性保护膜的一部分。酸性保护膜也就是皮肤上的油性保护层，呈弱酸性。

阴毛也可能在性快感中发挥一定的作用，因为摩擦或拉扯阴毛的行为可以刺激触觉感受器（每根阴毛都连接着神经末梢）。私处异味的散发及信息素（也叫"费洛蒙"）的捕获可能也与阴毛有关。

阴毛和头发大不相同。首先，毛囊的间距不同，这也是头上不长阴虱的原因，因为阴虱的生长需要毛囊间有一定的距离；其次，阴毛和头发的颜色有差异；最后，阴毛不会像头发那样无止境地生长——会给人类的繁殖带来挑战。随着年龄增长，阴毛会逐渐减少，逐渐变细，颜色也会慢慢变成灰白色。

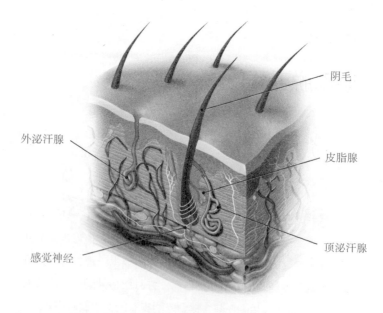

图 8　阴毛和汗腺　丽萨·克拉克，MA，CMI. 绘

脱毛文化简史

现如今，将阴毛全部去除或部分修剪的现象非常流行，尤其是在年轻女性中。研究显示，在 18 ~ 65 岁的女性中，有 83% 的人自述她们会部分或全部脱毛。尽管脱毛方法不尽相同，但约有 76% 的美国和澳大利亚在校女大学生至少有过一次全脱毛的经历。大约 60% 的男性表示，他们更偏好没有阴毛的女性，而只有 23% 的女性表示更喜欢无阴毛的男性。尽管选择脱毛的人群数量如此庞大，但只有 4% 的人会主动向医生请教脱毛技巧——这也是我一定要写这一节的原因。

脱阴毛的历史由来已久。在古埃及的绘画作品中，阴毛通常被描绘为一个倒三角形，在那个时期的墓葬发掘中就已经出土过用于脱毛的剃刀。过去，很多女性通过脱毛来减少阴虱的繁殖，同时又戴上假阴毛（merkins）[1]来遮住光秃秃的阴部，假阴毛还可以掩藏因梅毒而溃烂的生殖器。阴部脱毛还是某些宗教信仰中的传统习俗。

　　女性阴毛通常不会显露在古代西方的雕塑或其他艺术品中——当然这些作品几乎都是由男人创作。这可不是因为艺术家们不懂如何描绘毛发，瞧瞧那个时代的画作中顶着一头精美秀发的女性形象就知道了。古希腊人在创作男性雕塑时，除了淋漓尽致地展现阴茎细节（阴茎的尺寸通常较小，因为在古希腊人看来，男人的性功能与智慧之间是此消彼长的态势，拥有聪明的大脑才是王道），也会将男性的阴毛刻画出来，而女性雕像却从来没有出现过对阴唇或阴毛的描绘，一般都是模糊地刻画一个隆起的小丘。究其缘由，我们无从得知。或是因为女性阴毛在当时被认为是不洁或羞耻的象征，或它容易让人联想到阴虱（但是头发上也会长虱子啊），所以没有阴毛的女性形象才更符合古西方艺术的审美理想。直到 19 世纪后期，西方艺术界才出现真正意义上第一件描绘女性阴毛的作品——戈雅（Goya）[2]的画作——《裸体的玛哈》（The Naked Maja），尽管只是若隐若现的几缕，但在当时已经是惊世骇俗的行为了。

　　因为外露阴毛通常被等同于在公共场所裸露身体，所以从

1　merkins 在英文中专指"假阴毛"，更日常的说法叫作"pubic hair wigs"。

2　弗朗西斯科·戈雅（Francisco de Goya），西班牙浪漫主义画派画家，代表作有《裸体的玛哈》《着衣的玛哈》《阳伞》《巨人》等。玛哈（maja）在西班牙语中指的是"姑娘"或"漂亮姑娘"。

事滑稽表演（burlesque）[1]的演员或脱衣舞女郎为了取悦观众，而选择去除阴毛以尽情展露肌肤。直到现在，我们也几乎不会在杂志、内衣和泳衣广告、电影中看到任何裸露阴毛的画面。女性无阴毛文化究竟从何而来，是传承自"阴毛代表肮脏"的老旧思想，还是为了迎合男性的偏好，抑或是因为众多明星的推波助澜，比如，真人秀节目《与卡戴珊姐妹同行》就曾描绘过激光脱毛的场景，又或是互联网变着法子地允许我们欣赏更多裸体图片。这一课题有待探究。

阴毛与"洁净"

正是由于不同文化背景中都有修剪或去除阴毛的历史，也就不难理解为何男男女女都普遍将阴毛与"肮脏""不洁"联想在一起。医学界也是近年来才转变了"风向"。多年来，医生们一直都是以"洁净"为由，坚持让女性在阴道分娩前把阴毛剃掉（没有足够数据表明剃掉阴毛能减少感染的机会，只有在剖宫产时，才确有必要剃除阴毛）。

早在人类具备除毛及用肥皂洗手的能力前，外阴就整天与血液、粪便、分泌物和精液打交道了。如果去掉阴毛对抑制细菌有益，我想我们的身体压根儿也不会进化出这簇毛茸茸的杂草了。

脱阴毛会引发一系列问题——超过 50% 的女性报告过至少一种并发症，包括割伤、灼伤、皮疹及感染等。急诊室处理的所有生殖器损伤病例中，有 3% 是由脱毛造成的。因修剪阴毛而引起的外科手术也不少见，比如脓肿引流或缝合手术。通

1　在 19 世纪 60 年代到 20 世纪 40 年代的美国，这个词专指一种滑稽的表演方式，常常会伴有脱衣舞。

常情况下，阴毛全脱更容易使女性出现损伤。

还有一项研究显示，在所有因脱毛伤而送急诊的女性中，剃刀（剃毛刀）损伤占据了大多数，蜡脱（waxing）引起的伤害则少一些。不过比起剃毛，用热蜡脱毛的人也相对较少，且同样会造成皮肤灼伤，所以也不能对热蜡脱毛（或蜜糖脱毛）的安全性妄下定论。如果请伴侣帮忙打理阴毛，受伤的概率则更高。

有防止感染的办法吗？目前还没有这方面的可靠研究。但是我认为在选择任何方式的脱毛前，预先用抗菌湿巾擦拭，或用抗菌皂清洗一下脱毛区是个好主意，这也算我对皂类产品应用于脱毛程序的破例认可。在术前对手术部位的皮肤预先杀菌，已被证实会有效降低术中及术后的感染风险，所以相同的原理也适用于脱毛。

血糖升高的糖尿病患者和有免疫系统抑制问题的女性应直接放弃脱毛的念头。因为对她们来说，任何一点微小的损伤都很容易引发严重感染。

一些研究还发现，各类 STI 风险的增加也与去除阴毛有关。在一项针对罹患 STI 的女性所做的研究中，有 8% 的人没有去除阴毛，而这一比例在有去除阴毛行为的人群中却高达 14%，几乎是 2 倍的概率——当然这个比例在阴毛全脱的女性中最高。调查中就研究对象的年龄、性爱频率及性伙伴数量等因素作了严格的设定，最终得出了这一结论。

相较于未脱毛的女性，完全脱毛的女性感染疱疹病毒或 HPV 等各种 STI 的风险要高出 4 倍。另一项研究则直接将去除阴毛，尤其是全脱，与 HPV、外阴癌前病变和外阴癌等联系到了一起。

虽然以上这些研究均没有对具体的因果关系进行说明，但脱毛造成的微创伤会成为 HPV 或疱疹病毒潜在的感染入口，这个假设一定是合理的。当然还可能涉及其他我们没考虑到的因素，其中之一便是阴毛的缺失非常有可能改变私处的生态系统，比如，对酸性保护膜或皮肤湿度的影响，可间接为 STI 提供适宜的环境，从而助力病毒的传播。

阴部脱毛的其他理由

在美国，有约 40% 的女性表示，她们会在接受盆腔检查前去除阴毛，多此一举！阴毛不会干扰检查或影响检测结果。作为专业医生，我们对包括腿部或腋窝在内的体毛毫不在意，我们只想为你检查疾病，仅此而已。

还有一些其他的主观因素，如为了增加吸引力，改善性能力，使自己更有女人味儿，当然也可能只是为了迎合社会的审美理想。有研究数据指出，当你第一次见到赤裸的生殖器形象时，会在潜意识中认为这就是"正常"或"标准"的样子。这似乎也为我们作了解答——从最开始的艺术画作到现在的一些文艺影片，为什么无阴毛的女性形象会被大众普遍接受。

至今也没有任何研究证实脱毛对性能力的助益。之所以会有这样的说辞，我想更多的原因在于女性自身。脱毛后的女性会更加喜欢自己的身体，而当一个女人开始欣赏自己的时候，自然就变得更加自信、性感，这种由内而外的愉悦会产生一种积极的自我暗示，从而间接增强性感受能力——毕竟大脑是感受性高潮的权威器官。不过话说回来，每一根阴毛都连接着神经纤维，拉扯或摩擦阴毛的行为也能产生性刺激，所以从理论上讲，脱毛会降低性敏感度的说法才更为合理，对吧。

但是无毛为何会跟女人味儿搭上边儿呢——嗯，这确实是一个很有意思的社会迷思。要知道阴毛是从青春期开始长出的，它标志着女性从女孩到成熟女人的过渡。按理说，阴毛是女性气质养成的生物学标配才更加符合情理。

主要的脱毛方式

脱毛主要采用 2 种方式：以剃毛刀、脱毛膏、磨具、线绞为主的暂时性脱毛和以蜡、电解、镊子、激光等手段为主的长久性脱毛。暂时性脱毛是指将表皮或略低于表皮的毛发去除，长久性脱毛则是连同毛干和毛球一起拔除，因为每根阴毛深处都密布着神经纤维，因此拔脱法不可避免地伴随着疼痛。

对于去毛，我们了解最多的就是男性剃须，估计刮阴毛的行为就是从刮胡子得到的灵感。在此，我向男同胞们表达感谢，但也忍不住一声叹息——在脱毛这件事上，姑娘们能得到的有价值的医学建议太少，大部分信息不是来自坊间传闻，就是美容沙龙及销售剃刀、蜜蜡和其他脱毛设备的商家。这着实让人失望！

脱毛法的利弊简述

从医学角度来看，用电动修剪器 (trimmer) 是最安全的。修剪器能去除皮肤上的毛发，只要操作得当就不太可能造成创伤，然而许多女性仍执着于"斩草除根"式地彻底清除，温和的劝勉根本无法扑灭她们的热情。说实话，每个人都拥有支配自己身体的权利，如果她们愿意为脱毛承担受伤或增加罹患 STI 的风险，那确实也无可厚非，毕竟每人心中都有一架衡量风险收益比的天平。

正如之前强调的，有免疫系统缺陷（如正在化疗）和患有糖尿病且血糖升高的女性应避免脱毛，因为这 2 种情况会增加严重感染的风险。属于 STI 高危群体的女性也应停止脱毛，或至少在性行为前 1 周完成脱毛计划，这样才能为潜在的微创争取足够的愈合时间。

在一些研究中，用剃刀刮毛被认为是风险最高的。不过，有很多人表示，这恰恰是自己最常用且掌握得最娴熟的技术。我猜，她们一定是脱毛高手。

刮脱技术

剃须指的是用剃须刀将皮肤表面或略低于表皮的胡须刮掉。目前还缺乏安全刮阴毛的指南，所以我们可以借鉴医学上对须部假性毛囊炎（由刮胡子引起的毛发倒生）患者的建议。剃须技术通常围绕如何减少创伤（剃刀烧伤就是由皮肤创伤引起的疼痛皮疹），以及如何避免切断皮肤表面下的毛发展开，因为这些情况都会提高毛发倒生的概率。以下是阴部刮毛的技术要点：

- **刮毛的最佳时间**：洗浴之后是最佳时间，因为充足的水分会使毛囊膨胀，从而保证更好的脱毛效果。
- **涂抹剃须膏**：除了在洗浴时用洁肤皂清洁去毛部位外，还可以在除毛前涂抹剃须膏，剃须膏可以使毛发膨润、柔软，容易刮除，从而使微创的概率最小化。
- **顺着毛发生长的方向刮**：可以降低表皮以下毛干断裂的风险。

- **使用单刃剃刀**：双刃剃刀工作时，第一片刀刃负责拉起毛发，第二片刀刃将其切断，但这容易使切断的位置过低。切得越低，毛干向毛囊回缩得就越深，发生毛发倒生的风险就越大。
- **不要用手把皮肤拉紧**：这同样容易使毛发的切断位置过低。
- **定期更换刀片**：不要一整年只用一个刀片（我不禁有些脸红）。
- **换成电动脱毛器，并按说明书操作**：电动脱毛器不像常规剃刀那样可以紧密贴合皮肤，所以可能不如剃刀刮得那般干净，但是损伤皮肤的概率会低一些。

化学脱毛膏通常由氢氧化钙和氢氧化钠制成，施加于皮肤上后，能通过破坏毛发蛋白质结构中的二硫键来溶解毛干，从而达到脱毛的目的。脱毛膏的最大问题在于，它可能产生皮肤局部刺激和过敏反应，所以用的时候一定要格外当心，不要让膏体沾染小阴唇的柔嫩皮肤。

拔脱技术

蜡[1]脱毛（也叫"蜜蜡脱毛"）和蜜糖[2]脱毛的工作原理都是将某种物质黏附于毛囊上，然后再施加力量将该物质连同附着的毛发连根拔起。蜡脱毛时可以用热蜡（有烫伤风险），也可以用冷蜡（不需要对其加热）。针对私密区域，一般都会选择

1　蜂蜡和松香是脱毛蜡中的核心成分。

2　膏体主要是由糖、柠檬汁、水、甘油等物质混合而成，这种脱毛法可以追溯到古代美索不达米亚、埃及和希腊时期。

热蜡，因为热蜡的黏附性较好。热蜡也有硬蜡和软蜡之分，两者都需要借助一次性的木质刮板将蜡膏涂抹在去毛区。硬蜡的流动性和黏性较低，在触碰到肌肤几十秒内会变硬并自然凝固，可以用手剥除；软蜡蜡膏的剥除则需借助细棉布。蜜糖脱毛的做法是把糖煮到焦糖化，直到膏体看上去有点像融化了的太妃糖，黏糊糊的，等温度适宜时，用一根木质刮板将糖膏均匀涂在去毛区，等一段时间后，用手剥除。由于蜡对毛发的粘连相当紧密，所以蜡膏贴合皮肤后，不管毛发呈哪种角度，往任何方向剥除都可以。相比之下，糖膏对皮肤的黏合力就没那么紧，对皮肤的拉力也较小，为了最大限度地减少毛发的折断，必须顺着毛发生长的方向涂抹并剥除。

蜜糖对毛发的黏合力小，是不是说明它对皮肤的创伤更小呢？到目前为止还没有人做过研究。不过，既然它的黏合力大到足够将毛发连根拉除，就不可能对皮肤一点损伤都没有。在2种方法之间有所偏好，纯粹是个人选择，疼痛和损伤程度会由毛质和毛发数量来决定，当然个人经验和技术也是其中一个关键因素。

如果你去美容沙龙做蜜蜡或蜜糖脱毛，一定记得问清楚涂抹膏体时用的木刮板是否为一次性，或是否做过消毒处理，以避免与别人共用刮板而造成细菌感染。拔除毛发的同时，立即用手紧紧按住脱毛区可以减缓痛感。有些沙龙也会建议顾客提前用麻醉类药物，比如利多卡因，但我不推荐这种做法，因为脱毛时保证自己具备敏锐的感知力十分重要，这样可以时刻感受蜡的温度是否合适，以免造成不必要的烫伤。

家用脱毛仪是一种能抓住毛发并将其拔除的装置，我经常把这种产品比作"嗑了类固醇"的拔毛镊子。很多人都说这种脱毛仪用起来比蜜蜡脱毛还疼，是特别疼！针对这类小器材的研究很少，在对阴毛美容风险的研究中，脱毛仪都会被归入"其他"范畴。

激光脱毛是用强大的光能量来破坏毛囊以完成脱毛目的的技术。激光会被毛发中的黑色素吸收，但因为黑色素只能吸收 690～1200 纳米范围内的光线，所以必须把波长控制在这个区间内。白色和金色毛发是最难处理的，因为这种毛发缺少吸收光线的黑色素。现行的激光器主要有红宝石激光（已经很少使用）、紫翠玉激光、二极管激光、Nd：YAG 激光和强脉冲光。激光脱毛的效果因人而异，疗程结束一年后的成功率可高达 80%。但由于受损的毛囊仍能恢复，所以它并非永久脱毛。至于要选择哪种激光脱毛，要视自己的肤色和毛发类型而定，所以我建议找经认证且临床经验丰富的皮肤科医生或整形医生为你服务，而且一定确保你选择的脱毛机构有多种激光器可选——别忘了有句话这样说："If all they have is a hammer, everyone could look like a nail."[1]（如果他们手里只有一把锤子，那自然会把周围的一切都视作钉子来处理）。

激光脱毛还能为那些罹患化脓性汗腺炎的女性朋友带来帮助，这是一种影响毛囊健康的慢性炎症，在欧洲也被称为"反常性痤疮"。

电解脱毛是当前技术条件下仅有的永久脱毛法。它对各种皮肤、肤色、发色和毛发类型的人都有效，也适用于眉毛在内的身体其他部位。该方法是将一根细小的探针插入毛囊，然后导入电流使其发生电解反应，从而达到破坏毛囊与毛球并抑制

1　这句话源自美国心理学家亚伯拉罕·哈罗德·马斯洛（Abraham Harold Maslow），也被称为"工具定律""马斯洛的锤子"。

毛发生长的目的。由于电解脱毛是将毛发逐根去除，所以整个疗程会很长。使用的电极有3种：电解法、电热解法及混合型。电解法处理毛囊花的时间较长（长达3分钟，电热解法只需数秒），带来的痛感更强，但是脱毛效果趋于永久。混合型则较好地平衡了效率和疗效两方面的因素。电针脱毛会引发瘢痕及发炎导致的皮肤色素改变等并发症，不过由于这是唯一的永久脱毛方式，所以常被作为跨性别男性进行下体手术的预先措施。

剃刀烧伤引起的毛发倒生与感染

当毛发在低于表皮的位置被切断，由此引起的炎症或创伤会堵住毛囊口，导致毛发弯折并向内长入皮肤组织，这就是毛发倒生（如图9所示）。卷曲型毛发很容易发生毛发倒生，因为它本身就有内卷的生长趋势——这也是比起腿毛，比基尼区域更常出现这个问题的原因。相比之下，男性剃须的风险是最高的，因为胡须的锋利切断面更易扎入皮肤。此外，基因也能

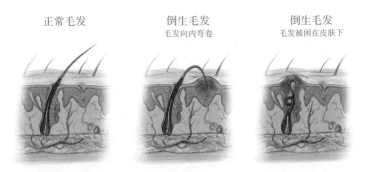

正常毛发	倒生毛发	倒生毛发
	毛发向内弯卷	毛发被困在皮肤下

图 9　正常毛发与倒生毛发（毛发往毛囊内弯卷、毛孔堵塞）

丽萨·克拉克，MA，CMI. 绘

影响女性的毛囊形状和皮脂分泌，使一些人更易遭受倒生问题的困扰。

毛发倒生有时会伴随皮下组织发炎，并在皮肤上形成令人疼痛的肿块。如果细菌也被困在里面，就会导致进一步感染。

严格把握脱毛技术，尽量减少对毛干的破坏是我们要重点关注的问题。但所有的脱毛都涉及从表皮以下去除毛发，因此不可能做到完全零风险。许多有经验的美容师会建议在用蜜蜡或蜜糖脱毛前，先去除老化角质，这样做可以让蜡膏与皮肤更好地贴合，不仅能提高脱毛的效果，还会降低毛囊堵塞的可能。

对于美容沙龙常常推荐顾客使用的那些含 α- 羟基酸和 β-羟基酸成分的产品（如乙醇酸和水杨酸），我们该如何看待呢？这些成分的产品具备溶解皮脂、去除老化角质的特性，从理论层面来说，它们确实可以防止毛发倒生问题。但问题是，目前并没有在生殖区使用的安全测试证明。要不要使用，完全取决于个人。你如果想尝试，可以从价格实惠的一次性水杨酸棉片开始，这类棉片可用来精准擦拭局部或特定部位。湿巾中酸的浓度范围在 0.5% ～ 2%，一开始要使用最低浓度的湿巾。

一般来说，倒生的毛发会自行往外生长，如果你看到它已经冒出来，就可以用干净的镊子将其拔出。在此之前，如果因毛发倒生而形成肿块，且不靠近小阴唇或肛门，建议涂抹浓度 5% 或 10% 的过氧苯甲酰乳膏。这种乳膏可以让角质干燥剥落，从而降低发炎和细菌感染的风险。

毛囊炎是因毛囊受刺激而导致的发炎反应，表现为小而发红的丘疹。轻微的炎症能自行好转，如果没有好转，则可涂抹一些低浓度的类固醇软膏。

割伤、擦伤以及毛发倒生都会引起感染。如果红肿向周边皮肤扩散，并出现脓汁或产生明显疼痛，那最好去找医生看一下。如果你的皮肤经常出现一些看上去像痤疮的结节和脓性病变，而你本人怀疑这是由脱毛引起的，也一定要请医生做一下检查，以排除化脓性汗腺炎这种皮肤炎症的可能。

我，一名妇科医生的脱毛法

接下来，我将为大家分享我是怎么做的，以及我这么做的原因。当然这并不意味你就得照搬我的，这单纯是我个人的选择，未经任何研究来证实。和许多朋友一样，我当然知道阴部脱毛的风险，多年来也一直与毛发倒生和剃刀烧伤等问题打持久战。但为了不让这些"杂草"时不时地冲破内裤这道防线，我还是选择承担风险，屡败屡战后，最终摸索出了适合自己的脱毛法。

我的重要策略是放过那些长在大阴唇或肛门周围的阴毛，不剃不拔，只做简单的修剪。因为离黏膜越近，遭受刺激的风险就越高。要知道，处理肛门周边的皮炎问题（慢性炎症和红肿）很麻烦，我不想因为肛周微创而增加自己的患病风险。

此外，我不再继续用剃刀脱毛，因为我发现除毛蜡更加适合我。蜜糖脱毛也可以，但相比起来会稍显烦琐。

病人手术前做足必要的准备能减少术后感染，根据直觉判断，相似的措施也能减少脱毛后的感染风险。因此，我会在脱毛前用抗菌湿巾擦拭脱毛区，不过要避开小阴唇和肛周，以防产生刺激。在手术后的 24 小时，病人伤口上都会覆盖干净的纱布，所以在去美容沙龙时，我会带一条干净的内裤，在脱毛后穿上。我去的沙龙不会用小木棍重复蘸取蜡膏，在美容师涂蜡前，我还会请她先在我的大腿内侧试一下温度。

脱毛结束后的当天，要避免清洗除毛部位，也要防止刮擦受伤。第二天，我才会像往常一样，用温和的洁肤乳液清洗，并在外阴涂抹保湿产品（椰子油）。1周后，每隔几天我就用水杨酸棉片擦拭下脱毛区域，以溶解皮脂并预防毛囊堵塞。

本节概要

- 大多数女性都有拔除阴毛或修剪阴毛的行为，而一些人则会定期脱毛。
- 虽然有4%的女性得到了专业的医学指导，但针对女性最佳脱毛技巧的科学建议依然缺乏。
- 阴部脱毛不仅不会提高身体的洁净度，反而有数据显示会增加HPV和疱疹的感染风险，但确切的致病机制还有待探究。
- 防止毛发倒生的最好策略，是尽量避免表皮以下的毛干断裂。
- 关于激光脱毛的相关问题，应该向那些通过职业认证的皮肤科医生或整形外科医生咨询。

润肤、沐浴类产品与皮肤屏障

如今，浴室洗护产品家族正日益壮大，如外阴用保湿霜以及各类沐浴产品，有些号称专为外阴和阴道"健康"而设计。一些产品的销售商打出的广告也十分"动人"，甚至让消费者感觉：我的外阴能幸存至今堪称人类奇迹啊！

在如今这个时代，我们每个人都有一套"照顾"自己情绪的方法。保湿产品确实会给大家带来益处，那些摆放在浴室洗漱台上的瓶瓶罐罐也会让你心情愉悦。拿我自己来说，鞋子是我的快乐源泉，我热衷于购买各式鞋子来犒劳自己。但对于其他姐妹而言，沉浸在一个蒸汽朋克感十足且添加了各种沐浴剂的浴缸里就很快乐；把自己的洗脸台摆放得像个"药剂桌"也很有满足感。不过，即便如此，我们也必须保持头脑清醒：无论钟情什么，都不能忘记购买它的初衷——可以是为了疗效，当然也可以为了自己开心——将个人的乐趣作为购买的驱动力本身就无可厚非，但我不想自欺欺人，非要说买那些好看的鞋子是为脚的健康着想。

什么是保湿产品?

保湿产品（保湿霜、保湿乳）是一种外用护肤品，能通过保护和修复外层肌肤，也就是角质层，来增强皮肤的水合作用（hydration）[1]。保湿产品的主要有效成分常常包含以下一种或全部：

- **润肤剂**：有润滑和软化的作用，常见的有乙二醇、硬脂酸甘油酯和油脂。
- **封闭剂**：也叫"锁水剂"，通常由无法穿透皮肤的大分子物质组成。它们不会沉入皮肤，而是直接作用于皮肤表面充当保护层，以防止水分流失，作用类似人体的皮脂。常见的封闭剂有凡士林、聚二甲基硅氧烷和油脂。
- **保湿剂**：帮助皮肤从空气中吸取水分。甘油（丙三醇）和透明质酸（玻尿酸）都是常见的保湿剂。

市面上的保湿产品也可能添加乳化剂（阻止产品中水和油的分离）、防腐剂和香精在内的其他成分。有的产品也会添加一些水分，但它对皮肤"水合作用"的影响实际上非常有限且短暂。

1　皮肤的水合作用，指的是皮肤外层角蛋白或其降解产物具有的与水结合的能力。

外阴需要用保湿产品吗?

外阴比身体其他部分的湿度都高,阴毛和酸性保护膜是防止皮肤水分流失的重要防御机制。再次强调,除了随年龄增长引起的自然水分流失以外,失禁、皂类产品、湿巾、脱毛或使用吹风机等,都会对皮肤含水量产生负面影响。水分流失又会进一步增强皮肤的干燥、刺激和微创伤等症状。

保湿产品能呵护外阴的肌肤,可以治疗皮肤干燥症,也能减轻皮肤红肿、瘙痒、开裂等问题。至于你是否要用,则要视个人实际状况来决定,如外阴是否有瘙痒、刺激感,以及是否有发展为干燥症的风险,如经常脱毛,或习惯用皂类清洗。

造成皮肤干燥的有些原因是可以调整或改变的,如停止脱毛或避免使用皂类产品,但肯定有些女性在权衡之后仍改不了旧有的习惯。年龄的增长会带走大量水分,不管那些所谓的抗衰老专家如何信誓旦旦,由年龄增长引起的水分流失绝对是一个不可逆的过程。有的药物也会造成皮肤的干燥症状,如用于化疗的药物及治疗严重痤疮的口服类的维甲酸(retinoids),但停止用药不仅不可能,也不切实际。由于外阴皮肤对于水分的流失最为敏感,所以最初的医学症状(有时也可能就是唯一的症状),如干燥、瘙痒、烧灼,甚至萎缩,都会在外阴部反映出来。另外还有损坏皮肤酸性保护膜的医学状况,如失禁或某些皮肤类疾病等也不易改善,所以要想从源头上去解决皮肤屏障受损的问题不容易做到。

如果你感觉外阴瘙痒或干燥,不妨用保湿产品。如在使用1~2周后仍不见好转,我建议你尽快预约医生做检查,以排除发生其他潜在病症的可能性。

出于预防或保养的目的，我可否现在就使用保湿产品？

如果你的私处湿润度感觉还不错，但为了防患于未然，并希望得到更好的保养，就我的医学直觉来讲，勇于尝试总归不是一件坏事——尤其是如果你已人到中年，有脱毛的习惯，或不愿放弃皂类或湿巾等刺激物。此外，长期饱受小便失禁之苦，或罹患慢性单纯苔藓（一种类似湿疹的皮肤病，俗称"牛皮癣"）和硬化性苔藓等皮肤病的女性，保湿产品有可能会给你带来改变。但是朋友，请切记：在开始采取任何行动之前，先与你的医生探讨一下，理性地选择适合自己的产品。

我是在刚刚步入更年期时开始用外阴保湿产品的。对很多姐妹来说，使用各种乳霜、乳膏等产品是美容养生的常行之道，但对我而言，在刚开始的那段时间，这是众多被抛之脑后的仪式之一。为了养成这个好习惯，我确确实实花费了一番心血。最终，功夫不负有心人，几周后，我明显地感觉秘密花园变柔软了，而在此之前，我竟然已经不知不觉地习惯了那种"干巴巴"的感觉。正因如此，我执着于阴部保湿护理，沉醉于"久旱逢甘霖"的舒爽感。我敢肯定：换作谁，都会情不自禁地发出一声"啊"！

保养之道任重而道远。所以，如果你的阴部还不是那么干燥，抑或是你正在使用某些有刺激性的产品，不妨也用一下试试，看看感觉如何，然后再决定下一步的行动，我想你也会爱上这种"湿湿"的感觉。

使用保湿产品有什么弊端吗？

有的产品容易堵塞毛孔，引发毛囊炎，主要表现为"阴部痤疮"，而且还可能伴有皮肤刺激和过敏的风险，以及长期使用某种产品所带来的麻烦。

如何选择最适合自己的保湿产品?

目前,针对外阴的皮肤保湿产品还缺乏有针对性的研究作为参考,所以我也只能提供一些普通的建议。以下是一些常见产品及附带的数据支撑:

- 椰子油:针对早产儿皮肤的使用研究证实,椰子油不会产生任何不良影响。在预防皮肤水分流失方面,它比矿物油更为有效。椰子油中的脂类物质覆盖皮肤后,可以为皮肤带来有益的抗炎活性,且其成分单一,一旦有皮肤刺激或过敏反应,也很容易判断病因,并对症施药。此外,椰子油不但味道好闻,也易被皮肤吸收,与同类产品相比,价格更合适。一些研究人员推荐使用未经化学加工处理的冷压初榨椰子油,他们推测这类产品能提供更好的抗炎活性,但这种猜想目前还缺乏有效数据来支撑。椰子油既是一种润肤剂(填充细胞间空隙),也是一种锁水剂。
- 橄榄油:研究显示,对于无法使用雌激素的乳癌患者,可以将橄榄油作为外阴的保养产品,它有良好的耐受性。橄榄油同样兼具润肤剂和锁水剂的双重作用。
- 婴儿油(Baby Oil,也就是"矿物油"):是从石油提炼而来,属于石油的衍生物质。虽然我讨厌"天然"这个词,但是要说矿物油和椰子油一样都属于"天然"产品,一点儿都没错,因为它们都取自大自然。虽然"石油衍生物"这个词听起来有些吓人，但我们确实已经使用了很长时间，而且保持了良好的安全记录，达到化妆品级别的矿物油完全可以放心外用。在美国以外的其他国家，矿物油常被称作"液状石蜡"或"石蜡油"——老实说，听起来有点像魔法咒语的感觉。矿物油也是一种润肤剂，并兼具锁水剂的作用。

- 凡士林（学名"石油冻"）：指的是矿物油和蜡的混合物，属于精炼产品。由于不是实验室产物，所以也可以划归到"天然"产品中。它同样兼具润肤剂和锁水剂的作用，能非常有效地阻止皮肤水分流失，并且具备较好的人体耐受性。

- 尿布疹护臀膏或乳霜：通常混有润肤剂、锁水剂和保湿剂。其成分可能包括羊毛脂、凡士林、鱼肝油、矿物油、石蜡、芦荟萃取液、蜡、聚二甲基硅氧烷、防腐剂等。据我观察，很多人对A+D[1]（美国品牌）护臀膏的耐受性不错，但它含有羊毛脂，有些女性会对这种成分过敏。

- VMAGIC 外阴膏，一款由蜂蜜和蜂胶的专有混合物、油（橄榄油、牛油果油、沙棘油）、蜂蜡等组成的特制品牌："我愿在这美丽的山丘之上长眠不起""清爽至极，至死方休"等广告语就是商家为了宣传这种产品的神奇功效而打出的。它的价格远超其他油类产品。实际上，并没有任何研究显示，其含有的牛油果油和沙棘油比普通橄榄油或椰子油多出任何功效。当然如

1　它所含的主要有效成分为 15.5% 的羊毛脂和 53.4% 的矿脂（凡士林）；非活性成分主要有鱼肝油（含维生素 A 和维生素 D）、香料、轻质矿物油、微晶蜡、石蜡。

果你是为了花钱买心安，那也无可厚非。但该产品还声称"不含任何化学物质"，这就有点儿不诚实了，没有任何东西可以做到绝对不含化学物质，纯净水都不行！

- **维生素 E**：市面上的产品都是胶囊包装。我知道有很多姐妹喜欢将胶囊掰开，直接用里面的油脂涂抹皮肤。对于维生素 E 的这种外用功效还未经研究证实，但当人体口服维生素 E 一天的剂量超过 400IU 时，因某些原因而导致死亡的风险确实会增加——这倒不是把外用维生素 E 也当作致死毒药来审视，但过量口服的危险的确不是空穴来风。维生素 E 和死亡风险增加背后的假设是，维生素 E 的抗氧化性能可使癌细胞比健康细胞生长得更快。鉴于这一特性，我不禁在心里打个问号：它是否有利于感染了 HPV 的癌前细胞的生长呢？模糊不清、满头雾水，为保险起见，我先将这款产品的安全级别设为"待定"，暂不推荐。

应避免使用的产品

不要在私处涂抹那些含有水杨酸或视黄醇（又称为"A 醇"，常见于面霜之中）成分的产品，因为这些成分都具有极强的刺激性；也不要选择任何宣称有亮白作用的外阴产品，有 0.5% 的女性表示她们正在用或曾经用过。肌肤亮白产品一般都是通过影响黑色素（形成皮肤颜色的一种色素）的分泌来发挥作用，它通常含有以下成分中的一种或几种：抗坏血酸（维生素 C）、视黄酸、α- 羟基酸或水杨酸。此外，含羟基醌成分的产品仍可以在美国流通，但在欧洲已被禁用。这些产品成分都没有在外阴做过试验，而大部分都属于刺激性物质。让人忧心的是，非法的美白产品其实有一个相当活跃的市场，在欧洲和亚洲的一些产品中甚至检测出了汞[1]这种危险的成分。

此外，黑色素细胞和黑色素都是人体免疫系统的一部分，所以增白类产品除了造成皮肤刺激及可能的过敏反应外，还可能会带来难以预料的次生危害。如果外阴部位出现了莫名其妙的暗斑，建议你去找医生做正规诊治。但如果这种皮肤暗沉在阴唇和肛周部位普遍出现，那大概率是由长期脱毛造成的。

外阴保湿产品应该用在哪些部位？

大阴唇、会阴（阴道口与肛门之间的部位）和肛门周边的皮肤。尽量不要让保湿产品进入阴道或肛门，当然，如果你用的是椰子油或橄榄油，即使流进去也无碍，但要尽量避免。

来自莎翁的灵魂拷问

要说明的是，任何油性产品都不能与乳胶安全套和谐兼容，那么为了不破坏乳胶安全套的完好性，涂抹油性保湿霜后多久，伴侣才能戴上套套开始投入战斗呢？关于这个问题，由于缺少具体研究数据的支撑，我也无法明确回答大家，也许几小时，不过这只是一个最保守的估计，你可以当作参考，不能将之奉为绝对真理。

如果你用的是椰子油，那么请务必确保你的每位家人都知

1　汞（mercury）能美白是因为汞化合物会破坏表皮层的酶素活动，使黑色素无法形成，但使用一段时间后皮肤可能会出现重金属中毒现象。

道这瓶椰子油仅供身体专用。不然很可能会像我朋友一样，遭遇一次道德上的两难境地。事情是这样的：一天晚上，一家人正津津有味地吃着 14 岁女儿亲手烘焙的曲奇饼干，朋友边夸赞边不经意地问起制作饼干的原料，结果被告知里面有椰子油……一阵意味深长的沉默后，她马上反应过来——家里唯一的一瓶椰子油不就放在浴室吗？面对家人们正在品尝的"重口味"曲奇，此刻她面临一个来自莎翁的灵魂拷问：要不要坦白——此刻正在品尝的是"润阴口味"甜点呢？

沐浴球和泡泡浴剂

沐浴球（浴弹）和泡泡浴剂这类产品确实会给人带来很多乐趣，它们的"颜值"颇高，丰富的泡泡加上香喷喷的味道不仅让人身心放松，也有益于好情绪的提升。生产这类产品的商家大都声称里面额外添加了有益于皮肤的成分，目的是给消费者一个医学预期，暗示自己的产品有一定的疗效。但实际上，它给皮肤带来的触感和润滑并不持久，用它其实只是图个开心而已。

至于怎么看"有益健康"这个词，我近来有点儿"心虚"的想法是：它是否为你带来了欢乐（纯粹是安慰自己的托词）。因为最近受我青春期儿子的影响，我这个天天与虚假宣传作斗争的妇科医生也不得不暂时屈服于沐浴球的"威力"，并成了临时的"球迷"。为此，我也时常感叹：为什么我们的社会如此在意女性子虚乌有的阴道异味，却对青春期男孩油腻的皮肤视而不见，忽视了他们不爱干净的事实——有些男孩简直跟西方邪恶女巫[1]一样讨厌洗澡。所以，如果沐浴球能让我的小儿子自愿冲干净因荷尔蒙爆棚而导致的油腻肌肤，那也算我的大救星了。

沐浴球和泡泡浴剂中通常含有香精，无论是人工合成还是植物提取，始终都有造成刺激和过敏的风险，而且瞧瞧球体的酷炫色彩，我可以肯定其中还含有染料，有些甚至添加了荧光剂——这就是在我家"大受欢迎"的那种明星产品。

不止一家沐浴球生产商声称自己的产品对调节阴道 pH 值有益处——然而这恰恰是对消费者的最大警示，但凡看到有这么宣传的，直接淘汰就好。如果想要调节阴道 pH 值，产品开发者必须想办法让洗浴水进入阴道，但我们仅仅是在泡澡，并不是泡阴道！普通的洗浴行为并不能达到灌洗阴道的目的，而且目前还没有任何一款外用沐浴产品能改变阴道的 pH 值，就算有改变，也只是暂时的。尝试改变阴道 pH 值的行为通常只会给阴道带来更多麻烦。

女孩们如果在青春期前使用此类产品，发生刺激反应的风险较高，因为她们的阴唇还没发育完全，尺寸较小，不足以覆盖住前庭（阴道口），而且阴道口的黏膜也没有产生足够的雌激素，所以这类产品可能会对一些年轻女孩造成伤害。除了有刺激和过敏风险外，目前没有确切证据表明沐浴球和泡泡浴剂与尿路感染有关，虽然两者在症状表现上有很多相似之处。

那些能产生五彩缤纷泡泡的产品本质上是经过稀释的液体香皂，而正如我们之前已经讨论过的，肥皂能够剥落皮肤上有保护作用的油脂，反而使皮肤变得干燥。此外，泡泡浴剂中通

1　西方邪恶女巫，美国作家弗兰克·鲍姆（Frank Baum）写作的童话故事《绿野仙踪》里的反派角色，最终被一桶水消灭掉了。

常还含有表面活性剂，比如 SLS（十二烷基硫酸钠）[1]，可导致 3%～5%的人发生过敏反应。所以如果你目前正在使用此类产品，切记不可每日沉迷。

如果你非常喜欢这些产品带来的感觉，而且想寻找一款无香料、染料的产品，哪怕没有泡泡也无所谓，有以下 2 种产品供你参考：

- 泻盐（Epson Salt），也称"浴盐"或"硫酸镁"：人们用泻盐的历史有几个世纪之久了，得名于发现地英格兰萨里郡的埃普瑟姆（Epsom）镇。因为泻盐富含镁这种矿物质，所以很多资料中都描写了泻盐对人体健康的多重益处。走进水疗中心或药房时，也经常迎面看到装满硫酸镁晶体的展示柜，这些晶体就是泻盐。有很多伪生活方式专家称泻盐浴有排毒、止痛、促进新陈代谢等一系列神奇功效。但实际上，泻盐并不具备"透皮"效应，尤其是当你谈到清除体内毒素的时候。运动后进行热疗，比如洗个热水澡本身就可以减缓肌肉酸痛，这一点没人有异议。泻盐浴可能只是让你在心理上感觉好一些。不过，泻盐也没有任何对健康不利的因素，而且价格低廉，喜欢的话，还可以在水里加点橄榄油或牛油果油，会让你的皮肤变得特别光滑柔软。
- 燕麦片（常规的速食燕麦，不是需要煮熟的粗切燕麦）：抓几把燕麦放到连裤袜里（防止你的浴盆变成一锅燕

1　英文全称：Sodium Lauryl Sulfate，简称"SLS"。

麦糊），打结后投进浴缸。燕麦有止痒的功效，虽然不会持续太久，但至少可以让你得到短暂的缓解，有时候这种暂时的舒缓也可能打破长期瘙痒的恶性循环。以前每当我的孩子出现尿布疹症状时，我都会用这种方法应对。

如果你想要自制泡泡浴产品，我这里还有个配方（但无法造出大泡泡）：

- 2 大匙橄榄油、牛油果油或杏仁油。
- 2 大匙蜂蜜。
- 1/4 杯卡斯蒂利亚液体皂（无香型）。
- 视个人喜好，还可以加入 1～2 滴香草精油或其他无刺激性精油。

如果你特别喜欢大泡泡，就得花钱买市售产品了。只要没造成刺激症状或不至于让皮肤太干，为了开心一下偶尔用用也无妨。但如果皮肤本来就有破损或刺激感，这种产品只会进一步加重症状。由于外阴皮肤对刺激物最为敏感，所以哪怕只是有瘙痒感，也要考虑是不是这些产品带来的不良反应。

本节概要

- 对于进入更年期、皮肤干燥或有失禁症的女性来说，外阴保湿产品尤为实用。

- 昂贵的保湿产品相对于椰子油、橄榄油或凡士林这样的家常版实惠好物，并不具备明显的优势。
- 泡泡浴不会造成膀胱感染，但是对青春期前的女孩子来说，会增加前庭刺激的风险。
- 如果你很喜欢沐浴球或泡泡浴，而且也没有皮肤刺激症状，为了放松一下，偶尔用用也无妨。
- 如果你对大泡泡没有什么执念，可以自制低成本、低风险的家庭版泡泡浴。

第四部分

经期用品和一些传言

关于 TSS（中毒性休克综合征）的真相

我出生的时间大概比大多数读者朋友都早，依稀还记得 1979 年到 1980 年，TSS（toxic shock syndrome，中毒性休克综合征）给人们带来的恐慌巅峰。那时我刚刚经历了月经初潮，之后不久，阴道中潜伏有食肉菌的流言就传遍了大街小巷。对 TSS 的恐慌使得女性对卫生棉条望而生畏，而这种恐慌也被一些别有用心者利用，他们试图让女性相信：如果在未来夫君的阴茎进入前就被卫生棉条先行侵入，从某种意义上说她们的人生已"毁"。不仅如此，TSS 恐慌还变相促进了相关杂志的畅销，更被那些推崇"天然"经期产品的人当作攻击的武器，再加上我们社会文化中对女性生理期的百般禁忌，以及不可理喻的过分神经质态度，简直为错误信息的流传提供了绝佳的温床。

所幸我手握解药——那就是真相！

什么是 TSS？

TSS 是人体对进入血液循环的毒素所作出的剧烈反应。毒素是一种有机体生成物质——细菌、植物和动物都能产生毒素，蛇毒就是一个很好的例子。

有两类细菌制造的毒素能引起 TSS：A 族链球菌（是引起链球菌咽喉炎的同种细菌）和金黄色葡萄球菌[1]。其中 A 族链球菌（阴道中有 B 族链球菌，但不会制造毒素）不会在阴道内繁殖，所以并不会引起 mTSS（menstrual TSS，经期 TSS）。事实上大多数 mTSS 的病例都是由金黄色葡萄球菌产生的 TSS-1 型毒素引发的。一般来讲，如果 TSS 发生在月经期间或在生理期结束后 2 ～ 3 天内，就会被定义为 mTSS。非 mTSS 会无差别地影响男性和女性，通常会发生在手术或受伤（如烧伤）之后，每年受 TSS 影响的人数比例大约为 0.3/100000。

mTSS 患者通常表现为高烧、晒伤样皮疹、低血压、呕吐及腹泻等症状，严重时内脏器官会衰竭，甚至还会因四肢血流量减少而被截肢（所幸这种情况很罕见）。患者平均住院治疗时间为 6 天，一些病情较重的女性需转至重症监护病房。在医疗照护较好的情况下，死亡风险可被控制在 4% 以下。但是患者在治愈后仍有复发概率，而且可能会出现失忆及其他严重健康问题。总之，这是一种相当严重的疾病。

在 1979 年到 1980 年，美国共发生了 1264 起 mTSS 病例，其中有 72 名患者死亡，占患病总人数的 6%。如今，mTSS 的患病风险已大幅降低，大概只能对 1/100000 的育龄女性造成威胁。我们手头所掌握的最近的完整数据来自 2015 年，在这一年，美国共有 47 名女性罹患 TSS，虽然数据中没有区分 mTSS 和非 mTSS，但其中大多数可能与经期有关。

1　金黄色葡萄球菌简称"金葡菌"，学名全称为 *staphylococcus aureus*。

mTSS，罕见却严重

金黄色葡萄球菌是一种广泛存在于皮肤体表的定植菌，许多人身上都携带有这种细菌，在正常情况下它们不会引发任何问题。育龄女性中，约有 10% 的女性阴道内存在金黄色葡萄球菌的菌落，其中只有 1% 的女性携带的菌株能够制造 TSS-1 型毒素，而这 1% 的人就是唯一有 mTSS 潜在风险的群体。

月经期间，当经血中的铁元素加速 TSS-1 型毒素生成时，阴道内金黄色葡萄球菌的数量就会有所上升。所幸我们的身体对 TSS 有天然的防御机制：80% 的女性体内拥有能够中和毒素的保护性抗体（这也是年轻女性容易罹患 mTSS 的原因，因为体内抗体的成熟需要时间），况且有些女性的阴道组织上缺少让毒素附着的细胞受体，而这些受体正是毒素进入人体血液所必需的媒介。

据调查，高达 70% 的女性曾使用过卫生棉条，其中只有 1% 的女性体内携带能够制造 TSS-1 型毒素的细菌，而每年罹患 mTSS 的育龄女性不到 0.01%。如此看来，这套防御机制还是颇为有效的。

Rely 卫生棉条：生理卫生史上的惨痛教训

20 世纪 70 年代，宝洁公司为了攻占卫生棉条市场，想推出一款足以瓦解当时的竞争体系，打破现行游戏规则的颠覆性产品。在那之前，市面上所有卫生棉条的构造都大同小异：棉与人造丝、人造纤维混纺而成的圆柱体，吸水后主要在棉条长度上发生膨胀。宝洁公司交出的秘密武器就是 Rely，这款产品从根本上改变了棉条的材料和设计，被评价为是一款具有未来派风格的新型产品。它主要由块状和片状的聚酯泡沫和羧甲基纤维素（一种胶凝剂，也用于牙膏、冰激凌、布丁等食物中）等合成材料组成，装在一个类似于茶包的包装袋中。宝洁公司为这款产品打出的口号是"吸走一切，包括你的烦恼"。我 14 岁那年第一次尝试用 Rely 卫生棉条，直到现在我仍然对当时的使用感受记忆犹新：它吸走了我太多的经血，以至于取出时感觉像在分娩一个巨型桃子！而在那之前，我还没有任何性经验，所以我很确信，我的阴道遭受了一些损伤。

在美国，女性生理用品都归属于医疗设备，受到 FDA 的严格监管[1]，任何与市面上现有产品有很大出入的新产品都必须向 FDA 提交测试报告，在没有通过审查前不能上市销售。制造商提交的各类安全测试结果，包括卫生棉条和导入器制作材料的安全性，卫生棉条的吸收性能、吸收强度以及棉条的完整性，棉条是否会促进某些有害细菌的生长，或改变阴道内正常细菌的水平等。但是在 1974 年，一款新型卫生棉条的上市在法律上并不是一件"大事"，因为新政策还没有下来，所以该产品在安全数据不足的情况下侥幸豁免，未经有效审查就进入了市场。随后 Rely 又发动了一波颇为猛烈的营销攻势，因此，到 20 世纪 70 年代后期，Rely 便在美国占据了 25% 的生理产品市场份额——这似乎预示着卫生棉条的新时代开始了。

然而，就在那时，mTSS 暴发了。

问题主要出在 Rely 的设计与材料上。与常规的卫生棉条

1　FDA 对卫生棉条进行监管，并将其视为 II 类医疗器械（验孕棒和隐形眼镜也被视为 II 类医疗器械）。医疗器械分为三类：I 类、II 类和 III 类，I 类设备被认为风险最低（如牙线）。

相比，这款产品的泡沫表面积更大，因此有供细菌生长的充足空间，导入的氧气也比其他卫生棉条多，而被作为增稠剂使用的纤维素也为致病性金黄色葡萄球菌的繁殖提供了肥沃的土壤。因此，使用它的女性就如同在阴道中插入了一个完美的"细菌培养皿"。此外，Rely 追求的"超吸收"性能使阴道的自然潮湿环境相对干燥，以至于取出棉条时不可避免地会有一些微擦伤，从而更容易让细菌进入血液循环。更糟的是，其他商家为了与 Rely 竞争，还向卫生棉条中加入了聚丙烯酸酯（一种吸水材料），这也使得 mTSS 的问题愈加严峻。

1980 年 9 月 22 日，Rely 卫生棉条退出市场。在这之后，mTSS 的病例数也随之下降。直到 1985 年，聚丙烯酸酯才被彻底踢出了生理产品市场。

Rely 事件是生理卫生史上很惨重的教训，很多女性为之付出了生命的代价。所以说，当你看到某种宣称具有"颠覆性"意义的卫生棉条或月经杯新产品出现在众筹平台时，就应该回想起这个教训，并对那些看似大胆的新设计、新发明的安全性打一个大大的问号。

Rely卫生棉条都下架了，怎么还会有mTSS新病例呢？

所有的卫生棉条、避孕海绵、子宫帽[1]、月经杯都有引发 mTSS 的风险。具体触发机制目前还不是很明确，但应该与以下因素中的一种或几种有关：

- **置入阴道时带进氧气和二氧化碳**：二者都有助于细菌

---

1 子宫帽，又称"避孕帽"，是一种安全有效的避孕工具。

滋生，与卫生棉条相比，月经杯在插入时会引入更多的氧气。

- 助力制造 TSS-1 型毒素的细菌生长：其他存活于阴道内的细菌能生产二氧化碳（细菌呼吸的副产品），而二氧化碳有助于金黄色葡萄球菌的生长。

- 有利于细菌生长的卫生棉条纤维：稍早一点的研究表明，与人造丝或人造纤维相比，棉花不太可能促进细菌生长。但近期一项模拟"阴道低氧环境"的研究发现，纯棉卫生棉条更有利于金黄色葡萄球菌的生长以及 TSS-1 型毒素的生成，所以不要简单地认为纯棉就绝对安全。

- 硅胶和热塑弹性体材料制作的月经杯会引起生物被膜：生物被膜是细菌的一种保护性外衣，能使细菌躲过阴道防御系统的侦察与打击。一项研究表明，在诱发生物被膜的生成方面，热塑弹性体材料要比硅胶材料好一些。

- 吸收性：卫生棉条的吸水力越强，患病风险就越高。

- 插入或取出棉条时造成的创伤：摩擦造成的开放性破口会让 TSS 毒素长驱直入，绕过正常的侦察防御系统直接进入血液循环。

避免 mTSS 的一些实用建议

想要将女性生理产品的使用风险降到零几乎是不可能做到的。考虑到使用卫生棉条的人数之多与罹患 mTSS 的人数之少，这个患病风险其实已经相当低了。在英国，因使用卫生棉条引起 mTSS 风险的概率，比由其他原因引起的风险小得多。在美国，女性罹患 mTSS 的概率差不多等同于被闪电击中。即便如此，还是有人觉得这属于高风险产品。虽然我时常提醒她们，我们每天都可能与意外偶遇，比方说，每年约有 6000 名行人死于车祸，但我们不会因此就躲在家里不敢出门；还有很多人因为阴部脱毛而引发严重感染，但是爱美女士依然乐此不疲。

相对而言，年轻女性罹患 mTSS 的风险最高，但这并不代表 15 岁的女孩子就不能使用卫生棉条。在 24 岁以下的女性中，每年出现 mTSS 的人数比例为 1/50 000，也就是说，100 000 人中仅有 2 人。当然，尽管出现 mTSS 的情况极为罕见，也并不意味着你应该将自己置于危险中。在用不用卫生棉条这个问题上，每个人都应该对自己的风险因素作一个理智的评估。

以下是使用卫生棉条的健康指南：

- **选择吸水力最低的**：经期时，需要使用不同型号的卫生棉条以应对不同时段的流量变化。如果你只买大号或加大号，那么在经量少的日子里，这种棉条的吸收性就会显得过强，而较强的吸收性也往往伴随着高风险。
- **不要觉得纯棉材质的就更安全**：没有研究表明有机或纯棉材质就比混纺棉条更好，最新的实验室研究反而发现，人造丝混纺的安全性更高。不过，实验室的研究结论是否适用于现实生活，还有待更多考证。
- **插入和拉出时都要小心，不要引起伤口**：在流量少的日子，使用吸水力低的卫生棉条会降低拉伤阴道组织的风险，也可以换用护垫或一次性卫生巾。
- **每 8 小时换一次**：这个建议虽然缺乏科学依据，但就目前来看，似乎没有比这更合理的建议了。频繁地更换棉条不但不会降低风险，反而会增加风险，因为置入次数越多，就会有更多的氧气和二氧化碳进入阴道，而且也会提高阴道受伤的风险。

- **有异常症状，要立即停用棉条**：如果在使用卫生棉条过程中有任何不适，如疼痛、过敏、发热，或其他异常症状（如异常分泌物），则需要立即取出卫生棉条，并尽快联系医生。

以下是使用月经杯的健康指南：

- **不要认为月经杯比卫生棉条安全**：有研究显示，月经杯比卫生棉条更利于金黄色葡萄球菌的生长和 TSS-1 型毒素的产生。
- **选择能满足需要的最小型号的月经杯**：也就是说应该为流量多和流量少的日子准备不同型号的产品。
- **产品说明书中建议的清水冲洗并不能有效杀灭 TSS-1 型毒素**：虽然一些制造商表示，用皂液和水冲洗就可以达到清洁月经杯的目的。但目前的研究发现，这并不能彻底地清除 TSS 毒素，最靠谱的方式是用沸水消毒。

天然的月经海绵

天然海绵（sea sponge）是一种由硬蛋白构成的水生生物，不过其身体中没有肺、心脏、肾等任何特化器官。它们通过体表的无数个迷你腔室过滤海水，来达到呼吸和觅食的需求，而这些小腔室也大幅增加了海绵的体表面积。海绵的吸收能力极强，因为其身体的三分之二都是空的，这些空间都可以用来储存液体。此外，海绵硬蛋白吸水后，会朝向四周膨胀以防止液体泄漏。因此，月经海绵就如同 Rely 卫生棉条的天然版——可供细菌繁殖的巨大表面积、无数的孔隙、极佳的吸水性，以及在取出时因横向膨胀而可能造成的微创。

虽然月经海绵制造商声称，海绵不含商业卫生棉条中的化学物质、香料和漂白剂，并且是可持续利用的环保产品。但早在 1982 年的一项研究就告诉我们，与使用卫生棉条或卫生巾的女性相比，经期使用天然海绵的女性，阴道内的细菌明显增多，其中就包括金黄色葡萄球菌，而在经期以外的时间则没有多少区别。由此可知，潜在危险性细菌的激增无疑与天然海绵有关。不过，到目前为止，我们还不清楚海绵是通过何种方式产生 TSS 毒素的。20 世纪 90 年代，FDA 对海绵进行了全面的评估，发现海绵的角角落落都布满了只有用显微镜才能看到的污垢和碎屑（这没什么好惊讶的，毕竟海绵是一种过滤海水的水生生物）。所以，当时的 FDA 视月经海绵为"需要慎重批准的重大风险设备"。

海绵的清洗也是个大问题，因为在没有彻底杀菌的情况下，细菌和 / 或 TSS 毒素极可能会在下次使用时被重新带入阴道。如果是用厨房中的海绵，可以用洗涤剂和漂白剂在高温下烫洗以杀死细菌。但关于经期海绵，目前还没有最佳清洗方法的研究，现有的建议也只是一些相互矛盾的信息。

尽管一些不良商家宣称海绵可以作为经期卫生用品的安全替代品，但你要知道，医疗专业人员或监管机构不推荐使用海绵。直到今天，它都没有通过女性卫生用品的安全测试，而且没有一个海绵品牌拿到 FDA 的上市通行证——这也是生产商不直接将海绵标注为月经产品，而是归类为"化妆品"的原因，因为在美国销售天然月经海绵是违法的。为此 FDA 给很多家零售商发过警告信，要求他们停止销售这些产品。有些商家自愿撤回，有些则再次标注了产品的"化妆品"属性重新上市。在我看来，任何试图暗示海绵安全的行为都是不道德的，这一点再怎么强调都不为过。

聚酯泡沫产品

有些国家贩售的月经海绵以及含杀精剂的避孕海绵，都是由一种叫作"聚酯泡沫"的材料制作而成，这与 Rely 卫生棉条用的是同种材料。

聚酯泡沫是与 mTSS 有很强关联的材料，虽然我们还无法掌握其确切的引发机制，但在 Rely 卫生棉条致病率如此高的情况下，再将这种材料包装成另一种形式的产品出售，完全是非理性的行为，更是不道德的。直到目前，我都没有找到任何关于聚酯泡沫的安全性研究报告。我曾将一个聚酯泡沫化妆棉放入水中，结果发现，它释放出了比超大码的卫生棉条还要多的空气，这让我非常不安。

你要知道，空气绝不是阴道的朋友。

卫生棉条和月经杯的安全系数可以再提高吗？

试想一下，有成千上万的美国女性都在使用卫生棉条和月经杯，而每年出现 mTSS 的概率大概只有十万分之一二。因此，想要证明某款新产品比市面上已有的更安全，其实非常具有挑战性。当然了，即使预防小概率事件的发生非常困难，也不能成为女性生理用品生产商放弃尝试的借口。为设计出更安全的产品，如果能针对抑制 TSS 毒素的生成来开展研究，并得出更可靠的安全研究数据，就是一个好的开端。此外，研发能够抵御生物被膜的材料，以及减少空气引入和受伤风险的方法，都是提高产品安全系数的关键。

从个人预防角度来说，目前还没有任何能够检测 mTSS 患病风险的筛查，也无法进行早期预判。不过，我们可以把关注视角放到其他值得期待的研究领域，如现在已经可以鉴别人体内携带的金黄色葡萄球菌株会不会产生毒素，也能检测出哪些女性身上有保护性抗体。此外，还可以在罹患 mTSS 的初期就尽早识别，毕竟早发现早治疗的做法能极大降低潜在的风险。

本节概要

- 只有 1% 的女性有发展为 mTSS 的风险，因为她们的阴道内有能产生毒素的金黄色葡萄球菌株。
- 氧气的引入是引发 mTSS 的关键，但也可能涉及其他原因。
- 不要简单地认为月经杯比卫生棉条更安全。
- 在安全性上，纯棉产品并不比棉、人造丝或人造纤维混纺的产品高。
- 禁用月经海绵，不管是天然的还是人工合成的。

卫生棉条和卫生巾有毒吗?

在缺少科学证据的情况下去客观地评价女性生理用品是很困难的，尤其是有太多人深陷于经期谣言恐慌中。其中一个最常见的、也是我极力要打破的，就是传说中存在于卫生巾和卫生棉条中的"毒素"。这是我最常被女性朋友问到的问题之一，要知道有些人专门通过贩卖恐惧来捞取财富。

简单聊聊生理产品的监管

在美国，女性生理用品（卫生棉条、卫生巾、月经杯）作为医疗器械受到 FDA 的监管。商家研发的新产品需要经 FDA 审查并登记注册后，才能获得在市场中投放的资格。只要在 FDA 进行了登记，就意味着这些产品的质量受到了监管，其间出现任何投诉或不良事件都会被记录在案，并必须进行后续的追踪调查。FDA 可在任何时候查看相关登记文件，一旦有不合规之处，就有权下令对产品进行关停处罚，或采取其他强制措施。

使用经过研究，并获得 FDA 批准的材料制作的香型和无香型卫生巾属于 I 类医疗器械，后续产品只要与已获批合法销售的产品没有实质性差别，就无须进行额外的审查，产品经登记后就可进入市场流通。

采用新型材料的含香型卫生巾，以及任何阴道置入式产品（卫生棉条和月经杯）都属于 II 类医学器材。在上市前，生产厂家必须提供相关书面材料，来证明它与市场上已有的产品并无本质区别。如果要推出新设计或采用新材料，则必须提供安全性研究报告。月经杯的流程相对快捷，无须 FDA 许可即可直接上市，但仍要在 FDA 登记注册。

我详细浏览了 FDA 官网，找到了该局发给各个生产商家的警告信，在涉及月经杯的问题上，主要表达了对制造流程和清洁方面的担忧。可见月经杯的上市流程虽然快，但却并不等于获得了"所向披靡"的无敌通行证。

看不见的隐藏毒素

早在"Big Natural"（天然产品大会）[1] 创立之前，就已经有了卫生棉条和月经杯含有毒素的说法，这种传闻甚至比 Google 的历史还要悠久！我记得 20 世纪 90 年代早期，就有女性朋友问我卫生棉条中有没有石棉（asbestos），答案自然是否定的。另外一个来自前互联网时代的传言是说使用月经杯会引起子宫内膜异位症 [2]，FDA 甚至还收到了要求禁用月经杯的请愿书。现

1　Big Natural（天然产品大会），是美国天然产品协会举办的年度会议，参会者为天然产品供应商、制造商、零售商，以及 FDA、美国联邦贸易委员会的专家和行业领袖等。
2　子宫内膜异位症（endometriosis），是指子宫内膜组织附着在身体的其他部位（如卵巢、输卵管、子宫外表面、肠道或其他部位）生长所导致的病变，痛经是最常见的症状，多见于育龄女性。

在看来，两者之间也不存在任何联系。

由于经期护理产品的"医疗器械"属性，当制造商向FDA提交上市申请时，FDA会要求商家提供完整的成分清单和所含化学成分的安全报告，以证明它们不会引起刺激或细菌感染。但遗憾的是，FDA并不要求制造商在产品包装上标明成分清单[1]，因此，总有人揪着这点不放。这也难怪，毕竟一管睫毛膏或一瓶洗发水的包装上都必须附带配料清单（化妆品用途的产品都要求公布），但女性生理产品却没有。缺乏透明度是个大问题，越来越多的女性关注与自身安全息息相关的产品成分，这就如同我们想了解食品、除汗剂或漱口水的成分一样迫切。为了回应越来越多的关切，有远见的公司自愿（有的是被迫）公开了产品的成分清单。我特意核查了好几家大公司的产品，包括标榜以"天然"材料为主的产品，结果发现包装上所标注的成分与提交给FDA的申请文件是吻合的。我赞同这种做法，事实证明，大部分商家也正在这么做。

不过，似乎有越来越多的女性认为只有标榜纯"天然"材料的产品才值得信赖，而那些来自"大公司"的产品总是让人疑虑重重。这是一个困扰我许久的问题。亲爱的读者朋友，你是否也有这样的疑虑？

如何看待产品中的化学残留？

一款卫生棉条要想获得上市许可，制造商必须证明产品中

1　纽约州的一项新法律要求：卫生棉条、卫生巾和其他经期产品中的所有成分清单都必须在包装上公开。该法律于2020年生效。

不含任何除草剂、杀虫剂等农药残留，或如果出现上述化学残留物时，其含量要被控制在人体可接受的范围。

其实大家的担忧大多集中在二噁英上。二噁英是一种已知的动物致癌物，也可能对人体致癌。当然没有任何人愿意把一种潜在致癌物放入阴道里！老式的棉花漂白法以及人造丝的制造过程都会产生少量二噁英，但该方法已被无氯漂白工艺取代（罪魁祸首是漂白时所用的氯）。不过即使是 100% 纯棉制造，在卫生棉条、卫生巾和一次性纸尿裤中仍能检测出它的痕迹。因此问题的根源并不在生产环节，而在于生产所需的原材料中。但由于环境的污染，无论是棉花还是木浆，都普遍可见二噁英的存在。

事实上，人类接触到的 90% 的二噁英是通过食物暴露的，而且那些 100% 有机纯棉商店中销售的名牌卫生棉条，其二噁英含量与传统型棉或人造纤维混纺的产品并没什么差别。有意思的是，在某项抽检中，一款被检出有最高二噁英含量的卫生棉条，竟然来自一家著名"有机"产品公司。还有一项精确的研究表明，我们在饮食中摄入的二噁英含量水平甚至比卫生棉条高 1.3 万～ 24 万倍。即使按照女性一生平均使用大约 1.2 万个卫生棉条计算，可能都远远比不上暴露于饮食中的最低量。

另一个传言是关于"传统型"卫生棉条中含有的草甘膦。草甘膦是一些除草剂的成分，比如农达（Roundup）[1]。尽管 WHO 已经将草甘膦列为潜在致癌物，但很多科学研究者并不认同此结论。关于"草甘膦卫生棉条"（这个称谓着实让我纠结）的相关正式研究数据尚未发布，这也使得它跟那些传闻一样神

1　农达（Roundup），是一款草甘膦除草剂的品牌名，20 世纪 70 年代初由美国的孟山都公司开发。

秘。草甘膦要想起作用，需要和某种酶结合，而人体本身没有这种酶，也无法通过皮肤或阴道黏膜吸收。所以就算卫生棉条里真有草甘膦残留，似乎也并不会成为一个问题。

那其他物质呢？有些组织声称，他们在卫生棉条和卫生巾中还发现了其他致癌物、刺激物及有害化学物。但问题在于，这些分析数据并没有发表在任何可供同行评议的专业期刊上，所以我们无法确定其研究结果可靠与否。另外，他们所采用的检测方法也缺乏精准性，比如，其中一个团队通过检测卫生巾燃烧后释放的气体来测定有害物质——事实上，这根本算不上什么正规的检测方法。虽然我同意应该对产品中的有害残留物保持透明，但专业问题还应交给专业的人去做，环境健康领域的专家就能以我们信服的方式进行检测。

另外，我们也需要对所谓的致癌物保持清醒的头脑，并作出客观理性的判断。一种化学物质的致癌风险不仅与它损伤 DNA 的能力有关，还与暴露的剂量、途径和时间长短有关。如果你实在忧心一个月仅用四五天的卫生棉条，那也需要时刻注意自己吃了什么、喝了什么，以及是否赤脚走路，因为未经污染的土壤中也检测出了草甘膦。

在我看来，最能打消人们疑虑的办法就是请 FDA 尽快制定一套检测卫生产品残留物的标准，并且将结果公之于众。因为到目前为止，没有任何一家卫生棉条制造商发布过化学残留物的分析数据供同行审查。这一点常常被人们忽视，但却很重要。他们可以随便宣称其产品不含任何有害残留，但只要研究数据不被正式公布，而仅停留在自说自话的层面，就无法彻底打消我们的疑虑。

本节概要 ━━━━━━━━━━━━━━━━

- 虽然卫生巾和卫生棉条的组成原料/成分并不被强制列明，但我核查的已公布成分的产品标示都与提交给 FDA 的资料相符。

- FDA 要求卫生棉条中不含除草剂和杀虫剂残留，或者其浓度不会产生任何医学问题，但至今没有一家制造商公布过化学残留物的分析数据。

- 100% 有机卫生棉条（纯棉型）与棉、人造纤维混纺制成的卫生棉条相比，其二噁英含量并没什么差别。

- 草甘膦在人体中是非活性的，即使卫生棉条中残留这种物质，也不会被阴道组织吸收。

- 大多数所谓的"有机"卫生棉条都没有提交安全数据，之所以能够获准上市，完全是基于那些已经被 FDA 审核过的传统型产品。

第 17 节

经期卫生

　　妇科医生在医学培训阶段所能学到的女性生理产品知识非常有限。我们学习如何处理卡在阴道里的卫生棉条，了解卫生棉条与 mTSS 之间的关联，却并不掌握如何建议女性选购适合自己的生理用品。对此，我一直觉得很遗憾。想想看，连眼科医生都必须学习一些眼镜和隐形眼镜的实用信息，而且他们还有验光师的辅助。

　　身为一名妇科医生，我对女性经期卫生这一课题颇感兴趣。这应归因于 TSS 的推动——我从事传染性疾病的研究，因此将经期用品作为一个优先研究事项。此外，多年来我一直在写关于女性健康主题的科普文章，所以不得不研究数不清的生理用品和法律法规，以至于我现在感觉自己既是一名妇科医生，还是女性生理产品行业里的专家，专业程度都堪比眼科的"验光师"了。

经期的基础知识

　　月经期间，平均每天的出血量为 30 ～ 50ml，经期通常持续 7 天或以下，平均总失血量约为 80ml（在 13 ～ 217ml 浮动也属正常）。医学上判定为重度出血的女性，一次经期的总失血量可高达 400ml，这是一个相当高的数字了！

对女性朋友来说，选择适合自己的经期产品非常重要。因为很多调查显示，最让女性感到困扰的倒不是出血量的多少，而是经血渗漏的问题。渗漏的原因可能是流量太大，也可能是产品没选对。

经期使用的卫生巾数量和失血量并没多大关系——多久换一次通常是个人的偏好，血含量从 14mL（夜用卫生巾被完全浸透）到不足 2mL（只有一点点血渍）不等。医护人员评估月经量的一个常用标准，是每小时或每 2 小时用了几个卫生巾——这里指的是完全被浸透的情形。在讨论浸透的卫生巾时，使用精准语言很重要，因为吸足 14mL 与仅吸收 2mL 经血的卫生巾差距甚远。所以，当你因出血量问题咨询医生时，要讲清楚浸透程度，以及所用卫生巾的规格（超长夜用、量大、一般、量小）。

经血中通常包含静脉血（割伤时流的血）、阴道分泌物及子宫内壁（子宫内膜）上脱落的死细胞。不管是经血、红色或黑色的黏液，还是血块，在医学上都属于正常现象。有时，在经血中甚至还可以看到像组织体的东西排出，这是一种叫作"蜕膜管型"（decidual cast）[1]排出的医学现象，一般会在子宫内膜大面积脱落时发生，可能会与流产相混淆。通常情况下，子宫内膜的脱落细胞不会聚集在一起，所以正常的经血呈液态。然而，当孕激素和雌激素的分泌失衡时，就会造成子宫内膜成片脱落的现象（想象 100 个连在一起的乐高积木轰然倒塌，与

---

1 蜕膜管型（decidual cast），是女性子宫腔内的蜕膜组织完整地剥离并排出体外的囊状管型。

倒了一块的区别）。造成这种失衡的最常见原因是激素避孕，因为这种避孕药仅含孕激素（孕酮的合成形式），许多女性的身体也是以孕激素为主导，而不是雌激素。从医学角度来看，蜕膜管型排出并无大碍。

美国女性每年花在生理用品上的消费金额有近 30 亿美元。不过，即便如此，部分女性依然面临"经期贫困"的问题。一项针对中低收入群体的调研发现，64% 的女性在一年中的某个时段买不起生理用品，而高达 21% 的女性每个月都遭遇这个难题。由于得不到合理的经期保护，严重影响了女性的自我意识、尊严感和参与社会的能力。我认为政府应该着手解决此事，不管是减免征税，还是扩大针对低收入者的援助范围，总之，要尽一切努力实现所有人的"月经平等"。

一次性卫生巾

在美国，每年大概要消耗 120 亿片一次性卫生巾，这是女士们最常用的经期产品。一次性卫生巾采取分层设计，由以下部件构成：

- **表层**：这是与肌肤亲密接触的部分，其材质可以使经血渗透下去，并保持皮肤干爽。如果回流到皮肤上的液体越多，皮肤受到刺激的风险就越高，而且还可能使外阴皮肤的 pH 值升高，从而改变皮肤细菌的生长环境。表层材料可以是棉或合成织物，如聚丙烯／聚乙烯纤维（制作运动服的常用材料）。合成材料可以有效减少经血的回渗，有些甚至可以将回流量控制在 5% 以内。微孔的网面设计允许气体流通，有助于降低皮肤的潮湿度。有的卫生巾会在表层添加柔润剂，虽然有一项研究宣称这种额外的添加物没有刺激性，但该项研究就是由这个产品的制造商资助的。因此，添加有柔润剂的卫生巾究竟是好还是坏（特别是对皮肤易敏感的女性来说），还有待进一步观察。

- **看起来像棉花的内层**：一般以纤维素为基础，也可能是棉花、纤维素、人造丝和聚酯纤维的混合。从20世纪20年代起，木质纤维素就以其低廉的价格和优于棉花的吸水性，而被当作卫生巾的原材料之一。

- **凝胶或泡沫吸水芯**：虽然凝胶的吸收速度略慢于纤维素或其他材料，但它的吸收力更强，是让超薄卫生巾发挥最大功效的主力。不过，不是每款卫生巾都有这层吸水芯材。

- **防水底层**：这是一层不透水的材质，可以防止经血渗漏。两边的一对侧翼可以包裹内裤来固定卫生巾，并防止侧漏。我个人觉得这对侧翼绝对是20世纪最棒的发明之一，不过也有人认为有没有这对翅膀都无所谓。

- **黏合剂**：与手工胶类似。

- **包装袋**：有些产品的内外包装采用的是可降解材质，在堆肥掩埋后能完全分解，但大部分不是。

卫生巾的耐受性一般都很高。虽然贴合皮肤的产品几乎做不到零投诉，但是它所展现出的极低投诉率还是让人放心的。有消息说，某知名品牌旗下的一款含有吸水芯材的高科技新品卫生巾有明显的刺激感，但通过对这款新品进行监测，发现它收到投诉的概率仅为 1/100——我不是在为生产公司辩护或推销，目前真的没有办法去证明一种产品的耐受性一定比另一种高。因为身体对卫生巾的感受都是非常私人的，有的产品让你感觉舒服，但其他人可能会对它说"不"。毕竟肌肤敏感与过敏反应有所不同，对敏感的界定并没有标准答案。

那些具有异味控制功能的卫生巾，里面可能添加了香料，或在芯材中加入了控制挥发性气体的矿物颗粒。我反对在任何生理产品中添加香料，只要有添加，不管是用在哪个部位，都会给女性健康带来不安定因素。当然，卫生巾本身也可能成为刺激的源头，不管是对某些材料的敏感，还是因大小不适而带来的摩擦。

小型护垫

护垫的使用也非常普遍，在北美和欧洲，约有 50% 的女性会将它与卫生棉条、月经杯搭配着用，或者在经量少的日子单独使用。因为阴道会产生一些分泌物，所以有 10% ～ 30% 的女性习惯每天使用。

许多人担心，每天都用卫生护垫会不会对外阴皮肤有影响。影响的确有，不过是非常微小的（所谓的透气型护垫都无法改变这一点），而且对健康女性来说并不具有临床相关性。在四项关于护垫对健康女性影响的研究中，并没有发现任何与护垫有关的问题。其中的一项研究观察了连续 75 天使用卫生护垫 10 ～ 12 小时的女性，并与不用护垫的对照组进行比较，结果发现两者在酵母菌生长、阴道 pH 值、炎症及其他健康问题上并无差异。某些低质量的回顾性研究将护垫与阴道感染联系在一起，但可信度并不高。

以上分析只适用于皮肤健康的女性，有皮肤疾病的女性仍有被护垫刺激的潜在风险，因为皮肤表面的微生态环境更易受湿度及温度变化的影响，哪怕仅是极小的变化。

随着产品被设计得越来越薄，含香型护垫中的香料更容易与皮肤有直接接触，因此，我的建议是避免使用这种产品。如果你已经出现不适感或阴道分泌物异常，在问题得到控制前要先停用护垫。

可重复使用的月经布垫

在很多缺乏一次性卫生巾的国家中，可洗式且能重复使用的月经布垫大幅改善了女性的生活质量，不仅让她们正常上学、工作，还能减少由皮肤刺激引起的各类并发症。这种产品不含香料，对易敏肤质的人来说也很友好，因此，有些女性会将它作为生理产品的替代品。不过，也有部分女性是出于环保因素而选择使用这种产品，因为不可持续的经期生理产品对地球环境已经造成了沉重负担。仅在美国，每年就产生约 120 亿片卫生巾和 700 万个卫生棉条，这些产品大多会被扔进垃圾填埋场，或成为海洋数百万吨塑料垃圾中的一员，而塑料的降解通常要长达数百年。

目前还没有针对月经布垫与一次性卫生巾差别的研究。不过我们可以拿尿布与纸尿裤的比较来作参考：纸尿裤往往在减少细菌滋生和皮肤刺激方面更胜一筹。不过，尿液、粪便与经血也不能混为一谈。

讨论舒适度时，一定会夹带个人感受。一些人喜欢布垫柔和亲肤的"体感",另外一些人则因缺少阻挡水分回流的表层材料而感觉过于潮湿。我并不是这种产品的忠实购买者,因为它很容易渗漏。我始终认为一款好产品一定得兼顾安全性与优良的使用体验,所以我寄希望于不远的将来能有更多样、更便捷,同时也兼顾生态环境的产品供女性选择。

经期内裤[1]

从本质上讲,经期内裤的工作方式与普通内裤相同,不同的是它附加了好几层具有吸水功能的合成超细纤维层以及聚氨酯(塑料)成分。

与普通内裤相比,经期安全裤售价不菲,一般四五十美元一条。它的吸收量一般为 5 ～ 25ml,可作为卫生巾、卫生棉条或月经杯的替代或补充。月经初潮不久的女孩也可以用,因为在最初的几个月,经期通常不会准时到达。对那些正在用激素、经量较少的跨性别男性来说,这种内裤也是不错的选择。

我们没有任何理由怀疑经期内裤会引发严重的健康问题。贴合你皮肤的材料与卫生巾表层非常相似,而且在一些已发表的关于防失禁内裤(采用同样的材料和设计)的研究中,也没有发现任何会引起皮肤刺激的因素。

《纽约时报》旗下的专业测评网站 Wirecutter 曾发起过一次深度测评,并撰写了一份翔实的报告,其中将 Dear Kate 和 Thinx 列为最受欢迎的产品。如果你对这种内裤有兴趣,不妨上网搜索一下评论。

---

1 本书所讲的经期内裤(period underwear),与国内市面上常见到的生理裤(防漏)、安心裤(一次性)不是同种产品。

卫生棉条

几个世纪以来，女性生理用品一直在推陈出新。直到1929年，美国医生伊勒·C. 哈斯博士 (Dr. Earle Cleveland Haas) 才发明了真正意义上以管理月经为目的的现代卫生棉条，并于1933年以Tampax（丹碧丝）的名义申请了专利。Tampax起源于中世纪的法语单词 *tampion*，意为堵住孔洞的"布塞子"（生动贴切）。后来，哈斯将专利和商标出售给了丹佛女商人格特鲁德·坦德里奇 (Gertrude Tendrich)，坦德里奇随后组建了第一家卫生棉条公司Tampax，专门批量生产、销售商业卫生棉条。

卫生棉条的出现为女性提供了宝贵的身体自由。最早使用卫生棉条的女性是舞蹈演员和游泳运动员，因为它比卫生巾（轮廓会在流线型衣服上显示出来）更加隐蔽，加上女性"隐藏月经"（月经羞耻）的悠久历史，一经推出便广受欢迎。

卫生棉条吸收率等级的含义

标准的卫生棉条由两部分组成：一个圆柱状的棉条（吸收液体的部分），以及一条拉线。现代卫生棉条主要在纵向上吸收经血，如果发生横向膨胀，取出时就可能导致疼痛并造成阴道的微创伤。卫生棉条上市前，它的所有组成部件，包括包装材料以及导入器都必须提交FDA审批，以获得准入许可。

卫生棉条由棉、人造丝或两者的混合制成。人造丝（用木浆合成的纤维）比棉花便宜，且吸水性更好。

鉴于高吸收性的Rely卫生棉条与TSS间的关联，FDA对卫生棉条的吸收性能进行了标准化规范（见表1），以保证女性用到最安全的产品。我还要再次强调，在满足使用的基础上选用最小吸收量的棉条——这一点非常重要！在血流量很少的经后期，也可以停用卫生棉条，改用护垫或经期内裤，因为干燥的卫生棉条在拉出时有擦伤阴道的风险。

表 1　卫生棉条吸收性标准（1g 大致相当于 1ml 的经血量）

吸收性	经血量
轻量	＜6g，适合出血量最少的几天
正常量	6～9g，经期中最常用的型号
大量	9～12g，适合流量大的几天
超大量	12～15g，适用于失血过多的人
超大量加强型	15～18g，大部分人永远不会用到

实验室条件下卫生棉条的吸收量和在阴道中的实际吸收能力或许会不一样。有一项针对丹碧丝真实吸收量的调查，发现完全浸透后的正常量、大量或超大量规格的卫生棉条，都低于或仅接近实验室吸收范围的下限。

被遗忘的卫生棉条

卫生棉条有可能会被滞留在阴道里。有时是因为你的操作技巧不佳导致棉条卡在阴道中；有时则干脆忘了取出，这种情况很常见，酒精偶尔是此类事件的推动者。

经常困扰棉条新手的问题之一便是：卫生棉条会不会跑到子宫或身体其他部位？答案当然是不会！虽然阴道上部空间远比你想象得宽敞，但它对卫生棉条来说是封闭的，棉条走到阴道顶部后会遇到一个死胡同——这就是子宫颈。子宫颈是防止阴道内物质进入子宫的屏障，况且卫生棉条的体积根本无法通过，除非是液体或微观尺寸。

如果卫生棉条被卡在阴道内，心情放松下来，洗手、蹲下，然后将两根手指插入阴道扫一下，触摸到棉条拉线或棉条后试着将其取出。如果你的手指不够长，也不要试图借助器械来辅助，以免造成组织损伤或引发感染。如果卫生棉条被推到了阴道更深处，请向妇科医生或家庭医生寻求帮助。短时间内，卫生棉条"走丢"通常不是紧急情况，但还是应该尽快处理。

如果你完全忘记了体内还有一根卫生棉条，身体会发出警示信息来提醒你——比如气味。丢失已久的卫生棉条会散发出强烈（上头的）的恶臭，你还会感到瘙痒难耐，因为棉条会成为细菌滋生的绝佳场所。如果发生这种情况，应尽快找到它并将其取出，然后去医生那里做一个常规检查，以确保没有引发严重的感染。如果是医生在诊室中帮你取出，你也无须为它散发出的气味而尴尬。因为这种事儿并不少见，这是医生的工作内容之一，我们随时准备着帮你解决问题，而且早就做好了心理准备。这么说吧，我所工作过的每一个诊室都有一项不成文的规定，那就是尽可能以一种最自然的态度面对患者，并尽量以无异味的方式处理掉它们。

卫生棉条导管是怎么一回事？

根据卫生棉条置入体内的方式，可以将其分为两类：一类是手推式（指入型）卫生棉条，使用时需要用手指将棉条推进阴道；一类是导管式卫生棉条，以丹碧丝为例，棉条多是独立包装（卫生、方便携带），带手推柄的导管包裹着吸水棉芯，尾部缀有一根棉质拉绳。导管的表面圆润光滑，可以让你更容易将它推入理想的深度，同时也避免了手指与经血的接触，非常适合卫生棉条新手使用。

如前文所述，现代第一条带有导管（可伸缩式纸管）和拉绳的卫生棉条是由美国全科医生伊勒·哈斯在 20 世纪 30 年代发明的。当时，包括医生在内的许多人都认为，女性触摸自己的阴道或外阴是可耻的，尤其是年轻女孩，在使用棉条过程中触摸生殖器可能让她获得性快感或破坏处女膜。因此，可伸缩式导管的发明就避免了让人羞耻的自我触摸，尽管它并没有减轻当时人们对意外失去童贞的恐惧。

在哈斯发明导管式卫生棉条不久后的 20 世纪 40 年代，德国妇产科医生朱迪思·埃塞尔 - 米塔格（Judith Esser-Mittag）发明了不带导管的指推式卫生棉条，米塔格将其命名为 OB[1]。在 20 世纪 40 年代后期，米塔格与另一位医生合作创办了 OB 卫生棉条公司并开始批量生产，一经推出便在当时的西欧大受欢迎——这就是后来强生公司 o.b. 系列卫生棉条的雏形[2]。由于导管式棉条会造成大量塑料浪费，所以指推式卫生棉条更加被环保主义者推崇。

首次使用卫生棉条的小技巧

如果你之前有过阴茎或手指插入的性行为，那么首次使用卫生棉条就会容易很多，不过具体情况也因人而异。

在打开卫生棉条前先洗手，可以采取半蹲或是一只脚踩在马桶座圈上的姿势（更好地打开骨盆底），深呼吸并放松，心情紧张会造成盆底肌收缩紧绷，当棉条进入时就可能像撞在一堵墙上，不是难以放进去，就是置入后会掉出来。在月经流量

---

1 OB 是德语 "Ohne Binde" 的缩写。在德语中，卫生巾通常被称为 "binde"。
2 20 世纪 70 年代中期，该公司被美国强生集团收购。

中等或较多时插入卫生棉条会容易得多，因为经血本身的润滑会让棉条更容易进入。

如果这是你第一次往阴道置入外物，那么我建议你选用最细且带有塑料导管的棉条。如果推入时感到阻力较大，也可以在导管上涂抹一些润滑剂。此外，不要以笔直向上（垂直）的角度插入棉条，因为阴道本身有着天然的坡度，你应该以 45 度角接近阴道口，再将其平推进入。

如果一直无法置入，不妨试着将手指插进阴道"探探路"，然后再试试棉条。如果还是不行（你状态还不错，也没受伤），我建议你仰躺在床上，两腿像青蛙一样屈膝打开，在臀部下面垫一个枕头，深呼吸再试一次。倘若还是失败，从任何角度插入都会感到疼，那么可以向专业妇科医生寻求帮助。也许只是技巧不对，太紧张，或肌肉痉挛等方面的原因，不过，也有可能是阴道隔膜（处女膜的增生组织）阻挡了通道，寻求专业医生的帮助是最好的解决方式。

卫生棉条被正确放置的情况下，你几乎感觉不到它的存在。如果有异物感，或感到疼，就说明卫生棉条的置入位置不正确或不深入，需要取出并更换新的卫生棉条。卫生棉条包装中都配有详细的操作说明，可作为初学者的使用指南。

月经杯

我相信很多人都在海滩上见过被海水冲上岸的卫生巾或棉条导管，这些塑料物品是海洋垃圾中最常见的，因此也就不难理解为什么越来越多的女性选择月经杯了。月经杯是由硅胶、乳胶或热塑弹性体（从橡胶中提取的高分子聚合物）等材料制成，柔软有弹性，不仅可以重复使用，而且对环境更友好，有乳胶过敏体质的人也可安全使用。不过，务必严格遵照包装上的使用说明，并且事先征询医生的意见。

月经杯与 TSS 之间的关联已经在第 15 节中有所提及，所以，不要以为月经杯就比卫生棉条更安全。目前，市面上还找不出任何一款向大众公布过安全性研究报告的月经杯。事实上，早在 FDA 更改送检规则之前，月经杯就已投入市场了。例如，诞生于 20 世纪 50 年代的 Tasette 月经杯，其外形就与现在的产品几乎一模一样。1959 年发表的一篇描述卫生棉条和月经杯优势的文章，就将月经杯描述为子宫帽的改良版。因此，早期产品之所以能被允许使用，很可能是基于它与子宫帽的相似性。

相比于月经杯，卫生棉条倒是公布了很多安全性研究报告。但讽刺的是，即便如此，还是有许多权益倡导者谴责大型卫生巾和卫生棉条制造商在数据公开和透明度方面没有做到位，但关于月经杯的安全性研究却鲜有人提及。连续多日使用月经杯会不会对阴道组织有影响？我一直没有找到关于这个课题的研究报告——这倒不是说月经杯引发了大范围的健康问题，而是在这方面确实缺乏必要的探索，因此即使有问题也很难知道。

在一项代号为 FLOW[1]（意为"为女性寻找持久的选择"）的研究中，91% 的使用过月经杯的女性表示以后会继续用这种产品，而且还会推荐给其他人。在另一项研究中，研究人员让受试女性在前 3 次生理期使用卫生巾或卫生棉条，后 3 次使用月经杯，结果受试者普遍反馈月经杯在使用舒适度和经血收集方面都更胜一筹。不适感和置入困难通常只出现在刚开始用的前

---

1 英文全称：Finding Lasting Options for Women。这项研究的目的是确定月经杯是否会成为卫生棉要的替代品。

两个生理期中，到第 3 个生理期就很少有问题了——这与女用安全套的易用轨迹类似。比起卫生棉条，月经杯的安全性似乎更高些，目前没有引起阴道感染和膀胱感染的确切证据。

月经杯的插入技巧与卫生棉条类似，不过月经杯的围度更大，要确保塞得够深，才不会在坐着时有异物感。第一次用时，我建议你在自己的私人浴室中尝试，同时要做好心理准备，因为浴室很可能会被你搞得像个犯罪现场。连我这种特别擅长往阴道里塞东西、取东西的妇科医生，在最开始时也完全掌控不了局面，多练习几次就会好很多。取出时，最好是坐在马桶上，以方便你把经血直接倒掉。

美国市面上的月经杯形形色色，光制造商就有 20 多家，每家生产不止一款月经杯，每款月经杯又不止一个型号。虽然制造商会标示每款月经杯的尺寸细节，但是如此多的选择以及相互矛盾的尺码标准非常令人困惑，所以我很难给出一个统一的指南。所幸的是，有的网站（如 putacupinit.com）编辑汇总了大量有用的信息，里面囊括了所有能找到的月经杯品牌，并对各个型号作了比对，简直是月经杯新手的福音，感兴趣的朋友不妨打开看看。

在一项研究中，研究人员为 101 位女性提供了相同尺寸的月经杯，结果无论有无生产史或是年龄多大，都没有反馈使用失败的情形。不过此项研究的目的并不是探讨月经杯的尺寸，因此解读这个结果时可能会出现偏差。有的生产商会以 30 岁作为选择尺寸的基准，我不知道他的依据是什么，难道在女性 30 岁生日那天，阴道会神奇地扩展一圈？此外，也没有任何研究可以佐证，这个结论究竟是可靠的医学建议，还是脑洞大开的奇思妙想。

作为对照，我们一度认为子宫帽的尺寸与能否成功避孕息息相关，但事实上，标准尺寸（70mm）的子宫帽与医生量身置入的同样有效。合适的月经杯置入后应该很舒适，无异物感，且不会妨碍排尿。

有的生产商不建议佩戴 IUD 的女性使用月经杯，因为担心在取出月经杯时会把 IUD 拉出来。我的一位朋友就曾有过这种遭遇，不过她当时喝了很多酒，所以我猜她根本无法判断自己抓住了什么，以及用了多大力气。事实上，此类事件相当罕见。

一次性月经杯

在美国市场上有两款一次性月经杯——Flex 和 Softdisc，它们现归属于同一家公司。这两款月经杯上都有坚实的软橡胶环，以及看起来像塑胶薄膜材料的透明杯体。这两部分均由聚合物制成，聚合物是一种由更小单位组成的分子。在 Flex 和 Softdisc 合并前，我分别给它们的制造商发过邮件，其中一家回复说，他们的产品成分属于商业机密，另一家公司则干脆没有回应。所以说，卫生巾和卫生棉条并不是信息透明度缺失的"唯二"产品。

目前市面上在售的产品之所以能够获得上市许可，是因为它们与 20 世纪 90 年代 Ultrafem 公司首度推出的月经杯类似。而当初 Ultrafem 公司的产品之所以获批生产，则是基于它与其他产品材料（子宫帽）的相似性。据我所知，目前没有任何人或机构发布过一次性月经杯的安全性研究报告。当然，这并不意味着它就不安全，只能说明其安全性缺乏可靠数据的支撑。

还有人说，一次性月经杯是"唯一一种与 TSS 无关的侵入性生理用品"。这种说法既对，也不对。严格来说，确实没有出现过与一次性月经杯有关联的 TSS 事件，但是月经杯的销量仅占生理产品市场份额的一小块，而每年发生 mTSS 病例不足 50 人，所以我们缺乏足够多的受众来评估风险。更何况子宫帽也曾引发过 TSS 病例，所以风险始终存在，这种与一次性月经杯无关的论断是不严谨的。

有的制造商以"享受干净的经期性爱"为噱头来吹捧一次性月经杯。但显然，经期性爱本身就是不理智的行为，从一开始就是混乱的，尤其是如果有射精的话。沾到床单上的血迹很难清洗，而且有的女性也会因血流量大而影响性爱感受。我也曾尝试过，只能说限于及格与不及格之间，有时候经血会渗漏，有时候则不会。总之，并没有好到让我不想放弃的程度。

但我相信它们肯定能给女性带来帮助，在不方便清理的情况下，尤其是在旅行或者露营途中，一次性月经杯就能派上用场。

本节概要 ━━━━━━━━━━━━━━

- 比起经期血流量大，经血渗漏更让人烦恼。
- 一次性卫生巾的耐受性都很高。
- 外阴皮肤健康的女性，日常习惯用护垫并不会带来什么问题。
- 经期内裤比较适合血流量少的时候用，不过它们的价格并不便宜。
- 刚开始用月经杯时都不太顺手，多练习几次就好了。

第五部分

更年期

更年期

准确了解身体的变化可以帮你作出对生活更有益的决定。

长期以来，更年期一直被男权社会视为女性接近死亡前的一种过渡状态，即从一位风韵十足的少妇蜕变为"干瘪"老太婆（我憎恶这种说法！）的过程。与衰老和更年期有关的羞辱、歧视和污名化非常普遍，社会对一个女人价值的衡量依然由生育能力来决定，并延伸到她的女性气质，当然这是一个十足狭隘的、厌女主义的标准。

在美国，有超过 6000 万女性处于更年期，也就是说她们离上次（也就是最后一次）月经已过去了一年。如果在进入更年期前就摘除了卵巢，也不会再有月经。与手术无关的绝经（更年期）的平均年龄始于 51 岁，这个开始时间与首次月经周期（医学上称为"初潮"）的年龄无关。但也有例外，如果月经初潮是在 16 岁或以后，那么更年期的时间会略微后移。

女性进入更年期的标志是雌激素和孕酮（孕激素）等生殖激素水平的显著下降。

简单回顾月经周期

每一次月经周期都是一个发生于大脑、卵巢和子宫内膜间相互影响的复杂过程。由脑垂体分泌的FSH（促卵泡激素）会触发卵巢中卵泡的发育成熟，随后卵泡会制造雌激素，随着排卵的进行，卵子被释放出来为可能的受精作准备。随着年龄的增长，卵泡产生的雌激素会减少，为了促进卵巢的功能，大脑就会分泌更多的FSH——这种机制就类似于生活中的某些场景，比如在遇到紧急情况时，你会大声呼叫隔壁房间的人，在没有收到回应的情况下，你便提高音量继续呼叫。

但如果大脑一直没有接收到足量雌激素发出的反馈信号，那么FSH水平还会持续增长（这种情形就如同大脑拼命向卵巢咆哮："赶紧制造雌激素！"但卵巢却有心无力："不好意思，老板，我们仓库已清空，现已歇业打烊啦。"）。FSH浓度超过30ng/ml（纳克/毫升）是更年期的典型特征[1]，通常情况下并不需要特意测量激素浓度就能判断是否进入了更年期——除非是已接受了子宫切除术的女性，因为仅通过观察她们的最后一次月经周期来判断显然不可靠。如果女性在40岁前发现了一些更年期迹象，则可以合理怀疑这是不是"卵巢功能不全"（过去称为"早发性停经"）造成的，可以通过激素水平检测来确认。不过，卵巢功能不全不能被武断地判定更年期提前，这是一种身体疾病。

GSM（更年期泌尿生殖系统综合征）

更年期时，阴道和外阴组织会收缩并且变薄，我们过去将这种变化称为"更年期阴道萎缩症"。但这个术语其实并不准确，

---

1 目前国内多采用25ng/ml作为衡量更年期的标准。

萎缩只是众多变化之一，而不是全貌。阴道的下三分之一段和前庭（阴道口）都布满了雌激素受体，阴蒂、阴唇、尿道和膀胱等处同样有雌激素受体，因此，类似的症状和物理变化不仅限于阴道，阴道只是受影响的结构之一。最重要的是，"萎缩"是"干涸""枯萎"的同义词，这种把阴道、外阴的变化形容为一朵"凋零的紫罗兰"的暗示性叫法，我认为非常不妥。当人类社会依然摆脱不了"男尊女卑"的丑陋思想时，年长女性的社会地位更是一落千丈，甚至连起码的工作权、话语权都被剥夺，而且我们的社会从不缺少那种带有歧视色彩的专用于"老女人"的专用词。在这种情形下，如果再以"更年期阴道萎缩症"这种叫法来强化这种暗示，对女性的生殖健康无论如何都不是一件好事。

新术语 GSM（genitourinary syndrome of menopause），虽然算不上朗朗上口，但起码它可以让人同时想到外阴、膀胱以及阴道，包含的信息更为全面，最重要的是不含轻蔑女性的意味。

更年期如何影响外阴？

雌激素能增加流向阴道组织的血流量，帮助保持纤维组织的强度和弹性。随着年龄增长，雌激素水平会降低，这会导致阴道组织更加脆弱，弹性降低，并逐渐失去原有的伸展性。皮肤会随之变得松弛，也会更薄、更干燥，而且脂肪组织也会重新再分配。大阴唇会收缩或变形，小阴唇的尺寸会变小，阴道口（前庭）的伸展能力会受损。此外，阴蒂中勃起组织（海绵体）的数量也会随年龄增长而减少，这究竟是与雌激素的变化有关，还是机体正常老化的一部分（肌肉纤维会随年龄增长而收缩），目前尚不十分明确。至于更年期女性的"性福"质量是否与阴蒂体积缩小有关，也有待进一步探究。

阴毛变白是与年龄有关的身体老化迹象之一，主要是由黑色素数量减少所致，而与激素变化并没什么关联。关于年龄与阴毛颜色变化间的研究非常少，其中的一项研究指出，45 岁之前阴毛不会变成灰白色。虽然这项研究的样本仅仅来源于64 位女性，但我支持这个结论，因为根据我多年执业经验，45 岁之前阴毛变成灰白色的情况的确少见。至于阴毛的颜色变化是否与头发有联系，依照我的看法，两者也不相关。因此，即使你过早地拥有了一头白发，也不代表你的阴毛会如此，反之亦然。不过，随着年龄的增长，阴毛的数量倒是会减少。

更年期如何影响阴道？

雌激素的缺乏会影响糖原在阴道黏膜上的沉积，在没有充足食物喂养乳酸杆菌的情形下，就会导致乳酸杆菌的大量死亡，其他种类菌群便会趁机壮大，阴道菌群间的不平衡体系就此建立。这时有些女性会注意到自己的阴道气味发生了微妙变化，子宫颈黏液和漏出液（从血管渗漏出来，跑到阴道的液体）也会减少。鉴于阴道菌群、子宫颈黏膜及漏出液的变化，你的阴道会感觉干燥，性唤起时的自我润滑能力也随之降低，阴道组织变得更加单薄（阴道黏膜的变化如图 10 所示），拉伸能力进一步减弱。随着时间的推移，有些女性的阴道尺寸（长度和宽度）会缩减。当分泌液减少、组织变薄、失去弹性等种种因素叠加在一起时，还很容易引起阴道的微创伤，特别是在性交时。

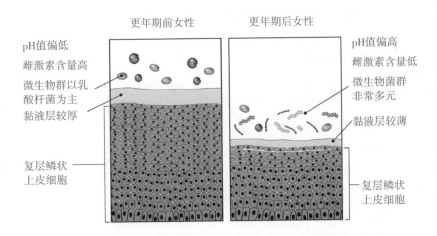

更年期前女性　　　　更年期后女性

pH值偏低
雌激素含量高
微生物群以乳
酸杆菌为主
黏液层较厚

复层鳞状
上皮细胞

pH值偏高
雌激素含量低
微生物菌群
非常多元
黏液层较薄

复层鳞状
上皮细胞

图 10　阴道黏膜　丽萨·克拉克，MA，CMI. 绘

　　雌激素水平低的人还容易发生尿道细胞突出的情形，即在尿道外侧（小便孔）长出一种小的良性（非癌性）生长物，看起来就像暗红色的肉赘，并容易产生刺激性疼痛，这种病症被称为"尿道肉阜"，也叫"尿道肉芽肿"，尺寸一般不会超过1cm。低雌激素水平是尿道肉阜的已知危险因素，常见于经历过更年期的人。很多人会因这种肉赘的糟糕样貌而感到惊慌，因为它看起来与更严重的病变相似，并由此怀疑恶性肿瘤（实则为良性）的可能，所以正确诊断是关键。实际上，尿道肉阜并不危险，一般情况下不需要治疗，除非有疼痛或不舒服症状。医生一般会推荐雌激素乳膏、消炎药（皮质类固醇）以及肉瘤切除（仍有可能长出）等疗法。

　　阴道菌群的变化以及缺少雌激素供应的膀胱和尿道，还会增加尿路（膀胱）感染的风险，这也可能是近半数更年期女性有漏尿（尿失禁）症状的原因。

GSM 的症状

阴道干涩自然是首要的，此外还伴随其他症状，如砂纸感、刺激不适、分泌物变化、润滑减少、性交疼痛、性交后出血、尿灼、尿急及膀胱感染等。

有 15% 的停经女性说，自己在围绝经期（指月经从出现紊乱到绝经后 1 年。如果连续 12 个月没有来月经，则表明正式进入绝经期）就出现过一些症状，而在绝经后 3 年，有高达 50% 的人会罹患 GSM。在这些女性中，有近 50% 的人反映更年期症状严重影响了她们的性生活，这个数量占所有停经女性的 25%。其中年龄在 45 ～ 64 岁的女性受影响最大。目前，我们还不确定在放弃治疗的情况下，GSM 会不会随时间推移而逐渐消失。

大多数人都没有将这些症状归咎于更年期的到来——在一份研究中，只有 4% 的女性认为这些症状与更年期有关，而大部人都难以接受自己的身体变化与老化有关——我已经 52 岁了，对这种心情感同身受。除此之外，女性还面临着一项难以战胜的社会顽疾——人们对待年长女性的那种糟糕态度，因为随着雌激素的消耗，她们的价值已经降低了。对中老年女性来说，把性事拿出来说本来就难以启齿，更别提勇于追求性爱的励志事迹了，整个社会似乎都约定俗成般对年长女性的"性爱"需求保持了沉默。和蔼可亲的老妇人、行为古怪的"八婆""长舌妇"，或者拥有越来越多猫的神秘女人，似乎才是符合社会预期的老女人形象。因此，与一些常见的跟年龄有关的其他症状（如背痛或关节炎）相比，想获得更多有关更年期的性爱保养信息尤为艰难（可获取的途径太少）。

女性在求医之路上走得也不顺畅，大多数人都不会就更年期病症去主动寻求医学帮助。一些人是因为老是被忽视、被敷衍而放弃；有些人则是因为出现了其他更为严重的医学状况，不得不将优先权转移；还有的女性甚至认为，在衰老之路上出现这些状况都很正常，自己应当"忍受"，且无法逃避。即便去就诊，也很少有医生主动提及性生活质量方面的话题。虽说权利是靠自己争取，但不得不承认，横亘在女性健康与男权社会之间的这堵墙实在太高太厚，一时半会儿着实不好跨越。

GSM 引发的生理变化

在对细胞取样并做镜检后发现，约有半数女性的阴道细胞都发生了改变。在一项围绕此议题所开展的研究中，人们发现阴道细胞变化程度越高，就越容易在润滑方面出问题（不出所料）。性交时会感到干涩，阴茎难以进入，不过无法据此推测这种改变会导致哪些人出现性交疼痛——当然，这并不意味着两者没有关联。引起疼痛的原因相当复杂，就拿背痛来说——即使是无痛人士，在磁共振成像检查中出现异常结果的概率都高达 60%。因此，在医学领域，结合患者个体特点进行病情诊断尤为重要。有些人会出现相当严重的 GSM，但出现的微观变化却很小，而另外一些人的情况则恰恰相反，症状不显著，变化却非常大。

在一项由 800 位绝经后女性参与的研究中，发现肥胖反而成了阴道组织微观变化的最重要保护因素（排除激素的使用）——从医学角度分析，这可能是脂肪组织能够将其他激素转化为雌激素的结果。目前已知吸烟是加重 GSM 症状，以及提高阴道组织微观变化的风险因素，因为吸烟会产生抗雌激素效应[1]。

在这项研究中，研究者还发现非裔美国女性的阴道组织变化程度相对要低，具体原因不得而知。这可能与基因有关，也可能与不同种族女性阴道内微生物群系的差别有关，因为有研究发现非裔美国女性体内的雌激素水平要高于白人女性。不过，也许还有其他因素也未可知。需要注意的是，不管是微观变化，还是肉眼可见的生理性改变，我们都不能忽视，哪怕再细微，都不等于没有症状。

"不用则废"的说法准确吗？

根据此说法，绝经后的女性，如果性生活不活跃或已经很久没有性生活，则很可能会面临外阴和阴道功能的退化，严重时甚至会引起阴道瘢痕或永久性闭合。这种说法听上去很有道理，但如果深入思考，你就会发现这个理论根本站不住脚，其立足点包含了许多不靠谱的假设，以及过时文章中宣扬的"根"（阴茎）治百病的无稽之谈。

这类用阴茎插入式性爱来保护阴道免受更年期症状影响的想法，既缺乏常识，也很荒谬，而且忽视了女性的生理感受。毕竟，如果阴茎真能拯救女性于水火，哪怕能缓解或避免更年期痛苦，那为何还有很多人在绝经后，会因疼痛而拒绝做爱

---

1 即对抗雌激素作用，使雌激素不能发挥出相应的功效。

呢？对这一点我就深有感触（冒险与你们分享我的 TMI[1] 时刻），我 49 岁时就进入了更年期，不过一直保持着较为频繁的性爱习惯，但这种习惯似乎并没有为我的阴道带来任何好处，不到一年，我就开始用药了。

这种性交疗法的科学论点是基于性交时会增加阴道的血液流动，从而间接维持阴道组织的健康状态。阴茎来回运动时施加的压力，也会使阴道组织得到伸展锻炼，从而得以保持其长度和宽度，例如，经常拉扯你的阴唇，它们就会变长——通俗点说就是"越用越灵，不用则生锈"。

阴茎性交保持阴道健康的理论起源于性学家威廉·马斯特斯（William Masters）和弗吉尼亚·约翰逊（Virginia Johnson），他们曾经做过一项针对 54 名停经女性的性评估，发现只有 3 人在性刺激下产生了兴奋感——而这 3 人的共同点是还保有性生活（研究者似乎没有考虑另外 51 名女性之所以没有性行为的其他原因，如性交疼痛）。

1981 年开展的一项研究试图找出"用和废"之间的关联，研究者对 24 位保有性行为的停经女性和 21 位没有性行为的停经女性展开观察（样本数太少了）。结果发现，无性行为的女性也较少有爱抚和自慰情况。在外阴的变化方面，两组女性虽然有一些倾向性差异，但是并不具备统计学意义，尤其是样本数量如此少的情况下，而且该研究也没对阴道组织实施显微镜检查。虽然有性生活的女性体内，雄性激素确实有所增加，但是在得出性交或自慰有保护阴道的结论之前，我们必须先完

1　TMI 是 too much information 的简称，这里指作者要冒险分享一些私密的经历。

成自己的"信仰之跃"[1]——你得承认"激素变化是由性刺激引起的，且这种变化具有保护性"。否则，仅凭这份报告就能得出性交疗法有益阴道健康的结论，显然是十分草率的行为。

正如我们之前讨论的，最近（2017 年）的一项涉及 800 位停经女性的研究主要观察更年期对阴道细胞的净影响，结果发现在细胞变化方面，有性女性和无性女性并没有什么差异。如果性行为具有组织保护作用，照理说阴道细胞的变化程度应该更小才对。这项研究结果，也与我这些年的临床观察相互印证。更年期阴道症状会导致许多女性出现性交困难，但显然并不包括所有人。

在罕见的病例中，更年期女性会因严重的阴道炎症而发展为需要专门治疗的阴道瘢痕。对性行为不活跃的停经女性来说，可能都很难意识到这种瘢痕的存在。在这种情况下，定期使用阴道扩张器或阴茎来拉伸阴道，确实可以防止瘢痕的形成，不过这不是在细胞水平上去做改变。让人欣慰的是，这种极端炎症导致的阴道瘢痕并不常见。作为一个擅长治疗性交疼痛的妇科医生，我在过去 30 多年里所遇到的病例数用一只手都数得过来。现实生活中发生最多的，是因 GSM 极端疼痛而导致的盆底肌痉挛（具体来说是"阴道痉挛"，详见第 34 节）。这种痉挛会使阴道口收缩变窄，就如同在阴道口额外增设了一圈路障，会让性交时的痛感更强烈，并给人一种阴道闭合的感觉。

---

1 来自游戏《刺客信条》中的一个标志性动作，从建筑物顶端跃下并安全着陆在干草堆或水面上。这里用以形容很难在两个结论间建立联系。

更年期症状会随年龄增长而严重吗？

在上面提到的 2017 年的那项研究中，并没有发现阴道组织的严重变化与年龄有何关联，而在另一项更早的研究（同样具备严谨性）中却发现了一些端倪。不过这两项研究都只是集中在某个时段上的研究，除非开展一项持续数年的追踪监测，并用阴道拭子来检验，否则现在的结论都不具备可信度。

每位女性的身体旅程都是独一无二的，一些女性说在最后一次月经后 10 年甚至更长时间，才开始出现 GSM 的首发症状，而有些人则在停经前就已经有了，所以很明显，更年期症状可能是由多种因素联合引发。其中有个人生理上的，包括激素水平的改变，以及疼痛阈值的不同，但还有一个可能的原因，是有些女性在很长时间后才获得有用信息，并有勇气说出来，或找到了可以倾诉的对象。因此，很难讲清楚这部分女性究竟是因为无法取得医疗照护而造成的延误，还是真的在 10 年或更久后才出现症状。

药物诱发的 GSM

服用抑制雌激素分泌，或阻断雌激素对组织发挥作用的药物，也会导致 GSM，其中以治疗某些类型乳腺癌的芳香化酶抑制剂引发的后果最为严重。它会抑制在制造雌激素的过程中不可或缺的芳香化酶，进而阻断身体组织生成雌激素。虽然大部分雌激素都是由卵巢所分泌，但其他组织（如脂肪组织）也能生成，所以一旦无差别地阻断所有雌激素的来源，雌激素水平便能在短时间内急剧下降。

另外一种能显著降低人体雌激素水平的药物叫"促性腺激素释放激素激动剂"（GnRH agonists），这是一种用于治疗子宫内膜异位症和乳腺癌的药，它主要通过干扰大脑与卵巢的沟通而发挥作用。对许多女性来说，这种药会带来非常严重的副作用。但由于它们不能抑制脂肪组织生成雌激素，所以部分雌激素得以在人体内循环，这可能也是服用此药的一些人得以幸运地躲过 GSM 困扰的主要原因。

他莫昔芬（Tamoxifen）同样是用于治疗乳腺癌的常用药。它对某些组织可以起到抗雌激素的作用，如在乳腺组织中，所以可以被用来治疗乳腺癌。但在子宫中，它却可以像雌激素一样发挥作用。他莫昔芬对阴道的影响有诸多变数，是否会引发 GSM 也是因人而异。

某些化疗药会妨碍卵巢的正常工作。这种抑制能力主要取决于几个因素：化疗的类型、使用剂量、治疗时长，以及患者年龄——40 岁以上的女性面临的风险更高。具体的抑制原理目前尚不清楚，但很多人坚信它能杀灭卵巢中的卵泡。对一些女性来说，如果所有卵泡都被杀灭殆尽，那么伤害就是永久性的；而对另外一些女性来说，剩余的卵泡可以随时间的推移慢慢复原，并重新开始制造雌激素。

本节概要 ━━━━━━━━━━━━━

- 更年期的生理变化会涉及阴蒂、阴唇、阴道、尿道和膀胱。
- 有 50% 的女性会经历 GSM 的困扰。

- GSM 的最常见症状是阴道干涩。
- 有 25% 的女性反映有与更年期相关的性交困难。
- 大多数人的更年期症状都没得到必要的关注，因此，女性主动发声很重要。

第 19 节

GSM 的治疗

有高达 50% 的女性会遭受 GSM 的影响，想了解更多与更年期有关的外阴和阴道变化的信息，可回头翻看第 18 节的内容。**我将在本节中对这种病症的治疗作重点讲解。**

干涩、性交疼痛、刺激不适感是女性寻求医疗帮助的常见原因，其他还有阴道砂纸感、灼痛、分泌物异常、阴道异味等。有些女性还容易出现膀胱感染。

女性进入更年期的平均年龄是 51 岁，但激素水平会在之前便开始下降。至于什么时候出现不适症状则因人而异，但如果你已超过 40 岁，且出现过停经或经期变得不规律等情况，那么在外阴和阴道上出现的任何不适症状，都可以合理怀疑是由 GSM 引起的。

由 GSM 引发的疼痛和微创伤，也会加重原有的外阴和阴道的病情，如皮肤病和外阴痛（发生于外阴的神经性疼痛）。不过，在临床工作中，医生有时很难分清哪些病症是由 GSM 引发的，哪些是由其他原因造成的。因此，先从 GSM 的治疗开始，经过 6 ~ 8 周后再重新评估，看看还有哪些病症需要解决，然后对症施药，这是一个可行的做法。

许多罹患 GSM 的女性都没有充分重视自己的病情，即使备受煎熬，也根本没有去治疗的打算。在上一节中，我提到过女性自身以及医疗人员对此病症的忽视，但这些并不是挡在我们面前的唯一障碍，还有以下困难需要应对：

- **治疗费用**：不低的治疗费可能让一些女性在最有效的药物面前望而却步。
- **对现有产品缺乏信任**：一些女性对阴道产品的市场乱象深感困惑，不敢轻易去尝试；还有人不喜欢产品的使用感受，如容易产生刺激不适感。
- **期待尽早看到治疗结果**：即使是最短的治疗周期也要长达 6 周，所以很多人会因疗程缓慢而过早地放弃。
- **对激素的忌惮**：大部分产品会在外包装上加一段长长的"副作用警告"说明，这让人深感不安。

外阴保养

无论你有何症状，练就外阴皮肤保养的基本功绝对有利无害。因为随着年龄的增长，皮肤水分流失会进一步加重 GSM 的症状。对此我给出以下建议：

- **用清洁液，不用皂**：我已经在第 11 节中强调过，皂基产品会让皮肤更加干燥。
- **处理失禁问题时，尽量控制湿巾的使用频率**：随着年龄的增长，这类产品更容易造成刺激症状。
- **如果你有尿失禁，尽量使用纸尿裤，而不是经期卫生巾**：失禁时的尿液量通常会超过夜用经期卫生巾的最

　　　　大吸收量。况且，尿液通常是一步到位，在得不到及
　　　　时更换的情况下，会让皮肤长时间浸泡在里面，这会
　　　　增加潜在的皮肤刺激和皲裂的风险。

- **外阴保湿产品用起来**：详见第 14 节，椰子油、橄榄油、
  凡士林都是性价比高的选择。

- **如果你喜欢阴部脱毛，那么请使用电动修剪器**：阴毛
  有增加外阴皮肤湿度、防止水分流失的功能。

- **戒烟**：吸烟会诱发抗雌激素效应。

阴道保湿产品 [1]

　　阴道保湿产品（兼具润滑功效）能为阴道组织补充水分，
建议你将它纳入日常保养的例行程序，而不仅限于做爱那一小
会儿。显微镜下观察发现，虽然保湿产品不会显著改变组织的
外观，但它具备良好的耐受性，在改善部分阴道症状，尤其是
阴道干涩时效果明显。另外，阴道保湿产品会短暂地降低阴道
的 pH 值，不过它不会促进乳酸杆菌的生长，因为它无法增加
糖原（储存糖）的含量。此外，也无法解决异味问题。

　　保湿产品有多种类型，包括水基（甘油是常见成分）、硅基、
油、透明质酸（玻尿酸）、混合型等。人体内的透明质酸是分
布于皮肤细胞及细胞周围的大分子物质，可以锁住水分，也是
天然的保湿润滑剂。

　　阴道保湿产品会特别调制出可以附着在阴道黏膜上的有效
成分，并可停留多日。大多数情况下，建议每 2～3 天用一次，

1　本节所讲的保湿产品兼具润滑剂的功效。

长期用的效果非常不错。在做阴道激素研究时，保湿产品常被分配给安慰剂对照组的受试者使用，结果发现它甚至能发挥出与低剂量雌激素等同或相近的效果。不过一旦停用，原有症状又会冒出来。

市面上许多水基型阴道保湿产品都没有列明 pH 值和渗透压，所以我们无法确定长期使用对阴道组织的影响，尤其是对那些可能接触 HIV 的人群，其安全性要画一个大大的问号。现有的研究都只说明了短期效果——如仅使用 12 周，长期（12 ～ 24 个月）使用高渗透压产品是否会引起刺激症状呢？况且，生产商会经常调整产品配方，所有产品的渗透压或 pH 值都可能在没有发出任何通知的情况下悄悄改变。我比较有把握的是，如果你本身没有 STI 的风险，而且产品用着也舒服，那它对你来说可能就是安全的。

表 2　常见阴道保湿产品的 pH 值和渗透压（2018 年的数据）

产品	基底	pH	渗透压
HYALO GYN	透明质酸	未知	未知
K-Y Liquibeads	硅	未知	未知
Moist Again	水	5.68	187
replens	水	2.98	1491
Vagisil ProHydrate Natural Feel	透明质酸	未知	未知
YES VM natural Vaginal Moisturizer	水	4.15	250

第 9 节我们详细讨论了润滑剂的相关信息。遗憾的是，适用于停经后女性的润滑剂研究少之又少。某项小型研究指出，对于无法使用雌激素的女性，硅基润滑剂比水基润滑剂在减轻疼痛方面效果更好。

局部外用雌激素

阴道雌激素被认为是治疗 GSM 的金标准。在所有药品中，无论是处方还是非处方形式，阴道用雌激素都是目前为止被研究得最为透彻的产品。

几年前，有关机构对阴道用雌激素的所有研究（共鉴定出 1800 多项研究）作了一次审查，但其中只有 44 项具备较高水准，且可作为参考依据使用。即便如此，这个数量在医学界已属难得——由此你可以窥见整个现代医学研究的质量。

阴道雌激素是通过增加组织中的糖原发挥作用。糖原是乳酸杆菌的主要养料，乳酸杆菌的生长繁殖可促进乳酸的生产，乳酸又可以降低阴道 pH 值。雌激素还能促进血液流动、增强组织弹性、提高胶原蛋白（强化组织的蛋白质）的生成量。最终的结果是润滑度提升了，阴道分泌物增多了，还增强了阴道组织的弹性和复原能力。有研究显示，雌激素对 GSM 带来的各种不适都极为有效，可以改善尿失禁症状，还能降低尿路感染的风险。

在美国，药用级别的阴道雌激素有 2 种：雌二醇（estradiol）和共轭马雌激素[1]。其中，雌二醇是卵巢分泌的一种主要激素，在实验室中可以用其他类固醇激素人工合成。一些人在销售雌二醇时会特别强调它的"植物性"，严格来说这并无不妥，因为实验室合成的雌二醇正是来源于植物。但它实际的制作过程涉及在实验室中用化学物质从植物中提炼出胆固醇，然后再将胆固醇暴露于化学物质中，促使它进一步转化为雌二醇。它绝非某些人口中形容的"磨碎的山药"。共轭马雌激素是从孕马的尿液

---

1 英文全称：Conjugated Equine Estrogens，简称"CEE"。

中提取出来的，所以其商品名 Premarin（普瑞马林）的拼写也体现了这一特点：Premarin（普瑞马林）= pre（pregnant 怀孕）+ mar（mare's 母马的）+ in（urine 尿液）。

　　阴道雌激素有多种配方形式的产品（截至 2019 年）：乳膏、阴道环、片剂、胶囊。其使用剂量因人而异，而且会有很大的差别，从每周 8μg（微克）到 400μg 不等。阴道共轭马雌激素仅有乳膏配方，它的优势在于使用剂量可根据个人情况进行调节，而阴道环、片剂及栓剂的使用剂量都是固定的。

　　如果困扰你的主要更年期症状是性交疼痛，那么建议从雌二醇开始，每周 2 次，每次使用剂量要超过 10μg。先从低剂量开始总没错，但如果在治疗 6 ～ 8 周后仍不见好转，则意味着你需要增加使用剂量。

　　除了阴道环外，所有雌激素疗法都是在最开始的 2 周内每晚使用，接下来转换为每周 2 次。一项研究表明，如果刚开始的给药方式为 1 周 2 次，症状减轻所需的时间可能比较缓慢（需要好几周）。不过，对于记性不佳，在转换用药频率时容易混乱的患者，每周 2 次显然更方便记忆。

　　共轭马雌激素的使用不能直接类推雌二醇，它们之间不存在直接的转换关系。它的起始剂量通常是 0.5 ～ 1g，持续 2 周，之后每周 2 次。

　　用阴道乳膏（含有较高剂量的雌激素）的最初几周，血液中的雌激素水平可能会有一个短暂的升高。这可能是因为 GSM 导致的阴道炎症对雌激素的迫切需求导致——也是部分女性在用药的最初几周反映乳房有触痛感的原因。一旦炎症被雌激素治愈，血液中的雌激素水平就会开始下降。片剂、胶囊、环，或最低剂量的乳膏（每周 2 次，每次 0.5g）使用者，则并未发现血液雌激素浓度升高的情形。

局部外用雌激素的风险是可控的。虽然产品包装上通常会给予警告提示，但导致乳腺癌、心脏病、中风的患病风险其实很低。FDA 要求所有雌激素产品制造商都必须在外包装上标示一个"黑框警告"（black box warning）[1]，在上面要列明该药物可能导致的所有潜在副作用，就像这样："**警告：子宫内膜癌、心血管疾病、乳腺癌及可能的痴呆症……**"看上去颇为严肃。这些警告是基于早前的一项研究制定的，该研究表明，当全身应用雌激素产品（通过贴片或口服药直接进入血液）治疗时会提升以上这些病症的风险。事实上，把雌激素局部外用于阴道中，这些风险从未显现。但 FDA 有一个强制规定：如果某种药物的某一剂型有潜在风险，无论其他剂型是什么样的，只要属于这种药物，都必须将所有风险在产品包装上标注。

全身应用雌激素

对于缓解热潮红或预防骨质疏松症而言，通过使用含雌激素的贴片、口服药、阴道环、外用乳膏，均会收到不错的疗效。这种治疗方式可以使得雌激素直接进入血液，然后通过血液循环运转到全身，所以被称为"雌激素的全身应用治疗"。对于仅有阴道局部症状者，建议采用前文介绍的局部外用雌激素治疗——之所以不建议应用全身雌激素疗法，是因为这里面确实存在一些风险因素，如每年都会有 1～1000 名女性因全身激

1　黑框警告（black box warning），是美国 FDA 要求在处方药的说明书上标示的一种对药物不良反应的警告标志，是最高级别的警告，代表该药物具有引起严重的，甚至危及生命的不良反应的重大风险。

素治疗而患上乳腺癌。此外，有子宫的停经女性在采取全身雌激素治疗时应同时服用孕酮激素，以防子宫内膜癌的发生。

对其他更年期症状应用全身激素疗法的利弊分析，已经远远超出了本书范畴。如果你对此感兴趣，不妨翻阅我的另一本著作——*Menopause Manifesto*[1]！

含 DHEA 的阴道产品

药品普拉睾酮（Prasterone）也被称为"脱氢表雄酮"，或是"DHEA"（dehydroepiandrosterone）。

我们的身体会制造性激素，如通过胆固醇转化而来的睾酮和雌二醇，这个制造过程中产生的中间激素就是 DHEA。如图11 所示，双向箭头表示两边的物质可互相转化，雌二醇可以转化为雌酮，雌酮也可以转化为雌二醇，而睾酮只能单向转化为雌二醇，反过来则不能达成。

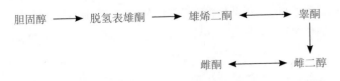

图 11　胆固醇生成的睾酮和雌二醇

这个转化过程可发生于任何一个具有芳香化酶的细胞中，阴道组织中就有芳香化酶。当在阴道中使用 DHEA，这种激素就能

1　*Menopause Manifesto* 是本书作者珍妮弗·冈特的第二本大众科普书，于 2020年出版。

被阴道黏膜吸收，并在黏膜内转化为睾酮和雌二醇（至于哪种激素会对阴道黏膜产生影响目前尚不清楚），而由于它不会使得血液中的睾酮水平和雌二醇水平增加，所以在这个过程中产生的所有激素都只能局部作用于阴道。子宫内膜上并没有芳香化酶，因此这个部位就不会有组织增生（癌前病变）或癌症的风险。

　　每天使用 DHEA 会收到较好的效果，每周 2 次的疗效相对差些。不过对于想用该产品，又不想天天用药的女性，每周 2 次的使用频率也足够。这种药物带来的最大副作用就是阴道分泌物增多——这也是所有激素类产品的通病，因为它们能增加阴道内乳酸杆菌的繁殖。至于 DHEA 与阴道雌激素的疗效哪个更好，还没有任何研究进行对比，所以目前无法轻下定论。

复合"生物同质性"激素是否更安全？

　　"生物同质激素"[1]（Bioidentical Hormones）宣称与人体自身生产的激素有着完全相同的化学结构，且是由植物来源的大豆或山药等制成，因此是比传统激素更安全的产品。首先，这个术语仅属于营销范畴，不仅不正确，而且在医学上毫无意义；其次，以"生物同质"和"天然"等名义销售的激素并不比传统激素疗法中的药用激素更安全，也没有证据表明它们更有效。明智的消费者不应被"天然""自然"等定位于"纯净"一族的产品所裹挟，而应该将关注点放在科学和严格的评估上，配方合理吗？有大量严谨数据的支持吗？举例来说，虽然由我们身体生产的雌二醇是绝对的天然物质，但有时却会导致血栓和乳

1　不具有生物同一性的激素通常被称为"合成激素制剂"，也就是"传统激素"。

腺癌，但这并不代表在实验室中生产的雌二醇在绝经激素治疗中有危险。说到科学，"生物同质"这个词甚至都不准确，因为在实验室中生产的激素在双分子水平上与卵巢生产的激素并不完全相同——这是一个复杂的医学概念，但它很重要，因为女性需要的是药物，而不是噱头。

生物同质激素现在是女性健康领域的"热门产品"，甚至成为天然保健行业的流行语。对生物同质激素的最大误解，是简单地认为这类产品的生产过程就如同将山药碾碎制成粉。但实际上，无论是卵巢中生成的雌二醇，还是在实验室合成的雌二醇，其化学式都是 $C_{18}H_{24}O_2$。无论是来自制药公司生产的药用雌二醇，还是来自复合药房[1]配制的被贴上"生物同质"标签的雌二醇，它们所使用的原始激素都是在实验室中以相同的化学方式制造出来的。原始激素一般呈粉末状，制药公司和复合药房都拿它来配制药品。生产原始激素的实验室并不多，所以大型制药公司和小型复合药房拿到的原始激素，基本上都来源于相同的几家制造商。

目前，FDA 已批准了某些形式的人造生物同质激素的生产，包括生物同质雌三醇和孕酮，且已经通过安全性和纯度测试——这种被视作处方形式的生物同质激素，可由制药公司预先生产。另外一种形式的生物同质激素则是由药房根据医嘱配制而成，这被称为"复合生物同质激素"，最终的产品可以是片剂、乳膏或植入颗粒。药房配制的优势在于他们可以为患者提供满足自身需要的个性化定制产品，如当患者因对药用激素

1　复合药房是专门为满足个人需求来配制药物的机构。一些女性可能会受益于复合生物同质激素制剂中的非标准剂量和激素形式，但是来自复合药房的产品不受市售激素制剂必须满足的严格质量标准的约束。

中的一种成分过敏，或药用产品过于昂贵时，复合生物同质激素就有了用武之地。

美国的复合激素现在已发展为一个年产值达数十亿美元的产业，一些复合药店也基本以配制复合激素为主。仅在美国就有 100 万～ 250 万女性使用这种产品，而医生开具的绝经激素治疗处方中复合制剂就占了 40%。众多女性对这种产品的依赖充分说明了"大天然"产业的强大魅力。然而，颇具讽刺意味的是，它并不受任何监管方的审查，也不需要投入昂贵的研究经费。考虑到这些实实在在的数字，再称它们为"小药店"着实不合适，因为它们早已发展成为"大天然"产业版图的香饽饽。

对于每一种药用激素，我确切地知道每一剂的激素含量，在体内有多少会被吸收，吸收的速度有多快，以及该激素在体内是如何发挥作用的，我也知道激素是如何影响子宫内膜的，但这些科学考量都不适用复合激素。一项针对复合产品中雌激素浓度的研究发现，高达 30% 的产品所含的雌激素含量比标签上标注的多——有时甚至高出 200%——这是一个值得"严重"关注的问题！暴露在那么高浓度的雌激素中，很可能会增加罹患子宫内膜癌（子宫内壁处的癌症）的风险。想想，月经来潮早的女性之所以罹患乳腺癌的风险更高，一个很重要的引发因素就是她们暴露在由卵巢产生的天然激素中的时间更长。尽管如此，高达 67% 的女性仍然认为复合激素比药物处方更加安全。

一些从业人员和复合药剂师会特别强调自己所提供的复合产品是由 3 种激素合成的，这 3 种激素分别是雌二醇、雌三醇和雌酮。事实上，你摄入的雌二醇会根据人体需求被转化为雌三醇和雌酮。没有任何研究显示，这个复合版本会为你带来什么额外好处，除了让你多花钱。

　　唯一一次我建议患者使用复合激素（只含有雌二醇，不是定制的混合物）的情形，是因为药品级激素价格远远超出了她的支付能力。在美国，这种药贵得离谱（截至 2019 年）——仅一管 42.5g 的普通雌二醇乳膏，售价竟然高达 325 美元，而许多复合药房可以把价格压到 100 美元以下。所以，如果没有替代方案，在患者知情同意的情况下（确保患者知道使用的药物可能含有不准确的剂量），我不反对将雌二醇复合药剂纳入考虑范畴。

我需要用睾酮吗？

　　没有人能证明阴道睾酮会为更年期女性带来什么确切疗效。它会导致阴蒂明显增大，并被身体吸收到血液中循环全身，从而导致其他负面影响。因此，我不推荐使用。

非激素疗法

　　用于治疗 GSM 的口服药奥培米芬（Ospemifene）属于选择性雌激素受体调节剂[1]类药物。它能在一些组织中（如阴道）发挥类似雌激素的作用，而在另一些组织中发挥抗雌激素的功效。FDA 已经批准将这种药物用于治疗 GSM 的阴道症状。

　　对于不喜欢在阴道里抹药或抹药时有痛感的女性，可以每

1　英文全称：selective estrogen receptor modulators，简称"SERM"。

天口服 60mg 毫克的奥培米芬。它能在子宫处产生类似雌激素的效果，也正因如此，保有子宫和子宫颈的女性应该同时服用孕酮（孕激素，或者类似药物）来预防子宫内膜癌的发生，左炔诺孕酮 IUD 也可以提供这种保护。

目前还缺少奥培米芬与阴道雌激素疗法的对比性研究，我们知道阴道雌激素给 90% 的女性带来了帮助。比起安慰剂对照组，奥培米芬在减少性交疼痛效果上所得结果不一，所以目前还无法确定这是否具有临床意义（它到底能不能帮助更多的患者）。在某项大型研究中，只有 30% 的女性表示在服用奥培米芬后缓解或消除了性交时的疼痛感——虽然这个数据并不代表它对你没有疗效，但 30% 的治愈率确实低了点儿。

口服药奥培米芬的其他副作用还包括：

- 增加血栓的风险。
- 提高了热潮红的概率。
- 药物间相互制约。

如何看待植物疗法和"天然"疗法？

有 10% 左右的女性会选用药草或者其他替代疗法，如黑升麻、红三叶草、益母草，以及局部外用维生素 E，只是这类产品的疗效都缺乏有效的数据支撑。某项小型研究显示，维生素 D 能改善更年期女性的阴道上皮细胞外观，但在治疗疼痛和刺激方面，服用维生素 D 与未服用维生素 D 的受试女性相比并无任何差别。

乳腺癌群体

患乳腺癌的女性都应当首先尝试保湿产品和润滑剂。如果不管用，那么根据最新的指导意见，使用阴道环或 10μg 的雌激素片剂是安全的，因为释出的雌激素不会被吸收进血液中。关于阴道 DHEA，尽管有研究显示它并不会提升血液中的雌二醇和睾酮水平，但到目前为止，我们仍缺乏足量的研究数据来支持它的安全性。

虽然并不建议在使用阴道雌激素期间进行激素监测，但我非常理解有乳腺癌病史的患者内心的忧虑。有些人为了放心，会在使用阴道雌二醇之前和之后分别监测血液中雌二醇的浓度，以确保它没有被吸收进血液中。

唯一的例外是正在服用芳香化酶抑制剂的乳腺癌患者。这种药旨在为患有激素反应性癌症的女性消除体内的每一个雌激素分子。在这种情况下，体内任何一点雌激素，哪怕只有微微一点都不行。

对于目前正在服用芳香化酶抑制药物，且已经尝试过 2 种不同类型保湿产品的乳腺癌患者（我建议要试一下透明质酸产品），治疗性交疼痛的可选项其实并不多。一些人觉得利多卡因（用于阴道口的局部麻醉药物）有一定效果；还有一些女性用肛交代替阴道性交，因为肛门中的组织不会受芳香化酶抑制剂的影响，但并不是所有人都能接受。

在这种情况下，一些人建议使用被称为"蒙娜丽莎之吻"的激光疗法（详见第 23 节）及其他类似疗法。但这些疗法没有经过充分研究，所以我很难给出一个安全且基于有效数据基础上的建议。随着更多研究成果的陆续发表，届时我们有望能为大家提供更有效信息。不过，与自己的长远"性福"相比，那些无法进行阴道性生活，且需要常态化服用芳香化酶抑制剂的女性可能会认为，这种风险收益比（长期的风险是未知的）是可以接受的。我非常理解。

本节概要

- 关注外阴的保湿护理，以防止皮肤水分流失。
- 当只有一种轻微更年期症状困扰你的时候，保湿产品是最合适不过的选择。
- 对于阴道雌二醇的研究是最为深入的，每周使用少于20μg 的剂量不足以有效治疗性交疼痛。
- 阴道 DHEA 和口服选择性雌激素受体调节剂是可以考虑的。
- 患有乳腺癌的女性使用低剂量的阴道雌激素产品是安全的。

第六部分

药物和介入措施

第 20 节

避孕

你所采用的避孕方式可能会对阴道内环境产生一些影响。不过对很多人来说，对阴道的影响或许并不是首要的考虑因素。那些雌激素避孕药[1]对乳酸杆菌确实很友好，但如果你经常忘记服药，那药效再好也发挥不出应有的作用。如何避孕是一项非常重要且个人化的决定，获取到准确的信息至关重要。如果现在你的阴道已经有一些不舒服的症状，本节的内容或将帮你判断这是否与避孕措施有关，以及如果有关的话，可以采取的补救方法。假如你一直有阴道方面的困扰，并且正在考虑采取避孕措施或想换一种避孕方式，这些信息也有助于你作出更明智的选择。

安全套

之所以从安全套讲起，是因为无论你的爱人是男还是女，它都是用来保护自己的最好武器。多项研究都证实，性行为对阴道内有益菌的负面影响。还没有异性伴侣的女性一般不会患

---

1 避孕药通常是由 2 种人工合成的性激素（孕激素和雌激素）组成，有的只含有孕激素（孕酮）。只含有孕激素的避孕药适用于不应或不想摄取雌激素的女性。

上 BV。有同性伴侣的女性，因阴道分泌物的互相接触，不强健的乳酸杆菌菌株就很容易在你体内定植。安全套除了可以保护阴道内的有益菌，还能降低 STI 的风险，而这些感染可能会损害阴道内生态，并会导致癌前病变或癌症。

在对阴道具有保护作用的避孕措施里，安全套毫无悬念位列第一。

多项研究都指出，如果男性伴侣坚持戴安全套，女性就会拥有更健康的阴道菌群环境。这一点对那些有多名伴侣的女性尤为重要，因为伴侣越多，对有益菌的负面影响也会增加。如果他是你的唯一，你却不是他的唯一，那阴道生态系统同样会承受更多风险。健康的阴道菌群是抵御 STI 的第一道防线，如果在没有采取防护措施的条件下发生性行为，特别是阴道中的有益菌很少或没有的女性，其罹患淋病或 HIV 的风险将提升 4 倍之多。

不要使用添加了杀精剂（通常是称为 "壬苯醇醚 -9" 的化学物质，简称 "N-9"）[1] 的安全套。我知道这听上去有违直觉，按理说多一层防护不是更保险吗？问题在于，含杀精剂的安全套不仅会提高你罹患尿道感染的风险，还会破坏阴道中的有益菌群。不含杀精剂的安全套通常有 5 年的有效期，添加了杀精剂后的安全套，由于其对乳胶的降解，有效期将缩短为 2 年左右，而且价格也贵。此外，无论杀精剂是否含有壬苯醇醚 -9，都不能对任何 STI 有额外的预防作用。

如果你觉得安全套用起来有刺激不适感，那么首先确保这款安全套没有杀精剂，也不含润滑剂（不用担心刺激物的问题）。

---

[1] 壬苯醇醚 -9 会破坏精子和其他细胞的质膜（外屏障）。科学家们曾一度认为壬苯醇醚 -9 可以有效地消灭各种 STI 病原体，包括 HIV、疱疹、衣原体和淋病，但目前的研究不再支持这一理论。

阴道需要润滑时，可将安全套与喜欢的润滑剂单独搭配。如果还是不行，那么试着换一个品牌，或将乳胶型改为聚氨酯型。如果全都试过了，但还是不舒服，我建议你去看一下医生。

雌激素避孕法

含雌激素的避孕药会对阴道内乳酸杆菌带来有益的影响。原因可能是由于雌激素会使糖原在阴道上皮组织上沉积，从而可以为阴道细菌提供养分。虽然可能会造成阴道分泌物增多（约 10% 的避孕环使用者也有相同的反馈），但它对阴道 pH 值没有任何负面影响。

好几项研究都表明，含雌激素的避孕药可以预防 BV，这很可能归功于阴道内有益菌的增加。不过也有数据表明，这类避孕药会引起酵母菌（念珠菌）感染——到底是由于药物导致酵母菌的繁殖速度快过健康乳酸杆菌的繁殖速度，还是别的什么机制造成的对阴道免疫系统的影响，目前尚无定论。然而，这并不能说明避孕药一定会给阴道带来酵母菌，除非你正与反复感染的酵母菌（真菌）作斗争，否则无须考虑这个问题。

细菌和生物被膜

生物被膜是细菌和酵母菌制造的一件保护性覆盖层，你也可以把生物被膜看作细菌的一件隐形斗篷。有了这件斗篷，细菌和酵母菌就很容易躲过免疫系统侦察，并逃脱抗生素和抗真菌药（治疗酵母菌感染的药物）的攻击。疗程一结束，这些微生物又会重现，并再度快速形成感染。

有的微生物天生就容易形成被膜，克氏念珠菌（克鲁斯念珠菌）就是其中之一。有些外物也会为生物被膜的形成创造更好的环境，如在铜 IUD[1]、左炔诺孕酮 IUD（激素 IUD）[2] 上都发现了生物被膜的踪迹，激素避孕环上也有发现。可以说 IUD 放在体内的时间越长，发展出生物被膜的可能性就越大。然而遗憾的是，目前还没有任何商业化的生物被膜检测手段。

这究竟意味着什么呢？对使用避孕环的女性来说，如果你没发现任何症状，就什么事儿都没有。但如果你有多发性感染的问题，无论是 BV 还是酵母菌，在治疗前都需要将环（或更年期女性使用的雌激素环）取出，治疗结束后再置入新的。显然，你需要考虑备用的避孕方式和由此带来的额外开销。在美国，在没有保险的情况下，一个 NuvaRing（舞悠避孕环）[3] 就需要花费 100 多"刀"。

如果你用的是 IUD，而且确实有酵母菌或 BV 反复感染的问题，可能非常想知道有没有瓦解生物被膜的策略（更多信息可参考有关酵母菌和 BV 的小节）。显然，取出 IUD 是一种可行的考虑。在一项涉及生物被膜的研究中，患有酵母菌感染和 BV 的女性在取出 IUD 后病情得到了有效缓解。不过，前提是诊断必须确切，因为 70% 认为自己有阴道感染的女性其实都

1　IUD（宫内节育器）可以是含铜的，也可以是含激素的。含铜的 IUD 不含激素，也被称为"非激素 IUD"。它会释放对精子有毒的铜离子来预防怀孕。

2　所有的激素 IUD 都使用孕激素（不含雌激素）来预防怀孕，它可以使宫颈黏液变稠，黏液会阻塞精子，使其无法接触卵子。IUD 中的激素还可以阻止卵子离开卵巢（排卵），这意味着没有卵子受精。

3　NuvaRing（舞悠避孕环）含有雌激素和孕激素，这些激素通过阻止卵巢释放卵子和增厚子宫颈黏液来防止怀孕。它需要频繁地更换（1 个月换 1 次），其有效避孕率比 IUD 低。

被误诊过。此外，选择一个擅长打生物被膜歼灭战的好医生非常关键。

激素释出型IUD对阴道菌群有其他影响吗？

虽然最初的一些研究都没有发现任何影响，但这都是基于12 周的短期数据。释出孕激素的 IUD 主要是通过改变宫颈黏液（使宫颈黏液变稠，受精卵难以进入子宫）来达成避孕目的，而宫颈黏液又是阴道分泌物的一部分，也是阴道生态系统的一部分。因此，如果说它对阴道菌群没有影响，实在很难让人相信。

一些数据显示，激素释出型 IUD 与引起 BV 的细菌繁殖有关联，但目前还不是很明确。综合来看，IUD 的使用者，尤其是激素 IUD 的使用者，患 BV 的风险确实有小幅提升，但无法确定这种提升是由菌群失衡引起的，还是不断的少量出血[1]（会改变阴道 pH 值，进而影响乳酸杆菌数量）所致。

约有 7% 的 IUD 使用者，在巴氏涂片检查中会发现一种名叫"放线菌"的细菌，这可能与节育器尾线上的生物被膜有关。虽然这种细菌与盆腔感染有关联，但在这种情况下——巴氏涂片检查中意外发现，且患者没有任何症状，可以视为忽略不计的偶然发现，无须接受抗生素治疗，更没必要取出。

激素避孕与阴道性交中的HIV传播

激素避孕法[2]会以什么样的方式影响HIV的传播呢？理论上

1　有些人在使用激素 IUD 后会出现点滴出血、月经不调或痉挛等副作用，通常会在 3～6 个月内消失。

2　常规激素避孕药通常含有雌激素和孕激素，或仅含孕激素。对大多数女性来说，激素避孕的形式包括植入物、IUD（宫内节育器）、注射、口服药、阴道环、皮肤贴片等。非激素避孕法，包括铜宫内节育器，屏障法（如男用和女用安全套），以及子宫帽等。

说，可能会影响乳酸杆菌、黏液、阴道上皮或免疫系统，也会影响润滑，而充分的润滑能减少性交时的微创。早期数据只提供了一个关联的可能性，要想彻底弄清这种联系是否存在，还有许多工作要完成。再说采取激素避孕法的女性可能也是性交频繁或多性伴者，所以此处的联系或许仅仅是简单相关，而不是互为因果。好比"今天艳阳高照，我读了一份报纸"，这两个事件虽然发生于同一天，但并不是因果关系。

WHO 也对各种不同的激素避孕法与 HIV 传播风险之间的联系作了广泛研究，并得出了以下结论：

- 含雌激素的口服避孕药：没有关联。
- 仅含孕激素（孕酮）的口服避孕药（不含雌激素）[1]：没有关联（虽然依据算不上特别可靠）。
- 左炔诺孕酮 IUD：没有关联。
- 依托孕烯植入物[2]：没有关联。
- 注射型孕激素（如醋酸甲羟孕酮注射液）[3]：尽管作了大量研究，但在有无关联方面仍存在一些未知及不确定因素。虽然 WHO 声明，其益处大于可能存在的风险，但所隐藏的风险才真正是 HIV 高危女性需要警惕的。

---

1 仅含孕激素的口服避孕药通常被称为"迷你避孕药"。这种药对 35 岁以上、吸烟、高血压、有血栓病史或偏头痛的女性更安全。如果你正在哺乳，这种药也比常规避孕药更好，因为它不会改变你的母乳量，而常规避孕药中的雌激素可能会减少身体分泌母乳。

2 依托孕烯植入物是一种长效避孕药，皮下植入 1 支，可提供 3 年的避孕效果。

3 醋酸甲羟孕酮注射液属于孕激素类药物，可用于避孕，治疗子宫内膜异位症、绝经期血管舒缩症等。

纯孕激素避孕与阴道刺激、分泌物及性交疼痛间的关联

据说，有些用纯孕激素避孕的人出现了阴道刺激或性交干涩等问题。检查发现，这些患者体内的微观炎症（显微镜下可见的炎症）看起来与更年期或雌激素水平低而出现的症状很像，但没有那么严重。考虑到孕激素能阻断雌激素对某些组织的作用，而阴道中的细胞都属于激素敏感型，所以这些传言似乎是合理的。某项研究试图证实纯孕激素避孕法会使阴道内膜变薄，结果却没发现任何预期变化。但是，此项研究的样本数很少，仅有 23 名受试者（我猜，这类招募女性参加一项涉及阴道活检的研究并不容易实现）。另一项研究则发现阴道内的糖原（喂养阴道有益菌的贮存糖）发生了变化，所以促成因素很可能在这里。

本节概要 ━━━━━━━━━━━━

- 安全套对阴道内菌群有极好的保护性。
- 含雌激素的避孕药和避孕环可能会使得阴道分泌物增多。
- 雌激素避孕药能增加阴道内有益菌群的繁殖，但可能也与酵母菌感染的风险提升有关。
- 大多数人使用 IUD 都不会引发阴道问题，但对于有多发性酵母菌感染和 BV 的人，应加强对生物被膜现象的关注。
- 激素避孕与 HIV 的感染风险间似乎没有联系，只有注射型醋酸甲羟孕酮是个例外，不过两者是否存在真正的关联尚不十分确定。

第 21 节

抗生素和益生菌

关于抗生素和益生菌对阴道生态的影响流传着许多谣言。我曾听一些自封"保健大师"的人危言耸听，说"抗生素的危害相当于汽油炸弹"，还有人说"某些食物或植物就能替代抗生素，如大蒜和紫锥菊"。

这些错误信息给人们带来的伤害是极大的。

抗生素在治疗细菌感染时可以挽救生命，就治疗本身来说本没有错，在必要的情况下就应当使用。很多人之所以忌惮它，通常是因为接收了一些似是而非的信息碎片，结果在治疗过程中本着"少用少伤害"的想法而过早停用。据统计，高达 43% 的人会因各种理由中断抗生素治疗。这可能会导致在感染症状复发时，病情更加严重，所需要的恢复时间也更长，且需要投入更多的治疗费用，最重要的是会阴差阳错地培育出害人害己的超级顽固细菌。

在美国，约有三成的抗生素处方是非必要开出的（大约有 4700 万个）。不必要的抗生素治疗不仅会导致酵母菌感染，还会加剧日益严峻的抗生素耐药性问题，以及由滥用抗生素引起的腹泻症状。每次不必要或不当给予患者抗生素治疗时，都会增加产生耐药菌的机会。由于这些耐药细菌的增加，一些过去容易治疗的疾病现在变得难以治愈。因此，我们完全有理由担忧因抗生素处方过量所引发的健康危机。

从医学角度讲，只有因细菌感染引起的疾病才可以用抗生素治疗，因此最妥善的做法是确认患者是否真有必要使用抗生素——这一点至关重要（遵循"抗生素管理"原则）[1]。如有三分之一的人误以为抗生素可以治疗感冒，事实上大部分感冒的元凶是病毒，而非细菌，抗生素对病毒性感冒和流感并不起作用。那喉咙痛呢？只有 5% ~ 10% 的喉咙痛是细菌引起的，需要用到抗生素。如果咳嗽时带有暗黄色或绿色的浓痰呢？痰有颜色就代表着有细菌感染这个想法也是错的，而且我们不建议对急性支气管炎患者使用抗生素。如果你认为自己患有膀胱感染——先别着急，后续我安排了整整一节（第 36 节）的内容为你讲解是直接应用抗生素（通过电话问诊获得处方），还是接受检测后再行动。

使用抗生素会造成酵母菌感染？

有两项研究均显示 23% 的女性在使用抗生素后，开始出现不同程度的酵母菌感染症状。这两项研究是由不同研究者在不同国家通过不同的方法得出的结论，所以具备较高的可信度。其中一项研究还指出，有抗生素诱发型酵母菌感染史的女性在应用抗生素后再次感染的风险更高。此外，在应用抗生素后成为酵母菌携带者（体内有酵母菌，但没出现任何症状）的概率

1　美国 CDC（Centers for Disease Control and Prevention，疾病控制与预防中心）发布的《抗生素管理核心要素》的目的是限制抗生素的使用，尤其是管控抗生素的滥用。

也会有所提高。

目前最普遍的观点认为，抗生素之所以会诱发酵母菌感染，是因为它在消灭了阴道致病菌（有害菌）的同时，还顺带杀死了乳酸杆菌（有益菌），而阴道中乳酸杆菌数量的暂时性减少，会促使本就存在于阴道中的酵母菌过度繁殖。如果按这个理论推断，那么只要所应用的抗生素不能杀死乳酸杆菌，就不会引起酵母菌感染。

为那些合理应用抗生素治疗的女性再额外推荐预防酵母菌感染的药物，似乎没有这个必要——因为这会让 77% 的女性暴露在不需要的药物下，而酵母菌药物的不当使用也会增加耐药性的风险。但是，如果你在使用抗生素后经常感染酵母菌，那么联合治疗或在应用抗生素的 2 ~ 3 天后再进行联合治疗是一个不错的策略，不过这个策略还未经论证。如果你有抗生素引发酵母菌感染的经历，还应确保至少有一次感染已经通过培养证实。由于这些信息非常关键，我会在第 31 节另行详述。

有没有能降低酵母菌感染的抗生素？

从医学角度而言，每个人都希望得到最合理的抗生素治疗——在获得最佳治疗效果的同时，将附带损伤的可能性降至最低。这意味着所使用的抗生素可以最大限度地避免耐药性的问题，以及与抗生素有关的腹泻风险。

抗生素有广谱与窄谱之分，广谱抗生素能杀灭多种类别的细菌，窄谱抗生素只能杀灭特定类别的细菌。广谱抗生素有广阔的用武之地，比如当有不明原因的严重感染时，就需要用上它。在许多情况下，医学指南要求在满足条件的前提下首选窄谱抗生素。所以，当你拿到抗生素处方时，可以问问医生：这是否为满足治疗需求的最窄谱型——我想大多数医生听到你的问题时都会感到非常意外，也分外开心！至少我认识的医生都是如此。做好抗生素应用管理，对症施药，对每一位患者都有好处。在这方面，医生和患者的立场是一致的。

鉴于目前对抗生素的研究，确实很难得出哪种抗生素对阴道生态最不利的结论，所以我转变思路，转而思考哪种抗生素可将阴道副作用降至最低。假设以下这些抗生素都在可接受的范围内：

- **呋喃妥因**：只能用于治疗膀胱感染。它不会渗透到组织中，是治疗单纯性膀胱感染（无并发症）的一线药物。在最近的一项关于膀胱感染的调查中，只有1%的女性报告有阴道症状（我猜是反安慰剂效应导致）。
- **磷霉素**：同样用于治疗膀胱感染，在近期一项对膀胱感染的研究中发现，发生阴道分泌物异常及阴道刺激的概率小于1%。由于还没完成对酵母菌的培养观察，所以暂时无法确定诱发这些症状的原因何在。
- **诺氟沙星、甲硝唑和复方新诺明**：乳酸杆菌对这些抗生素具有天然的耐药性。在一项专门围绕诺氟沙星开展的研究中，并没有发现酵母菌定植的风险增加。甲硝唑主要用于治疗 BV 和滴虫感染，因此不建议同步使用抗酵母菌的药物。复方新诺明可以用来治疗尿路感染和皮肤感染（以及其他）。

显然，以上这些抗生素可以把对乳酸杆菌的伤害降到最低，不过，这也只是应用这些药物时的考量因素之一。出现症状时要不要用，要取决于你自己的实际情况。

那阴道用抗生素呢?

甲硝唑凝胶和克林霉素乳膏是 2 种最常见的阴道用抗生素。克林霉素乳膏和栓剂中有矿物油，所以不能与乳胶材料的安全套兼容——用安全套时，应避开克林霉素的应用期间，或至少等 72 小时后。关于药物用于阴道后多久才能没有残留，其实并没有人作过研究，这里给出的 72 小时也只是一个最佳建议。因为根据我的观察，大多数药物在应用 48 小时后，仍能在显微镜下观察到小滴残留，等 72 小时后，残留基本上就消失了。

与大多数口服抗生素不同，这些制剂相对较新，而且它们被提交给 FDA 审核时，需在报告中加入对引起酵母菌感染的风险研究，所以我们掌握了不少有效数据。这些产品引起酵母菌感染的概率如下:

- 阴道用甲硝唑凝胶: 1%（低于安慰剂组的概率）。
- 阴道用克林霉素乳膏，给药 7 天: 10%。
- 阴道用克林霉素乳膏，给药 3 天: 8%。
- 阴道用克林霉素软胶囊，给药 3 天: 3%（乳膏和胶囊为何有如此大的差异，目前还不明确）。

益生菌类产品效果如何?

按照联合国食物与农业组织、WHO 的说法，益生菌是一类活性微生物，足量的益生菌摄入能为宿主健康带来正面效益。

目前，益生菌产品风靡全球，而且其热度还在持续上升。仅在2012年，就有 1.6% 的美国人在用益生菌[1]，这个数量是 2007年的 4 倍之多。

　　单单美国一家，每年消耗在益生菌上的花费就高达数千万美元，然而与庞大的产业资金流形成鲜明对比的是目前仍显匮乏的可靠研究。那么多人不惜重金购买，而有效信息却又如此有限，这多少令我沮丧。假如大家能将购买益生菌的计划经费转而赞助益生菌研究，那离我们了解益生菌究竟如何发挥保健作用，以及对哪些疾病真正有效，便不再遥远。

益生菌对健康人群的作用

　　几乎没有证据支持益生菌对健康个体的肠道菌群有额外好处。有研究数据证明，在用抗生素的同时服用益生菌能降低腹泻的发生率，这倒是个好消息。然而在最近开展的另外一项小型研究中却发现，先应用抗生素再服用益生菌，反而会延迟胃肠道有益菌群的恢复。所以，对于益生菌和肠道细菌间的复杂关联，我们掌握得并不透彻。

益生菌能不能解决外阴与阴道问题？

　　在妇科指导建议中，益生菌被推荐给罹患以下 3 种妇科疾病的患者：复发性 BV、复发性酵母菌感染以及复发性膀胱感染。由于乳酸杆菌缺乏与 BV 有关，并可能在酵母菌感染和尿路感染中起作用，所以这条建议似乎具备一定的合理性——如果成立，是不是就意味着肠道中健康的有益菌会进入阴道呢？

1　根据益生菌产品的预期用途，美国 FDA 将其作为膳食补充剂、食品或药物进行监管。作为膳食补充剂出售的益生菌产品，在上市前不需要经过 FDA 的批准。

科研人员曾开展过一些研究，并没有发现任何能证实益生菌对以上 3 种病症有正面作用的证据。但是，这些研究的质量相对粗劣，也没有对益生菌会不会增加阴道中的乳酸杆菌作出解释。

研究数据令人失望的其他原因，还包括选择了错误的菌株（我们认为那些对阴道最重要的菌株，很难在阴道外培养），也没有根据女性自身的菌群特点，以及特有症状来使用专有益生菌。另外，参加测试的不同益生菌品牌间也可能被错贴标签，以至于我们无法确定具体的测试目标。

据我常年的临床经验，我确实看不到益生菌对阴道健康的好处。在 15 年前，我也曾热情地极力推荐益生菌疗法，但是这么多年下来，它们似乎并没有为女性带来切实的帮助。很多人花费大量资金长期食用这些产品（甚至长达好几年），症状却一直没有消失，这难免让人失望。

服用益生菌产品有风险吗？

谈不上什么风险，最坏的结果也就是没有疗效，以及在金钱损失和治疗失败后的挫败感。无论是换洗衣液、穿棉内裤，还是洗泡泡浴，姐妹们在听从并实施了这类"反正无害！"式的伪科学建议后，换来的往往都是得不到兑现的空头支票（事实也确实如此），再有耐心的人也经不起这样的精神消耗。

这类疗法和建议，本质上比毫无根据的假设强不了多少。在病症没有得到任何改善后，有些人就会产生永远好不起来的念头（不可治愈的挫败思想导致）。有些人还会生出执念，屡败屡战，继续冒险尝试其他无效或有潜在危害的替代疗法，又或者干脆放弃治疗。

细菌也有可能在不经意间进入人体血液，从而造成严重的感染，这是益生菌疗法最令人担忧的一项健康风险。在人体免疫系统受损、有严重的肠道炎症或肠道血流减少等生理状态下（后2种情况有可能使益生菌穿过肠道进入血液），这种问题都曾经发生过。所以，如果你有严重的免疫系统问题，或正在服用抑制免疫系统的药物，那么在开始服用益生菌之前，务必征求医生的意见。同样，如果你有肠道炎症或严重的心脏疾病，处理原则类似，在开始用药之前预先接受医学检查。

有些专为肠道设计的益生菌配方含有酿酒酵母。如果你本来就有慢性酵母菌感染，且恰好属于极少数由酿酒酵母引起的感染，按照常识来讲，最好不要服用——虽然我们还不确定它是否真的会导致感染。但我认为，考虑到你本来就在尽力避开与酵母菌接触，不用是明智的选择。

最后不得不提的是，你可能并不知道你服用的到底是什么。近期有一项研究发现，高达33%的益生菌产品实际所含菌落少于产品说明中列出的数量，42%的产品标签内容有误，包括对菌种的错标、漏标或多标。遗憾的是，在营养保健品产业中，标示错误以及出现未知成分的现象非常普遍。2015年，纽约总检察长在委任的一项调查中透露，在所有接受检查的营养保健品中（虽然不是益生菌产品，但监管方式相同），只有21%的产品完全含有标签中的成分，而其他产品中没有列明的成分通常都是污染物（主要成分），包含违禁成分的现象也非常普遍。在2013年一项调研中，同样在草药类保健品中发现了污染物及替代物。在美国，由于对保健品（包括益生菌）成分、纯度以及使用剂量的监管都使用"荣誉系统"[1]那一套做法，所以，这基本上就等同于让消费者风险自担。

我想尝试益生菌，应怎样选择？

在资料这么少的情况下，我肯定不能给出切实可行的建议。但在你个人没有任何禁忌症的情况下，含有鼠李糖乳杆菌（*Lactobacillus rhamnosus*）、罗伊氏乳杆菌（*Lactobacillus reuteri*）及加氏乳杆菌（*Lactobacillus gasseri*）的产品，是我能给出的最具有"实证性"的建议，因为它们是阴道生态系统中最重要的菌株。不过，如果你在服用2～3个月后仍不见任何效用，就没必要继续投资。

我也不建议把益生菌产品直接用于阴道，正如一位著名的研究员告诉我的那样，她曾做过一项用于阴道的益生菌研究，但中途不得不紧急叫停了。因为放在胶囊中旨在保持益生菌活性的食物也喂养了有害菌，而用过这些胶囊的受试者恰好发生了比预期更严重的感染。本质上，这就好比给花园施肥后，杂草反而长得比花朵更旺盛。这项实验还表明，我们之所以会错过有用信息，原因之一就是负面研究被发表的概率很低。每个人都想找到有用的治病方法，但从不去揭露那些无效的东西。事实上，知道哪些东西有用、哪些无效，同等重要。

益生菌类产品价格不菲，省吃俭用去购买昂贵的产品前，我建议大家先好好检视自己的饮食是否健康。一些基本的饮食建议包括每周摄入1～2份鱼，不吃反式脂肪，拒绝快餐，保

---

1 在美国运行的一套信用系统，其基本假设是所有人都是好人，人们在没有监督的情况下遵守规定，只要发现有损害规矩的必定严惩。但实际上，损坏规矩的人可能犯错不止一次，却只被发现了一次。

证每天 25g 的纤维摄入量等。如果你计划每个月花 40"刀"，甚至更多的钱来买益生菌产品，还不如用来改善伙食，将精力、财力投入到饮食结构的调整上。我想，均衡饮食带给你的益处或许远远超过益生菌。

可否每周用硼酸来改善阴道 pH 值？

不能！

硼酸的作用机制并不是使阴道环境酸化，而主要在于它对细胞的毒性。虽然它对酵母菌及生物被膜（细菌菌落）的毒性大于阴道组织，但还是不可避免地会带来损伤。在用 2～3 周后，阴道便会出现肉眼可见的红肿和发炎现象。

抗生素和抗真菌药会针对细菌、酵母菌中的酶以及细胞结构进行指向性打击，通常不会对人体细胞有影响。硼酸则会无差别地大开杀戒，沿途碰到的一切都会被消灭。

目前我们还缺乏硼酸如何影响阴道生态系统的相关信息，但据我的观察，在用硼酸 2～3 周后，在显微镜下观察就会发现阴道中的乳酸杆菌几乎所剩无几。使用酸类物质后，对阴道 pH 值的改善顶多维持 1～2 个小时，而要想将 pH 值保持在 4.5 以下，只有乳酸杆菌才能做到。

只有在 2 种迫不得已的情况下才使用硼酸：

- 清除对常规处方药和非处方药有抗药性的酵母菌。
- 在治疗复发性 BV 时，为了破坏有可能存在的生物被膜，可将硼酸列为可选药物之一。

总之，只有在束手无策时，才考虑硼酸。

本节概要 ━━━━━━━━━━━━━━━━━━━━

- 了解"抗生素管理"原则，在拿到抗生素处方后，可与你的主管医生确认：这是不是适合你病情的最窄谱抗生素。
- 约 23% 的女性在使用抗生素后出现酵母菌感染的问题。
- 有些抗生素很少甚至不会引发阴道酵母菌感染，如呋喃妥因、磷霉素、甲硝唑、复方新诺明。
- 益生菌对阴道健康及预防膀胱感染的研究质量普遍不高，所以目前还没有证明其有效性的实证。
- 硼酸并不是靠"把阴道环境酸化"来发挥作用，而是通过细胞毒性（杀死细胞）。

外阴整形、注射及阴道紧缩

目前，外阴整形与阴道紧缩术的市场日益壮大，但所使用的产品和医疗程序很多都未经严格论证，甚至根本未加测试。销售商们牢牢抓住了男权社会强加于女性的生殖器羞耻和对衰老的恐惧心理，大肆鼓吹产品效果，开展掠夺式营销。曾有姐妹向我倾诉自己的亲身经历：当她们半裸或全裸地躺在医生办公室，抬头看着墙上张贴的外阴美容和阴道紧缩的宣传海报时，（在这个脆弱、敏感的时刻）就很容易生发出"是否我也有点儿问题"的念头。我还听说，有些朋友在治疗失禁症的手术中，被强行推销额外的"美容"手术。

一旦涉及手术，"返老回春"或"焕然一新"这样的词就根本不具备任何医学意义。无论是无知还是无畏，如果这些人连手术效果都敢编造，我不禁要问，还有什么是他们干不出来的？如果我是患者，当听到自己的手术被这些虚构字眼来形容，一定溜之大吉。

我个人认为，整容术不同于针对健康因素所做的手术，两个不同的手术绝不应交给同一位医生。拿子宫切除术来说，外科医生施行的子宫切除术是一回事，如果患者也想做腹部整形（除皱紧实），就要请她另选一位整形医生，然后约定时间探讨手术细节。但是，假设这位外科医生同时具备操刀腹部整形术的资质呢？要知道整腹术的价位可比子宫切除术贵多了。那他会不会为了"顺便"作个整腹术，而有目的地把病人往子宫切除这条道上推呢？越想越复杂，有时候，你很难分清存在于我们内心深处的是不是偏见，你也很难判断医生有没有私心杂念。

阴唇整形术

这种缩小和／或重塑小阴唇尺寸的手术方兴未艾，仅 2015 年到 2016 年，手术数量就增加了 39%。在澳大利亚，有高达 97% 的医生表示，他们都曾接诊过对阴唇感到焦虑的女性。

虽然我没有作过研究，但根据我们几个妇产科医生的经验和讨论，都认为过去寻求小阴唇缩小术的，仅限于左右小阴唇尺寸差异明显（两侧相差 3 ～ 4cm）的女性，特别是因阴道分娩和体重骤减而导致的情况。曾有朋友告诉我，她不得不将一侧的小阴唇窝起来，就像卷小飞象（Dumbo）章鱼[1]的耳朵一样塞进内裤；还有朋友说，在做爱时自己的阴唇常被扯进阴道，这让她尴尬极了。对这些女性来说，她们迫切渴望阴唇恢复到原来的样子。我特别理解。

我们都知道，小阴唇没有所谓的"正常"大小一说。通常，小阴唇的长度在 2 ～ 10cm、宽度在 0.7 ～ 5cm 的范围内就属正常。我们也知道，小阴唇尺寸大一点也并不会引起瘙痒、刺激等不适感。不过，长期对阴唇做抓、拉、拖、拽等动作，确

1　小飞象章鱼通常生活在海底，它们的鳍很大，长有两只"耳朵"和一个长"鼻子"。这种章鱼的外形与迪士尼动画电影《小飞象》（Dumbo）中的主角形象十分相似，因而人们将其称为"小飞象章鱼"。

实会让阴唇尺寸增大。在非洲的一些部落文化中就有拉伸阴唇的传统习俗，他们相信这会给男人和女人带来更强烈的性快感，拉大的阴唇也象征着更健康、更具性吸引力的女性形象。

在做阴唇缩小术的女性中，虽然确实有过于肥大的情况，并会影响穿内裤或是性生活，但大多数人的尺寸其实都在正常范围内。在英国开展的一项调研发现，在寻求阴唇缩小术的人群中，平均每名女性的小阴唇宽度都不超过 5cm，左侧小阴唇的平均长度是 2.7cm，右侧则是 2.5cm。

我们知道，有近 50% 的女性其小阴唇会突出于大阴唇之外，而在这些女性中有高达 75% 的人认为自己不正常。这种偏见很可能是由于阴部脱毛后小阴唇显得更为突出所致，也可能是受到某些禁忌影片中裸体或近乎裸体的女性形象的影响——这些画面中的女性阴唇尺寸普遍较小。18 ～ 30 岁的女性很容易被这些修饰过的生殖器外形影响，从而对正常生殖器样貌的理解产生偏差。同理，在禁忌影片中看到的小阴唇形象，无论是天然的还是人工打造的，也会影响她们对正常小阴唇外形的理解。还有调查显示，在考虑施行阴唇缩小术的女性中，有三分之一的人甚至都遭遇过针对她们阴唇外形的负面评价，而这个比例在其他女性中（不考虑阴唇手术的人）只有 3%。

我还听说，有些母亲会因为她们青春期女儿的小阴唇尺寸而焦虑。我强烈建议这些人：停止这种窥视！不要因为发现一点点你眼中的"异常"就大惊小怪、大呼小叫！尤其是尺寸方面。如果你仍心存顾虑，可以咨询儿科或妇科医生的意见。重要的是，千万不要在孩子面前反复讨论这个话题，因为年轻女孩很容易对自己的身体形象产生困扰。如果医生都说没问题，你的女儿也没有任何不适，你就没必要再操心了。在美国，除非是极少数极端情况，为 18 岁以下的女孩实施阴唇缩小术等同于割礼（女性生殖器割残），是犯法的！

在考虑阴唇缩小术前，我要提醒你注意：小阴唇是一个性反应结构，它对你很重要。上面布满海绵体组织（勃起组织），有特别的神经末梢，而且会充血，还连接着阴蒂头的顶端，通过对小阴唇的牵引会增强对阴蒂的刺激——我甚至完全可以将缩小小阴唇的行为类比为"阴茎缩小术"。此外，小阴唇还承担着一项关键任务，那就是保护前庭（阴道口）。

以美容为目的而实施这项手术的女性，大部分人都会对完成后的样貌比较满意。不过也有一些人备感失望，因为她们感觉自己的阴蒂包皮看上去显得太大了。还有一点要强调，阴唇缩小术后的长期医学影响（是否有后遗症）还未可知，包括对性敏感度以及性功能的影响，也都尚未得到充分研究——这一点，再怎么强调也不为过！此外，我们都知道，阴唇会随着年龄增长而小幅萎缩，那人为缩小又加上自然老化，是否会引发其他症状呢？这同样有待我们进一步观察。

我曾在报道中看过一些整容医师的观点，说"阴唇整形术会让女性在穿紧身休闲运动裤时看起来更有型"。我知道他们暗指紧身裤勾勒出的私处外形——有些人称为"camel toe"（骆驼趾），我更愿意称为"labial cleavage"（唇沟）。但解决这个问题的方法并不是手术，而是换一条更合适的运动裤。老实说，我已记不清有多少次看到男人露屁股沟的画面了，有时是弯腰时，有时是他们穿着没有腰带的"垮裤"时。每次我都瞪着看，并暗自思忖：这难道仅仅是弯腰时的美丽巧合？还是因为他们穿的是反重力魔力裤，能在没有腰带的情况下恰恰悬停于肛门之上？问题是，我也从没听谁说应该让医生把这些男人的屁股沟缝起来啊，我也无法想象为了让男性穿紧身裤更有型而发明一种阴茎整形术。

　　讲到这我还嗅到了一丝商机——"男性朋友们，你们是否还在为穿紧身牛仔裤时裆部扁平而烦忧？阴茎整形术正是你们期待已久的'擎天救星'"。或许那些售卖瑜伽裤的健身房、店铺也可以考虑打出一条标语——"唇沟也动人"。

　　我们暂且不论手术的必要性，对于打算做阴唇整形的女性而言，不同性别和专业的医生也会给出不同意见。在实施手术的门槛上，整形外科医生通常比妇科医生要低，男医生则比女医生更乐于放行。一些整形外科文献则表明：在小阴唇宽度超过 3cm 时，就可提出手术建议——如果按这个标准，恐怕近 50% 的女人都得接受手术改造。你能想象有人建议一半的男人做阴茎缩小或填充放大术吗？

　　如果真有瘙痒或刺激不适症状，我建议你去看妇科医生，或是外阴方面的专家，阴唇并不是引起这些症状的原因，不管它长相如何。你知道，在这个世界上，有近一半的人双腿间都挂着一个摇摇晃晃的器官——它可比阴唇大多了，但你看那些男人有烦恼吗？还不照样快活地骑车，舒适地端坐。

　　如果你在意的是左右两边阴唇大小不一，那我告诉你：阴唇是性反应结构的一部分，很少有完全对称的阴唇——它们是表姐妹，而不是双胞胎。如果你在了解此番道理的基础上，还是希望更进一步，那么尽可能地不要大动干戈，用最小幅度的微调达到最佳效果即可。如果你的阴唇宽度确实大于 5cm，或即使没那么大，你依然执着于此，那在手术前请务必征询至少两位医生的意见——其中一位必须是女性妇科医生。

　　楔形切除术是当前阴唇整形领域中用得最多的技术。顾名思义，这项手术会取走阴唇的一块楔形组织（从阴唇上切除一个V形组织），然后把两条切割线的边缘缝合在一起后，便可以收紧整个阴唇。楔形切除术会保持比较自然的轮廓。其他类型的手术则主要是针对阴唇边缘进行修剪，虽然听上去更简单，但在实际手术中，医生要去除那些特化的神经末梢，并可能会伤及阴唇系带与阴蒂包皮的衔接处，还需要在靠近阴蒂头的部位做一些具有挑战性的精细操作，手术难度以及风险不容小觑。

G 点注射

这是向阴道前壁一块神秘地带注射胶原蛋白，旨在让性快感更强烈的方法——显然这个神秘地带就是很多人都误以为的"G 点"。如果你仔细读过本书的第 2 节和第 3 节，就会知道 G 点根本就是子虚乌有的存在。这块位于阴道壁前侧的敏感区其实只是阴蒂复合体的一个延伸而已，而且这块区域的敏感度和刺激感也取决于女性的兴奋状态及阴蒂的充血程度。因此真相并不是大家以为的那样——所有（或大多数）女性都可以指着私密部位的某个点，对注射医生说："来吧，就是这里，这就是让我放电的'开关'。"不可否认，这个部位确实会让一些女性体验到很棒的感觉，但其他人可能感觉平平。这都很正常。毕竟，每个人的生理构造都有差别，敏感度也因人而异。

注射胶原蛋白和玻尿酸这样的填充物，实际上就是把细胞和胶原纤维之间的空间填满（使组织饱满），仅此而已。所谓的增强性快感的说辞，纯粹就是一种生物学谬论，基本上可以说是白费心机。

O 点注射

O 点注射（O-Shot, Orgasm Shot 的简称），也被称为"性福"强化针。其做法是从体内提取富含血小板的血浆（去除了红细胞和白细胞后的本体血液），然后注入阴道和阴蒂区域，以刺激新细胞的生长。这种疗法的初衷是增强性快感，提升高潮能力。然而整个过程却好似恐怖电影，充满了各种惊悚内容，我都不知道从何讲起。

围绕 O 点注射法，它的发明人[1]于 2014 年开展了一项小型试点研究（称为"研究"都有点牵强），受试女性仅有 11 人。这是目前我们所知道的关于 O 点注射的唯一研究，且质量极其低劣，统计数据也毫无参考价值。所以，最后的研究结论只能发表在一份不被同行认可的杂志上（《女性保健》），文章中提到的医学症状名称甚至都反复出现了拼写错误。

到目前为止，根本没有任何能证明 O 点注射可以改善性功能或提升性高潮的有力证据，当然它所带来的副作用也同样不清楚——注射后会给阴蒂或阴道黏膜带来何种后果？原本处于休眠状态的 HPV 会不会因此被唤醒？总之，既没有证据说明它有效，更没有证据表明它是安全的。

当心 O-Shot 变成 No Shot，让你完全零高潮。

干细胞注射

干细胞是一类具有分化或转化能力的细胞。获取干细胞有

---

1 "O 点注射"是由 Runels 博士"发明"的。他因招募无家可归的弱势群体作为受试对象，已经在 2009 年被 FDA 吊销了临床研究员的资格。

好几种途径，如脐带、骨髓，甚至是脂肪组织。

虽然干细胞疗法在外阴和阴道应用方面缺乏足够的研究，但还是有人把它用在了阴道干涩、失禁、高潮困难，以及硬化性苔藓等症状的治疗中。在美国，为女性注射的干细胞主要来自患者本体的脂肪组织。据说，吸脂的过程还增加了这种疗法的吸引力。

干细胞通常被注射到外阴。如果既能甩掉脂肪，还能让自己的外阴犹如新生，试问谁能抵挡这样的诱惑？但是如果它美妙到让你感觉不真实，那这事多半就是假的。目前相关的研究不仅很少，且质量都达不到应有标准。

在一项由 5 位受试人参与的干细胞注射研究中（也包括接受阴茎注射的男性），虽然取得了一些成果，但这些信息相互矛盾，却又无法自圆其说。

其中最大的隐患是注射后的干细胞在体内不受控制——目前已经发现几例在身体不同部位注射干细胞的人，后来都发展出了恶性肿瘤，并引发了其他严重并发症。

值得庆幸的是，监管部门有了切实的回应。在美国，FDA已经开始追踪那些提供未经证实的疗法的诊所，也发出了针对干细胞治疗的法律禁令，加拿大卫生部也同样发出了公开警告。

虽然这些行动让人备受鼓舞，但我们还需要做更多的工作。因为提供干细胞注射的诊所通常与受人尊敬的学术机构、医疗保健部门和员工健康项目都有关联，因此要想将这些爆火的虚假疗法拉下神坛并非易事，尤其是许多参与者已经从多年的宽松监管中获取到了不菲的经济利益。

当然，这也是一个科学传播态度的问题。20 多年来，主流文化对干细胞的过高期待变相促进了它的野蛮发展，这导致一些伪科学传播者可以正大光明地利用科学语言来兜售谣言。不过也许更重要的是，我们必须在校准公众期待上狠下功夫。

阴道紧缩术

解释一项未经定义的手术程序是有一定难度的，有 2 种手术就在这种模糊的界定下：一种是会阴成形术，是将阴道口的肌肉切开后再缝合起来，以使该处肌肉变得更紧实或放松的手术；另一种是激光紧缩术，是通过激光照射的手法使该处组织更富"弹性"（elastic）的手术——有时它的广告用词为更"紧致"（tighter），但"弹性"和"紧致"可不是一回事！

当产妇在阴道分娩时出现撕裂伤，裂口较大且愈合不良时，医生就会采取会阴成形术来为患者做修复。有时，会阴成形术也是脱垂术的一部分。不过，如果施术过度，就会使阴道口过于狭窄，当阴茎插入时就会产生疼痛感。这种手术的副作用还包括可能引发令女性备受折磨的肌肉痉挛。

会阴成形术并不能给患者带来更好的性生活。正如前面所谈的，如果你感觉在分娩后阴道变松弛，凯格尔锻炼法和物理疗法才是解决问题的正途，但绝非手术。

阴道紧缩术的问题就更多了。这项技术声称可以通过皮肤浅层损伤，来增加愈合过程中的血流量，从而刺激胶原蛋白生长，并在某种程度上沉积糖原，继而助力乳酸杆菌的定植。事实上，阴道黏膜（皮肤细胞）每 96 小时就会完成一次更新换代，所以我们很难看到这些变化究竟能持续多久，哪怕有人声称能维持 6 个月或更长时间。

这类私密美容项目炒作的背后，少不了公众人物的背书。

有名人甚至公开表示：自己的阴道通过激光紧缩而重获新生，就如同一个新鲜的桃子！

我无言以对！

生产商在广告中还宣称激光疗法能用来治疗女性 GSM（雌激素水平低下引起的症状）和失禁，但实际上这并没有得到 FDA 的准许，他们只是钻了政策漏洞而已，并不合法。就拿一种名为"蒙娜丽莎之吻"（MonaLisa Touch）的激光器来说，它在获准上市后，商家又私自对放进阴道的探头进行了改装，但却完全没有知会 FDA。

FDA 收到过不少由产品问题导致阴道损伤的报告，我也从各地同行那里听说了不少案例。此类设备的操作体验并不友好，稍有不慎就会因某个错误设置而让患者受伤。没人说得清是因产品本身的设计缺陷导致，还是由患者自身条件不允许造成——而如果外阴和阴道有不耐受的皮肤问题，则可能进一步加重症状。

美国妇产科医师学会建议谨慎使用这些仪器，并指出此类设备未经严格论证（截至 2019 年），凡没有经过充分研究和实验的方案都不要轻易尝试。我的态度估计各位也能猜个大半了，它们价格昂贵、外表浮夸，且打出了无敌的预期效果，但可供消费者参考的论证数据实在有限。为了好的疗效，姐妹们往往不惜一掷千金，但绝不应投资这种缺乏研究的半成品。

如果这类仪器真如生产商所言具有革命性的意义，那么商家就应该再接再厉，投资开展安慰剂对照下的多中心随机双盲实验[1]，并将它与适当剂量的阴道雌激素作比对。

1　这是指在实验过程中，测验者与被测验者都不知道被测者所属的组别（实验组或对照组），分析者在分析资料时，通常也不知道正在分析的资料属于哪一组，从而最大限度地避免主观臆断。

目前，唯一一项相关研究结果已经证实：这种仪器的疗效与无效剂量的雌激素难分伯仲。近期还将公布一项新的研究报告，应该具备更高的参考价值，所以我们有望得到一些有效数据，从而进一步了解这种疗法是不是真的可以帮助有阴道症状及失禁问题的更年期女性。

本节概要

- 阴唇宽度大于5cm，或两边尺寸差异大于3cm，且因尺寸问题深受困扰（如性交障碍、心里介怀）的女性，我才建议施行阴唇缩减术。
- 在决定接受阴唇缩减术前，你应被充分告知：阴唇是性反应结构的一部分，目前还不知道这种手术对性功能的影响。
- 在阴唇缩减术的放行门槛上，女外科医生比男外科医生高。
- 任何情况下，我都不推荐G点注射、O点注射和干细胞注射疗法。
- 激光治疗GSM和尿失禁并未经充分研究，也没有证据支持这些仪器能"紧致"阴道。

第七部分

STI（性传播感染）

常见的 STI 通识

在与异性有过性行为的美国女性中，约 80% 的人都至少有过一种 STI 史。性少数族群的数据较难获得，因为女同性恋、双性恋女性和保有阴道的跨性别男性往往成为研究的盲区，部分原因是由医学界的边缘化态度所造成，另外也有对风险把控先入为主的思想在作祟。

许多 STI 都会对健康造成不可轻视的影响，从让人烦恼的生殖器疣，到严重的不孕症或癌症，不一而足。另外一种鲜少讨论但却非常严重的后果，则是几乎所有的 STI 都会增加人体在暴露条件下感染 HIV（人类免疫缺陷病毒，即"艾滋病毒"）的风险，所以在全球对抗 HIV 的战争中，尽力遏制 STI 的发生是我们赢下这场战争的关键。

我是否有罹患 STI 的隐患？

你有过性经历吗？是插入式阴道性交、肛交，还是口交？如果有，那么答案就是肯定的！有些 STI 甚至能通过非插入式性行为传播，比如生殖器间的摩擦。

如果你的伴侣是 STI 患者，那么仅需一次性接触，你就有被感染的风险。当然还有一些因素会额外增加这种风险，包括以下几点：

- **年龄在 25 岁以下**：有些 STI 在这个年龄段更为常见，年轻女性的子宫颈也更易遭受病毒侵袭。
- **有多个伴侣。**
- **近期换过伴侣。**
- **有过无防护措施的性行为。**
- **患有 BV**：BV 会导致保护性菌群数量的减少。患有 BV 的女性若暴露于淋病或 HIV 下，那么被感染的风险是其他女性的 4 倍。
- **接受性肛交**：肛交会产生更多的微创，这会使细菌和病毒更容易进入，而肛管内壁也更容易遭受感染。
- **伴侣为双性恋男性**：与同性发生性关系的双性恋男性感染 STI 的概率更高。
- **服用睾酮并进行阴茎 – 阴道插入式性交的跨性别男性**：服用睾酮所引起的身体变化，会促进暴露条件下 STI 的传播。

许多研究者还指出：某些种族的 STI 发病率更高。我们知道，贫困、就业机会少和教育水平低等社会因素都会影响人们获取医疗保健的机会。不过，随着我们对阴道内不同微生物群的了解越来越多，可能还会发现其他关联因素。

了解自身的风险点，可以帮我们在是否接受更多筛查检测这件事上作出合理决策。以 HIV 筛查为例，美国的国家指南建议：只对 65 岁以下的人进行 HIV 检测。从人口层面考虑，这样的建议似乎相当合理。因为平均而言，大多数人在 65 岁时的性行为数量可能比 26 岁时要少，甚至没有，患病风险自然就低。不过拿我自己来说，当这本书出版时，我应该已经 57 岁了（将年龄记录在本书中，让我有一种永远停留在 57 岁的感觉，老实说这感觉还不错！），假如我在 65 岁的时候恰好单身，那么肯定还想寻觅一位新伴侣（我的目标是尽可能久地保持自己的性活跃状态）。如果真能如此，我依然希望得到 HIV 的筛查检测。

STI 攀升的年代

很难说清楚这个问题的具体原因，但确实有可能与以下因素中的一些或全部有关：

- **缺乏对公共卫生部门的资金投入**：公共卫生部门通常会提供便宜或免费的筛查服务，还能协助通知伴侣做好应对措施，并为法定传染病提供治疗。但近年来，随着政府对公共卫生项目经费投入的削减，员工流失，筛查减少，许多诊所都已被迫关停，以至于能获取到这种有效筛查和治疗资源的人越来越少了。
- **交友软件的盛行**：并不是每个人都会在交友软件中注册自己的真实信息。如果你们仅仅是一夜情的关系，相互间并没有交换电话号码，那么后续就很难追踪并获取他的有效信息提供给卫生部门。如果这段关系最后是以你遭遇被动"失联"而告终，那么你肯定也不乐意大费周章地去寻找他。交友软件还能从其他方面影响人们对于性生活的态度——长期的虚幻交流会带给你一种虚假的熟悉感，也就是说，发展到第一次线下约会时，你可能会对眼前的陌生人产生一种"老朋友"似的错觉，而这种错觉很可能会破坏你"没有安全套休想做爱"的原则。

- **安全套使用率的下降**：原因很复杂，理由也是五花八门，酒后、没有怀孕风险（用了 IUD 或植入式避孕棒），都会影响安全套的使用。

- **过度依赖安全套**：安全套并不等同于"免死金牌"。它确实能有效地降低传播风险，但成功率也并非 100%，这就好比借助安全带降低车祸死亡率。

- **脱毛**：虽然阴部脱毛能降低阴虱的发生率，但在脱毛时造成的微创也同样增加了罹患 STI 的风险。

- **禁忌影片的误导**：在异性恋禁忌影片中，男人使用安全套的场景只占 3%，口交膜（也叫"口腔橡皮障"，详细信息请翻阅第 25 节）更是几乎从未出现。有调查指出，与那些安全套高手或接受过高等性教育的人相比，性经验少的人更容易受到这些影片的误导。

发病率与患病率

在有关 STI 话题的讨论中，我们常常可以听到这两个词：发病率和患病率。发病率体现的是新增病例，而患病率体现的是总病例数量。我们可以用一只装水的浴盆作为类比，浴盆中的水是患病率，从水龙头流入浴盆的水则是发病率。在这个过程中，总有水从排水孔流出（这是指有的患者已经被治愈，或

有了免疫力并清除了感染），这就是患病率永远达不到100%
的原因。

我需要接受哪些 STI 筛查？

在美国，STI 的筛查并没有一套标准化的模板。检查项目
要根据医生意见及个人情况而定，包括年龄、居住环境（STI
也有地域差异）、是否怀孕等。STI 筛查范围可以包括衣原体、
淋病、梅毒、滴虫病、HIV、HBV（hepatitis B virus，乙型肝炎病
毒）和疱疹等。本书对衣原体、淋病、滴虫病以及疱疹的感染
都有详细介绍，想了解更多信息，可以翻阅相关小节。非妊娠
女性是否接受梅毒筛查[1]要看暴露风险而定，可以去当地卫生
部门征询意见。对于性活跃群体来说，应该以每年，或者每
3～6个月1次的频率做检测，直到65岁为止。

如果你怀疑自己有 STI 暴露的风险，则应尽快接受筛检。
其实只要你一年内有多个伴侣、换过伴侣，或伴侣与多人保持
性行为，我都建议你接受检测。

STI 检测有多种方法。有时候我们会直接寻找致病微生物，
有时则会观察身体对微生物的反应。以下介绍一些基础信息：

- **核酸检测**：这种方法是通过识别病毒遗传物质中的某
  个片段来实现检测目的。想象一下大海捞针，核酸检
  测就如同在这根针上连接一块磁铁，使其更容易被看
  到，然后将磁铁与针的组合复制数百万次，以便病毒

1　HIV 和梅毒可以造成母婴垂直传播，因此怀孕阶段的女性需要接受这 2 种疾病的
产前筛查，以防出现新生儿感染。

更容易被我们发现。相比于其他检测手段，核酸检测的准确度更高。

- 培养[1]：一种在实验室中培养细菌或病毒来鉴定感染源的方法。如果培养成功，那么检测结果就是 100% 阳性；如果培育失败，未必就等同于检测结果是阴性，因为有些类型的细菌和病毒难以在实验室生长，却可以在阴道环境中快速繁殖。

- 显微镜观察：这是从皮肤、宫颈或阴道提取拭子样本后，置于显微镜下观察有无感染征兆或迹象的方法。这种方法通常在检测阴道滴虫病时会用到（详见第 29 节）。

- 抗原检测：在病毒或细菌的表面有一种蛋白质，被称为"表面抗原"，这个检测正是通过识别这层抗原来完成检测目的。检测时会根据感染情况，采用提取血液或在感染部位取拭子样本的方法来完成。血检的准确率非常高，而在感染部位取拭子检测则很少被采用，因为这种方法并没有核酸检测那么可靠。

- 抗体检测：用以识别人体对病毒或细菌免疫反应的血液检测手段。人体被病毒或细菌感染后，因为免疫系统的工作，会在体内产生抗体，抗体是免疫系统为抵抗感染而产生的蛋白质。如果在受测者体内发现抗体，则说明曾经被感染过。

1　它是微生物学的主要诊断方法之一，通过让病原体在预定的培养基中繁殖来寻找致病微生物。

这些检测方法是否经过 FDA 的核准?

经过核准的意思，是指该局已审核过该检测法的研究数据，并对检测结果的准确性作了评估。在美国，检测手段并不一定要得到 FDA 的核准才能使用。这些检测方法还做不到百分百精准，出现误差的概率极高，因此对检测结果的解读也会有所差异。

我可以去哪里做 STI 检测?

医生办公室、STI 诊所、当地卫生部门，甚至是自己家中都可以进行筛检。尿液和血液样本可以用来筛查许多种类的 STI，因此，你甚至都不用跟医生预约，直接将样本送去实验室就行。如果你不知道所在地区是否有筛检，或希望由私人医生以外的医生为你检测，最好的途径是参考 CDC 官网[1]：gettested.cdc.gov。

不是每个人都愿意与公共服务部门打交道，尤其是那些与检测人员或政府部门打交道时有不愉快经历的人。所以，目前市面上出现的各种家庭检测包（也包括 HIV 的居家检测）就能帮上忙。你可以在家中自行收集样本，然后将其送到或邮寄到检测机构。结果出来后，他们会以你预留的方式告知你结果。如果呈阳性，你还可以通过邮件、短信或电话询问的方式向医护人员寻求帮助，搞清楚下一步该怎么做。在巴尔的摩（Baltimore）市开展的一项向市民免费寄送试剂盒的活动中，

1　中国读者可以参考中国疾病预防控制中心的官网：www.chinacdc.cn。

就出现了 10% 的样本呈衣原体阳性，1% 的样本为淋病奈瑟菌阳性的结果，而在寄回试剂套件时，有 86% 的人表示愿意再度采用这种检测方法。目前，家庭检测在很多国家都已通用了数年，比如瑞典、丹麦、英国、荷兰等国家。在美国，如果你想购买这种家庭检测包，在信用卡消费记录上通常显示的是普通物品名称，所以你不用担心隐私暴露的问题。

虽然比较方便，但家庭检测包的花费并不便宜，单项检测价格在 60 ~ 170 美元。销售网站也经常试图向你推销一些根本不需要的项目，最常见的是疱疹和丙型肝炎（在美国已不被列入 STI 的范畴）的血液检测。一整套标准的家用检测包，售价可高达 800 美元。但在卫生公共服务部门，你可以免费或以极低的价格享受大多数的检测，美国计划生育协会和各类社区诊所也经常提供价格优惠的检测服务。

未满 18 周岁的孩子，可以在父母不知情时做检测或接受治疗吗？

在美国，大多数州都允许 12 ~ 14 岁的孩子在未告知家长的情况下接受 STI 检测。不过有些州虽然允许未成年人寻求或接受 STI 检测，但医疗服务提供者可在未经本人允许的情况下通知家长或监护人——我并不支持这种做法，因为很多孩子都不希望父母知道，对强制父母参与的规定，不仅会对他们造成极大的心理压力，而且很容易挫伤孩子们的积极性。

截至 2019 年，未经孩子同意就可以通知父母的州有：阿拉巴马州、阿肯色州、特拉华州、佐治亚州、夏威夷州、伊利诺伊州、堪萨斯州、肯塔基州、路易斯安那州、缅因州、马里兰州、密歇根州、明尼苏达州、密苏里州、蒙大拿州、新泽西州、俄克拉何马州和得克萨斯州。不过美国各州的法律规定灵活多变，经常会有所调整，如果你对此比较关注，可以到葛特马赫协会的网站 guttmacher.org[1] 获取最新信息，这个网站也提供大量有关生殖健康护理方面的法规资讯。

什么是法定报告类 STI？

医疗保健提供者会依规将呈阳性结果的 STI 报送到州立卫生部门和 CDC。不仅是 STI，许多与性无关的感染与健康状况都属于法定报告范围，比如肺结核以及儿童体内铅含量超标等。这种报告制度有利于政府部门及时追踪疾病传播趋势，并采取有针对性的措施预防和遏制病情暴发，同时也是了解所实行的防控手段是否切实有效的好方法。目前，在美国需要上报的 STI 包括以下几种：

- 软下疳[2]（2012 年到 2016 年，全美每年只报告 6 ～ 15 例患者，而且清一色为男性）。
- 衣原体。
- 淋病。
- 乙型肝炎。

1　葛特马赫协会（Guttmacher Institute），是一家创立于 1968 年的研究组织，致力于在全球范围内促进性与生殖健康的权利。该组织主要在美国开展工作，但也关注发展中国家。
2　软下疳（chancroid），是由杜克雷嗜血杆菌感染引起的一种性传播疾病，主要表现为生殖器部位出现多个痛性溃疡，多伴有腹股沟淋巴结化脓性病变。

- HIV。
- 梅毒。

在美国，凡是上述所列疾病检测结果呈阳性，检测机构工作人员就会主动通知你所在州的卫生部门和 CDC。一般情况下，会有一位卫生官员联系你，确保你有收到检测结果。如果患的是淋病、衣原体感染或梅毒，还要确保你已经得到了治疗。工作人员也会询问你的伴侣和接触者的情况，并履行对接触者的"警告义务"——也就是让对方知道自己有暴露风险（卫生部门承担的核心责任）。伴侣通知是保密的，因此你的名字不会被提及。不过在通知伴侣前，他们也会征求你的建议，看你是否愿意主动告知。如果你用的是家庭检测包，检测机构也会按照规定向 CDC 发送阳性结果的通知，以便他们追踪感染的发生率。不过，你的个人信息不会被透露，所以不会有卫生官员联系你。

我检测出了STI阳性，但又不敢告知伴侣

如果你觉得惶恐不安，那一定先调节好自己的情绪。可以先致电当地卫生部门寻求帮助，他们会为你出谋划策，也可以替你电话告知或以匿名的方式通知对方。还有一些网站也能为你提供匿名服务，如 inspot.com 和 STDcheck.com，你只需要输入对方的电话号码或电子邮箱，网站就会帮你编辑发送一条病毒潜在风险的提示讯息。

如果这件事不幸发生在我自己身上，我想我会先找一家公立 STI 诊所做治疗。我曾在堪萨斯州的怀恩多特郡 STI 诊所工作过一阵子，那虽然只是一家小诊所，但医生的诊疗经验却异

常丰富，而且见多识广，常常能以充满智慧的方式为患者排忧解难。我还经常在各大研讨会中与其他郡立 STI 诊所的工作者交流，他们对本职工作表现出来的热情和专注同样令我钦佩。

本节概要 ━━━━━━━━━━━━━━━━━━━━━━━━━━━

- 任何有性行为的人都有罹患 STI 的风险，尤其是 24 岁以下、有多名伴侣、近期换过伴侣，或无防护性交措施的女性风险最高。
- 由阴道内菌群失衡导致的 BV，会增加暴露条件下罹患 STI 的风险。
- 有许多提供 STI 筛查服务的场所：当地医院、STI 诊所，或是在自己家中。
- 对于非常注重个人隐私的患者，可以选择在当地医疗机构匿名筛检，也可以选择居家检测。
- 在美国，18 岁以下的未成年人也可以作 STI 筛查。但在个别州，在不经患者同意下，医生可以自主通知其父母或监护人，而这是合法的。

第 24 节

STI 的预防

　　谈及 STI 的预防,很多人只想到了禁欲和安全套 2 种办法,
这显然太狭隘。我想大多数人都不乐意禁欲,安全套的作用不
言而喻, 但除了安全套之外, 其实还有一些未被充分采用的预
防手段。

　　性教育质量与我们的生活和学习环境关系密切。事实上大
多数人都没有接受过完整的 STI 预防教育, 一些学校到现在依
然执行禁止性行为的行政命令, 当然收效甚微。一些曾遭非议
或忽视的群体会在寻求专业医学帮助时有畏难情绪, 这也使问
题进一步复杂化。况且, 并非所有医生都熟练掌握预防措施,
也不是每位医生都能与患者自然地谈论这类话题。更雪上加霜
的是, 由于不一定掌握伴侣是否已经感染了某些疾病, 许多女
性朋友对自身的风险等级都不甚了解。这一切都使得 STI 的预
防变得棘手。

所幸, 我们有疫苗啦!

　　目前有 2 种对 STI 特别有效的疫苗: HBV 疫苗和 HPV 疫
苗。由于 HPV 是引起宫颈癌和阴道、外阴、肛门等部位癌症

的主要原因，HBV 则会造成肝癌，所以你完全可以把它们视同于抗癌疫苗。我们都知道美国癌症机构致力于发展抗癌登月计划（the Cancer Moonshot）[1]，疫苗的出现就是人类在攻克癌症上取得的重大突破！不过遗憾的是，这 2 种疫苗还没有达到 100% 的普及，因为并不是每位女性都有能力获取这种保护资源。

HBV疫苗

HBV 是一种可以通过性传播的病毒，会导致肝脏疾病。由于 HBV 并不会直接影响阴道、外阴和直肠的健康，所以我不打算在这里介绍太多。从妇产科的角度而言，你需要了解生殖道是 HBV 入侵人体的一扇大门（共用注射针头也可让你染上 HBV），它会引发急性肝炎，致死率约为 1.5%。如果你在青少年或成年后感染了 HBV，那么病毒发展为肝部慢性感染并最终引发肝癌的潜在风险为 10% ~ 12%。

HBV 能在物体表面存活 7 天，并保持极高的传染性，甚至连残留在牙刷上的、在显微镜下才能看到的微小血迹也有潜在的传播风险。虽然那些有多个伴侣和静脉注射药物的群体有最高的感染风险，但需要警惕的是，还有约 50% 的成年乙型肝炎患者没有查明感染源。所以，在这种传播力极强，且传染途径不完全明确的病毒面前，疫苗的作用不言而喻。它能确保你不管何种程度的暴露，都不会被感染。

为了战胜 HBV，CDC 建议给所有新生儿统一接种 HBV 疫

---

1 美国前总统奥巴马于 2016 年正式建立"白宫抗癌登月计划特别小组"，旨在加速癌症研究，为更多患者提供有效疗法，同时也提高我们预防癌症并在早期发现癌症的能力。

苗，不过一些父母犹豫不决，认为等孩子长大后再接种也不迟。但是作为医生，我希望所有人都能在性活跃期到来前接种，无谓的等待只会让你遭受没有必要的病毒暴露风险。举例来说，在加利福尼亚年龄介于 13～17 岁的孩子中，约有 10% 的人没有接种过 HBV 疫苗，但另一方面，在 12 年级之前已经有39% 的学生频繁地发生性行为，其中有 19% 的高中生已经与4 名以上的伴侣发生过性关系，而 4% 的孩子在 13 岁之前就已经有过性行为。是的，你没有看错。13 岁！之前！

　　如果你不确定自己有没有打过这种疫苗，可以去医院做一次 HBV 抗体的血检。如果结果为阴性，就去打个疫苗吧。放心，这种疫苗十分安全且有效。

HPV疫苗

　　我们会在下一节深入讨论 HPV，但在一开始，你要记住：这是导致女性宫颈癌、阴道癌、外阴癌和肛门癌的病毒。美国 45 周岁以下的女性可以在医生的指导下接种 HPV 疫苗——之所以是 45 周岁以下，纯粹是因为提交给 FDA 的研究涉及该年龄层，跟安全性一点关系都没有。之前该疫苗仅被批准用于9～26 岁的人群，这种扩大的年龄接种范围会让更多人受益。

　　市面上有以下 3 种 HPV 疫苗：

- 加德西 [1]9 价疫苗（GARDASIL 9）：可抗 7 种导致癌症的 HPV（16 型、18 型、31 型、33 型、45 型、52 型、58 型），以及 2 种引起生殖器疣的 HPV（6 型和 11 型）。

1　美国默克（Merck）公司生产的宫颈癌疫苗。

- 加德西 4 价疫苗（GARDASIL 4）：可抗 2 种致癌的 HPV（16 型和 18 型），以及 2 种引起生殖器疣的 HPV（6 型和 11 型）。
- 希瑞适（CERVARIX）：接种后可抗 16 型和 18 型的 HPV。

根据 CDC 的评估，美国每年约有 1400 万人感染 HPV，其中大多数是青少年。从调查数据来看，33% 的女孩在 19 岁前就已经有过一种 HPV 暴露史，感染 HPV 致癌型毒株的最高风险年龄在 15 ～ 25 岁。如果在接种疫苗前已经接触到病毒，并且在体内形成了抗体，那么疫苗就不会再起任何保护作用。最理想的接种时间是在 9 ～ 12 岁，尽早接种的另外一个好处是人体能产生更为强烈的免疫应答反应。年龄小于 15 周岁的未成年人只需接种 2 剂疫苗；如果超过 15 周岁，就需要接种 3 剂疫苗。

这些疫苗都极为有效，能很好地预防宫颈和肛门的癌前病变，可抗 6 型和 11 型的疫苗在预防生殖器疣方面也颇为有效。我们甚至可以预估在不久的将来，这些疫苗在降低与 HPV 相关的外阴癌和阴道癌患病率上发挥关键作用。对许多人来说，这种癌症预防措施就如同一张保命符。想想癌前病变给人们带来的沉重压力，包括拿到异常结果时的心理负担，以及接受活检和去除病变组织时遭受的痛苦，身心所承受的双重伤痛实在是一个很难量化的概念，许多人还不得不面对持续多年的重复检测。

HPV 疫苗的安全性很高。在全球范围内，已经累计接种超过 2 亿剂，其中许多接种者都得到了超 15 年的随访服务。网上流传的因疫苗致病的"加德西女孩"的故事从未在长期的追踪研究中被发现。当然，我并不否定这些女孩确实有过的病症，但一项又一项的研究已经证实：HPV 疫苗与自身免疫性病症或卵巢功能早衰之间并没有任何关联。对疫苗的无端指责反而阻碍了医学人员对病症真实原因的寻找。

网上还有一个流传已久的谣言，说 HPV 疫苗对非裔美国女性没有效果。事实并非如此。加德西 9 价疫苗可以针对 7 种致癌的 HPV，而这些病毒类型会导致 79% 的白人女性、82% 的非裔美国女性以及 81% 的拉美裔女性患癌。无论是哪个种族，该疫苗都会为所有女性提供平等无差别的预防保护。

遗憾的是，在美国，HPV 疫苗的价值未得到充分利用——在 13 ～ 17 岁的女孩中，有 57% 的人只接种了 1 剂，只有三分之一的人完成了全部接种。该疫苗在推出后曾遭到来自各方势力的强烈抵制，保守父母认为疫苗是对青春期前肆意性行为的许可，而反疫苗者则担心疫苗对身体的伤害。这些反对声音，再加上医界、媒体界人士的推波助澜，以至于佛罗里达州、新墨西哥州、佐治亚州、得克萨斯州都曾作出禁止 HPV 疫苗接种的立法尝试。对此，我只想对父母们说：教孩子系好安全带，并非为了培养他们成为一个危险驾驶者。同理，及早让孩子接种疫苗与自我放纵也画不上等号。

我仍然对疫苗的安全性存疑

新闻界贩卖出来的关于疫苗焦虑的负面信息非常多，赛思·姆努金（Seth Mnookin）[1] 撰写的《病毒恐慌》（*The Panic Virus*）就对这些信息作了理性探索，并驳斥了信息贩子似是而

1 赛思·姆努金（Seth Mnookin），是一位资深记者和科学作家。他的著作《病毒恐慌》获得了美国科学作家协会的"社会科学"奖，并入围了洛杉矶时报图书奖。

非的无聊指控。

对疫苗所含毒素的担忧主要围绕着3种化学物质展开：甲醛、汞、铝。以下分别作简要解读：

- 甲醛：在生产某些疫苗时会用到甲醛，而甲醛过量可能致癌。实际上，几乎每种物质都有其危险用量和安全用量阈值。吸氧过多能致盲和伤肺，但空气中含有20%的氧气却不会引发任何问题。我们每个人的体内都有微量甲醛，这些甲醛有助于人体制造DNA和氨基酸，并促进蛋白质的生成。一个体重为50kg（约110磅）的女性体内大约循环着8.75mg的甲醛，而青少年/成人剂量的HBV疫苗中甲醛含量还不到0.015mg，只占人体自然甲醛含量的0.2%以下。我们吃的许多食物中也含有天然甲醛，一个苹果的平均甲醛含量为0.945mg，是单剂HBV疫苗甲醛含量的63倍之多。
- 汞：有些疫苗中确实含有乙基汞，但乙基汞和甲基汞不同，它们虽然发音相似，化学性质却大不相同。甲基汞是一种可引起汞中毒的化学物质，而乙基汞的安全性已经得到证实。况且，我们也不需要特意讨论这个问题，因为无论是HBV疫苗还是HPV疫苗都不含乙基汞。
- 铝：这是一种辅助剂，它的功能是强化疫苗的作用，帮助人体生成更多的保护性抗体。100多年来，人们对铝作为辅助剂的作用进行了广泛研究，其在疫苗中使用的安全性也得到了证实。与汞的情况一样，并不是每种疫苗都含铝。HBV疫苗和HPV疫苗中的铝含量大约为 0.5mg，这相当于按推荐剂量连服 2 天含铝抗酸剂后的血液含铝量。从另外一个角度来说，虽然铝并不是人体必需的元素，但由于它广泛存在于土壤中，所以我们吃的食物里几乎都含铝。

- 疫苗对免疫系统过猛，伤害太大：接种疫苗后会引起免疫反应，疫苗里的抗原（一种蛋白质或碳水化合物）会被免疫系统误认为感染，继而触发保护性抗体的产生。有人认为，疫苗在产生保护作用的同时也不可避免地给身体带来伤害。实际上，健康人的免疫系统并没有那么脆弱，我在 1966 年出生时接种的天花疫苗就含 200 种抗原。HBV 疫苗中有 1 种抗原，希瑞适中有 2 种抗原，加德西 4 价疫苗中有 4 种抗原，加德西 9 价疫苗中有 9 种抗原，而感冒会使你暴露于 4～10 种抗原中，链球菌性喉炎则会使你暴露于 25～50 种抗原中。

STI 的防护措施

很多人，无论是男性还是女性，所能获取到的合理使用安全套的信息实在是少之又少，无论是从性教育中、家庭生活中，还是医生那里都是如此，而且电影和电视节目中也几乎看不见安全套的影子。可见安全套在我们的主流文化中有多不受待见，甚至毫无存在感。

不得不提的是，很多人都在忍受伴侣的肢体暴力和性暴力，所以不是所有女性都在使用安全套这件事情上有主导权。即使是那些安全套的忠实支持者也很难做到每次都用，特别是在两情相悦时，谁都可能经历那个"哎，不管了！为了心中的所爱，千难万险也要上"的情欲迷乱时刻，我完全理解个中滋味。但使用安全套是一项非常重要的安全防护措施，所谓"求人不如求己"，在身边时常备一个，在关键时刻它就能帮上你。

男用（外用）安全套

男用安全套基本上都是由乳胶、聚氨酯或羊肠（通常称为"羊皮"）制成[1]，可以套在阴茎或性玩具上使用。羊皮安全套因为其材质孔隙过大，不足以阻挡病毒通过，所以不能有效预防STI。乳胶材料凭借其较好的伸展性，也更贴合男性器官，在预防能力方面略胜过聚氨酯。

如果你因为用了某种安全套而有刺激不适感，或你想了解更多关于安全套是如何让阴道受益的信息，可以翻回第 21 节回顾。

想得出安全套的精确防御数据不太容易做到，因为在研究中为了掌握真实的感染情况，需要划分出一组不戴安全套性交的受试者，这样的做法显然很不道德。况且，研究者也无法确切掌握受试组员伴侣的患病状况，因此，很难确定哪个组员暴露于 STI 中，哪个组员没有暴露。

但可以肯定的是，如果正确使用安全套，即便是暴露于淋病奈瑟菌或衣原体下，被感染的风险也将减少约 90%；对阴道滴虫的预防效果还未经证实，但应该相差不大；在 HIV 的预防上，安全套可以降低约 85% 的传染风险；对于疱疹和 HPV，

1　羊皮安全套（也称"天然安全套"），是一种由羊肠膜为材料制成的男性安全套。它是所有安全套中最古老的一种。据记载，在罗马帝国早期就已经有男性开始用羊皮安全套了。

风险可以降低 70% ～ 80%。需要注意的是，疱疹和 HPV 的感染部位并不局限于阴茎的干体，性交时外阴和阴囊间的摩擦也会导致感染，而这是安全套覆盖不到的部位。对于梅毒（可能是因为女性病例数远少于男性）、乙型肝炎和支原体的预防，目前还没有准确的统计数据。

我需要用有机乳胶安全套吗？ 那些生产所谓"有机"或"天然"安全套的生产商们总是吹嘘自己的产品更"安全"，这自然不是因为他们认识种植乳胶的农民。

通过向公众兜售安全套恐慌来获利的人（通常是销售那些所谓更安全，但却更昂贵安全套的人，或是某些宗教团体），手中掌握的证据就是一组叫作"亚硝胺"的致癌物，这种致癌物可以在橡胶被加工成乳胶的过程中生成，单次 1g 剂量的亚硝胺就被认为足以致癌。但事实上，啤酒、奶酪、肉类熟食和许多化妆品中也含有亚硝胺。每次性交可能只有约 0.6ng 的亚硝胺从安全套转至阴道。假设你平均每周用一个安全套，坚持用 30 年，亚硝胺总吸收量也不过是 0.9μg，而这仅仅是单次致癌剂量的百万分之一。

如果你实在对安全套中的亚硝胺无法释怀，也不需要刻意去买那些昂贵的人工定制产品。在 2014 年开展的一项检查中，下面几款安全套就没有检测出亚硝胺：

- 杜蕾斯的超感体验安全套（Durex Extra Sensitive）。
- LifeStyles 的极肤安全套（LifeStyles Skyn）。
- 战神的裸感安全套（Trojan BareSkin）。

如何使用男用安全套？ 如果正确使用，理论上安全套的破损率只有 2%，但在现实生活中，高达 29% 的安全套会破损，13% 会滑脱。想在情欲高涨时从容地戴上安全套确实有点难度，毕竟步骤多，再加上急不可耐的心情，就算安全套高手也免不了出错。我自己也经历过那种"受不了了，快快来吧"的时刻。所以，平时做好安全套和润滑剂功课，就会更加得心应手一些。我始终认为，凡是在关键时刻能自信从容地为伴侣戴上安全套的女士，都应该被视为最高级的约会对象。

当然，别忘了还有女用安全套可以用（想知道更多信息，请继续阅读）。

以下是安全套用法的关键指南：

1. 至少一个月换一次备在手包里的套。
2. 确保没有过期。
3. 用手打开外包装，别用牙咬，免得连安全套一起扯破。
4. 观察表面有没有肉眼可见的破口。
5. 不要里外戴反了。
6. 用指腹捏住套的顶端排出空气，这个小空间也是为精液射出预留的哦！
7. 在性器官接触前就戴上。有 43% 的男人习惯运动几下后再戴，这么做完全无效！
8. 务必确保安全套已完全展开并套在了整根阴茎上，在十大使用误区中就包括"无须完全展开"这一条。
9. 使用润滑剂。润滑剂能减少安全套的破损风险，并为女伴带来更好的性体验。乳胶安全套可以与水基、硅基润滑剂兼容，但不可以接触油类产品，如矿物油、婴儿油、椰子油等，否则乳胶会被降解，聚氨酯安全套则可以搭配任何一种润滑液。

10. 谨防性交时的"偷偷摸摸"。多达 9% 的男人承认自己在做爱时曾悄悄地把安全套摘掉，这种被称为"Stealthing"的行为频繁发生，俨然已成为一个严肃的社会问题。不过这些男人狡辩说，这是男人的天性使然——多么无耻的说辞！如果你不想戴套，应该事先明说。这种行为不仅可能导致疾病传染和意外怀孕，也是对女性的欺骗和对信任的背叛，与性侵何异？让人感到欣慰的是，认定这种行为是刑事犯罪的讨论已经起步，且在有些国家已有被法律严惩的先例。

11. 在射精之后，小心地将裹着安全套的阴茎从阴道抽出，不要滑落。

12. 不要高估你伴侣的实力，他们通常不掌握以上注意事项中的任何一条。

女用（内用）安全套

这种安全套可以在性交前置入阴道内。因为在置入时不需要伴侣的帮忙，也不需要等阴茎完全勃起，所以女性自己具备足够的主控权。对一些男性来说，男用安全套有可能在心理层面导致勃起功能障碍（也称"阳痿"），这种事情的发生率会随着年龄的增长而增加，所以如果你的伴侣年龄已经超过 40 岁，而你又希望在性交中得到周到的防护，那么备一些这种产品有百益而无一害。

女用安全套一般是由聚氨酯材料制作而成的鞘状套，两端各有一个圆环，可以搭配任何种类的润滑剂，也无须担心乳胶过敏的问题。女用安全套的价格通常比男用安全套高 2 ～ 3 倍，有时一些诊所也会免费或低价提供。要注意的是：性交时男用型和女用型千万不要同时用，否则会产生更大的摩擦力，非常容易导致安全套破损。

女用安全套新手要多多练习才能掌握使用技巧，网上有很多不错的教学视频或图文指南可以参考。与插入卫生棉条相比，置入动作要更轻巧、更灵活（但比取出装满经血的月经杯简单）。首次使用时失败率（发生渗漏或滑脱，造成了体液传递）一般在 7% ～ 8%；第二次使用时失败率会降到 3.2%；第四次使用时的失败率为 1.2%；到第 20 次时，平均失败率仅为 0.5%。

口腔橡皮障（口交膜）

关于口腔橡皮障的信息非常少，其中还包含不少误导信息。

口腔橡皮障是一种柔软的方形乳胶薄片，作为一次性防护用品，可覆盖于外阴或肛门，最早被应用于口腔医学领域（英文名"dental dam"由此而来）。它可以防止口交时与生殖器或肛门的直接接触，因此可以减少 STI 的传播风险，不过这种说法还没有经过充分的研究论证。仅有约 10% 的女性用过口腔橡皮障，大多数人在日常性交时都不会用到它。

使用时，不要刻意去拉伸，也不要将它紧压在皮肤上，应当通过湿气或静电作用使其自然地黏附在皮肤上。在橡皮障与肌肤接触的那一面抹一些润滑剂有助于提升性敏感度，也能防止橡皮障的滑动。

虽然一般的药店都不会销售口腔橡皮障，但大多数情趣用品店都有售，网上的购买渠道更多。因为乳胶材料多少带一点不讨喜的"诊所味"，所以多种风味的口腔橡皮障便应运而生。

HIV 的 PrEP（暴露前预防）

HIV 的 PrEP（Pre-exposure Prophylaxis, 暴露前预防）是指面临感染风险的人群，通过每天服用 HIV 阻断药来预防感染的方法。这听起来似乎与接种疫苗有点相似。接种疫苗后人体的免疫系统被激活，在鉴别出侵入人体的病毒和有害细菌后就会将其杀死，PrEP 则通过药物在身体中循环来达到杀灭病毒的目的。疫苗的好处在于一劳永逸，注射两三剂之后就不用再担心了；PrEP 则要求你每天服药，一旦停止，在血液内循环的药量就不足以抵抗感染，以至于阻断效果消失。

PrEP 主要针对目前尚未感染 HIV，但常面临较高感染风险的人群。这种方法能在病毒暴露的情形下有效降低 90% 的感染风险，不过也有新的数据显示，在处方和服药都合理的前提下，PrEP 的预防成功率接近 100%。根据统计，目前在美国需要采取 PrEP 手段的人群中，只有不到 10% 的人在服药，而异性恋女性服用这种药的比例远低于同性恋男性。在美国，PrEP 药物自 2012 年就已经获得正式的上市许可，但很多人（包括一些医生）对此知之甚少。

2 种被 FDA 批准审定的药物分别是泰诺福韦（tenofovir）和恩曲他滨（emtricitabine），它们大都以"特鲁瓦达"（Truvada）的品牌名销售。特鲁瓦达最常见的副作用是恶心，症状通常会持续 1 个月之久。

虽然这种阻断药的仿制药已在多国获批且已上市，但在今天，你仍然无法在美国本土买到。这是因为生产公司为了自身收益从中作梗，一直通过诉讼手段拖延仿制药在美国市场流通。在没有保险的情况下，服用这种阻断药 1 个月的花费会高达 2000 美元。之所以贵得如此离谱，主要在于药物的研发资金并非来自制药公司本身，而是政府或私人基金会。不过，美国的大多数私人健康保险和医疗补助计划都涵盖了 PrEP 药。在加拿大，部分健康计划涵盖了仿制药，每个月的花费大概在 200 美元；在世界上的其他大部分国家和地区，每个月用于 PrEP 药物的花销在 100 美元左右，有的甚至远远低于这个价格。

由于 PrEP 阻断药适用于 HIV 阴性人群，所以在决定采取 PrEP 措施前应首先作个 HIV 测试，以确保自己的 HIV 检测结果呈阴性，且在服药后每 3 个月都要复检。一旦你的检测结果呈阳性，那就意味着 PrEP 已不再适用。

体重在 35 kg 以上（大约 77 磅），HIV 检测结果呈阴性的成年女性或青少年女性，如果符合以下条件中的任何一项，就应该果断采取 PrEP 措施：

- 伴侣的 HIV 检测结果呈阳性。
- 伴侣的 HIV 状况不明，且做爱时不用安全套，尤其是你们之间会进行无防护措施的肛交，这是有最高 HIV 传播风险的性行为。
- 伴侣为双性恋男性。
- 与同性恋男性有阴道性交或肛交的跨性别男性。

需要强调的是，虽然 PrEP 可预防 HIV，却不会降低你感染其他 STI 的风险，淋病和衣原体感染等 STI 的最佳预防策略依然是戴安全套。

本节概要 ━━━━━━━━━━━━━━━━━━━━━━━━

- 确保自己已经接种了 HBV 疫苗，同时也要掌握伴侣的接种情况。

- 如果你还未满 26 周岁，请接种 HPV 疫苗。如果你处在 27～45 岁，接种疫苗仍然有效，可以考虑加德西9 价疫苗，这也取决于你的个人风险因素以及巴氏涂片检查史。

- 如果佩戴正确，男用安全套可降低（但不能完全杜绝）除阴虱外的所有 STI 的罹患风险。

- 别忘了还有女用安全套和口腔橡皮障可用。

- PrEP 措施可以有效降低 HIV 的传播风险。

HPV（人乳头瘤病毒）

HPV（human papilloma virus，人乳头瘤病毒）是世界上最常见的 STI[1]，有 200 多种不同的类型，其中约有 40 种会感染生殖器组织。生殖器感染 HPV 的影响程度各有不同，有些是轻微的、短暂的感染，甚至在你没来得及察觉前，就会被人体自行清除；还有些严重感染则会导致宫颈癌、外阴癌、阴道癌和肛门癌。生殖器感染 HPV 也能引起疣，以及发生在口腔和咽喉部位的癌症。

HPV 无所不在

只要你开始有了性行为，在生命的某个时刻几乎都会暴露于 HPV 中，这与肮脏、淫乱完全无关。毕竟，人之为人，食色，性也。

多达 80% 的美国和加拿大女性，一生中至少有一次感染 HPV 的经历。各个国家的 HPV 流行程度（即目前感染的人数）各异，确切的原因尚不清楚，可能是多种复杂因素的组合，如

---

1 在我国，HPV 并没有被纳入 STI 的范畴。

生物学因素（不同地区女性的阴道微生物群落有所不同）、遗传因素，以及男性是否作了"包皮环切术"——研究发现，HPV 和 HSV-2（Herpes simplex virus 2 单纯疱疹病毒 2 型）喜欢在阴茎表层皮肤的上皮细胞中繁殖，包皮能促使病毒进入上皮细胞，包皮环切术后，上皮感染的风险就会降低。社会因素也在生殖健康方面扮演着重要角色，它会影响包括安全套的获取、性教育、HPV 疫苗的普及，以及人们接种疫苗的意愿等。

在专门围绕 HPV 抗体水平开展的研究中发现，HPV 的患病率（总病例数）会随年龄增长而降低。但是，医学界还不能肯定这是随时间推移针对某些类型 HPV 抗体水平的自然下降（因此，之前血液检测呈阳性的女性，现在会错误地显示为阴性），还是由于身体对病毒的清除，以及女性不同于以往的性行为导致。不过，针对 HPV16 的抗体水平似乎没有随年龄增长而下降的趋势。

在感染 HPV 的风险因素中，我们最易掌控的变量就是伴侣的数量——如果你一生中有 3 个以上的伴侣，那么你感染致癌型 HPV 毒株的风险将增加 6 倍；有衣原体感染史的人感染 HPV 的风险几乎是正常人的 2 倍，这是因为衣原体导致的宫颈炎会增加额外的患病风险。

了解 HPV 的感染机制

病毒是一种由保护膜内的遗传物质构成的微小有机体，它依赖宿主获取食物和能量，并进行复制繁殖。它虽然是寄生的，但并不是严格意义上的寄生虫。寄生虫在细胞外繁殖，反观病毒的一生，它的整个生命周期都在细胞内度过。在我们的日常环境中，病毒无处不在。它能够感染植物、动物、人类、细菌，甚至寄生虫！

HPV 目前已经进化到与皮肤细胞的整个生命周期同步了。它感染皮肤细胞的基底层后，紧接着会入侵整个细胞的指挥中心——细胞核。由于基底层负责制造新的皮肤细胞，所以一旦感染了 HPV，每一个新生细胞的细胞核中都含有 HPV。

虽然新生的皮肤细胞并不成熟，但这些细胞的 DNA 已经预先编辑了如何发育为成熟细胞的指令，而 HPV 会通过挟持细胞中的 DNA 来制造更多病毒，并指示细胞将 DNA 组装成新的病毒颗粒——这就好比入室盗窃的案件中，小偷利用房间中的传真机和邮件发送虚假信息，假借房主的名义来达到自己的目的。当皮肤细胞死亡时，这些新生的病毒粒子就会被释放出来，并开始感染更多的细胞。由于 HPV 的类型需要与特定的皮肤细胞高度适配才能形成感染，所以，这也是跖疣（由 HPV 引起）不会长在外阴上，生殖器疣（尖锐湿疣）不会长在脚上的原因。

由于 HPV 会感染细胞的基底层，所以在皮肤受到创伤，哪怕是微创时，都会成为病毒感染的促进因素。这也是前庭（阴道口）下端更容易长出生殖器疣的原因，因为性交时这个部位最容易形成微创。这同样解释了为什么阴部脱毛会增加 HPV 感染和外阴癌前病变的风险，因为它同样容易造成微创。

HPV感染是如何引起癌症的？

一些类型的 HPV 属于致癌型病毒，或是引起癌症的触发因素。大约 70% 的宫颈癌是由 16 型和 18 型的 HPV 引起的，剩下 30% 的宫颈癌则是由 31 型、33 型、35 型、39 型、45 型、

51型、52型、56型、58型、59型、68型、69型和82型的
HPV引起。虽然造成外阴癌、阴道癌，以及肛门癌的HPV类
型还没有完全掌握，但16型和18型是目前已知的最有可能
引发这些部位癌前病变的HPV。高危型HPV还可以引起口腔
癌和咽喉癌。

当健康细胞分裂时，DNA也会随之出现混乱和突变，其
中一些具有癌变性，这都属于正常现象，DNA自身的一系列
修复机制会像自动拼写检查一样识别并修复这些错误。而当这
些错误不能被修复时，安全机制甚至会直接杀死突变细胞。但
是，致癌型HPV能干扰这种特定的修复机制，使得基因突变
逃过检查，最后演变成癌症。

感染了致癌型的HPV并不意味着你一定会患上癌症——
仅仅是有患癌的风险而已。在大多数病例中，人体自身的免疫
系统就能把这些病毒解决掉。在感染HPV的2年后，有90%
的女性能自行清除体内病毒，或不再出现感染的迹象。最凶险
的情况是病毒无法被清除时，因为病毒的持续存在就意味着患
癌风险的增加。

感染了致癌型菌株后要经过一个漫长的过程才能演变为癌
症。从细胞异常发育到形成癌前病变，通常会在感染病毒的数
年后才出现。在此期间，人体免疫系统会启动自己的安全机制
来处理一些早期的病变细胞，而从感染病毒到发展为癌症的整
个历程可能会长达10年，甚至更久。

6型和11型HPV是大多数生殖器疣的致病菌株，其病毒
的工作机制与前面提到的大同小异——挟持DNA。幸运的是，
DNA的突变是指令细胞发展成疣组织，而并不影响免疫系统
的肿瘤抑制。

引发宫颈癌的风险因素中，最可控的就是吸烟，吸烟会大幅提升 HPV 感染进一步发展成癌症的风险。

与HPV相关的癌症有多常见？

宫颈癌在全球女性常见患癌类型中排名第四，在育龄女性（15 ～ 44 岁）常见患癌类型中排名第二。世界范围内，每年有超过 50 万名女性被诊断为宫颈癌，每年有超过 25 万名女性死于宫颈癌。这类由女性承担的癌症压力主要集中在那些缺少 HPV 疫苗、癌前筛查或癌症治疗手段的国家。相对来讲，虽然外阴癌、阴道癌和肛门癌的发生率低于宫颈癌，但就目前来看，与 HPV 有关的肛门癌发病率似乎也在逐年攀升。

什么是 HPV 筛查？

HPV 筛查实际上是对子宫颈的筛查，目的是识别致癌型病毒以及一些早期的癌前病变，以便在需要时对其监控并在必要时采取治疗措施。HPV 测试和巴氏涂片检查是 2 种不同的宫颈癌筛查方式，HPV 测试（使用专用拭子采集宫颈分泌物，进行核酸测试）可查找细胞样本上是否有 HPV 致癌型毒株；巴氏涂片检查（用刮板收集宫颈脱落的细胞，进行显微镜观察）可观察细胞样本是否存在由 HPV 引起的异常变化。2 种检测方式可单独进行，也可双管齐下。

在美国，宫颈癌筛查通常从 25 岁开始，一直持续到 65 岁。即使你的自我感觉良好，也需要进行宫颈癌常规筛查。接种了 HPV 疫苗与宫颈癌筛查并不冲突。以下是几种已经得到认可的检测原则：

- 建议 25 ～ 29 岁的女性每 3 年做一次巴氏涂片检查。30 ～ 65 岁的女性要么每 3 年做一次巴氏涂片检查，要么每 5 年做一次巴氏涂片和 HPV 的联合检测。
- 25 ～ 65 岁的女性每 3 年做一次高危型 HPV 检测。
- 如果之前定期接受筛检，且结果正常，到 65 岁时就可以停止筛查了。

非致癌型 HPV 菌株（引起疣）并不需要检测，哪怕检测结果呈阳性，我们也不能提供有针对性的治疗方法或建议。医学界流传着一个不成文的原则——不提供无意义的检测，如果检测不能改变现实，就干脆别做！为 25 岁以下女性做高危型菌株的检测同样不被推荐，因为检测结果呈阳性的可能性很大。考虑到病毒从感染到发展为癌症需要经历漫长的时间，所以除了引起不必要的担忧和恐慌，并无实际意义。

当巴氏涂片和 HPV 检测结果异常时，就需要做进一步的评估。评估的方式是进行阴道镜检查——医生用一个特制的放大镜观察你的宫颈，查看有无 HPV 病毒感染征象，并在可疑部位采集异常活组织样本做检查。检查结果如果是 LSIL（低度鳞状上皮内病变）[1]，意味着发展成癌症的风险非常低，只需在 1 年内仔细观察、复查，就能比较好地控制病情；而 HSIL（高度鳞状上皮内病变）[2]的情况则需要介入治疗——通常在最初的 12 个月内，发展为癌症的风险为 4%，之后会随着时间的推移而增长。

清除高级别癌前病变的异常细胞有多种方法，不过有一些

1　英文全称：Low-grade Squamous Intraepithelial Lesion，简称"LSIL"。

2　英文全称：High-grade Squamous Intraepithelial Lesion，简称"HSIL"。

需要特别注意的考量因素。如果进行切除治疗，则可能会对当下妊娠或未来妊娠的子宫颈造成影响，因此不建议 21 ～ 24 岁的女性，或已经怀孕的女性接受切除治疗，除非高度怀疑为癌症。

痊愈之后，病毒还有可能在体内潜伏吗？

医学不可能回答所有的生命奥秘，而这个问题就是其中之一。据估计，超过 90% 的 HPV 能够在 2 年内被人体"清除"。然而，目前还无法确定病毒是真的被彻底消灭了，还是仅仅暂时被抑制到了一个极低的、无法检测到的休眠状态。有一些间接数据表明，确实有休眠中的病毒会因某些原因而在若干年后被"重新激活"，如从未检测出 HPV 阳性的女性在妊娠期间出现了 HPV 感染症状，其中一个值得怀疑的原因是，怀孕会抑制人体免疫功能，从而让潜伏中的病毒重新活跃起来。

如果你曾检测出 HPV 阳性，现在已经转阴，那么谁都无法确定它何时会复阳。我们所能肯定的是，如果 DNA 检测结果为阴性，那你就没有传播病毒的可能，目前也没有任何检测方法能够判断你体内到底有没有潜伏状态的病毒。定期筛检即可，不必在这个问题上过于纠结。

肛门癌是怎么一回事？

大多数肛门癌都是由 HPV 引起的，虽然过去我们一直认为，与男性伴侣进行接受性肛交最有可能造成此疾病，但最新的研究表明这并非全部的事实。HPV 能够形成我们所说的"场效应"，就是说散布在宫颈或阴唇上的 HPV 可以感染生殖器场域内的任何细胞。

如果肛门出现异常症状，比如持续性瘙痒或发炎，那么建议你做一次直肠检查。当然，这并不意味着你一定有 HPV 感染，饮食、糖尿病、卫生习惯等都会引起肛门瘙痒或发炎。感染 HIV 的女性和因 HPV 引起宫颈发生某些癌前病变的女性，都可能需要进行肛门巴氏涂片检查。然而遗憾的是，截至 2019 年初，尚无明确的指南可供参考。目前，对于那些没有已知危险因素或无肛门癌症状的健康女性，不推荐进行肛门癌或肛门高度癌前病变的例行性筛查。

HPV 病毒是否会在分娩时传染给婴儿？

答案是会，但是很罕见。这种情形被称为"围产期传播"。即使婴儿确实感染了 HPV，通常情况下他们也会自行将病毒清除。

有病例记录了 HPV 孕妇在阴道分娩和剖宫产手术中将病毒传染给婴儿的情形，这可能导致新生儿的声带长疣，在医学上称为"JORRP"（幼发型呼吸道乳头状瘤）[1]。但这种情况非常少见，每 10 万人中仅有 2 ～ 4 人受影响，患者需要接受多次手术医治。鉴于感染生殖器 HPV 的女性患病人数如此之多，而罹患 JORRP 的罕见性，显然病毒暴露并不是唯一的传播条件。目前还无法确定的是，母婴生殖器传播是否会在分娩时发生。

1　英文全称：Juvenile-Onset Respiratory Papillomatosis，简称"JORRP"。

如果我感染了 HPV，要如何跟伴侣沟通？

如果你通过检测确认自己感染了 HPV，那就意味着你有将病毒传染给伴侣的可能。当然，你也有充分的理由怀疑病毒是由现任伴侣传染给你的。我所能给出的建议是，坦诚沟通为上上策。

性玩具有可能传播 HPV 吗？

除了插入型性交、性器官间的摩擦、口交等行为传染 HPV，性玩具在理论上也具备传播 HPV 的可能。在一项小型研究中，研究人员给两组女性受试者分配了不同材质的振动按摩器，一种是热塑弹性体材料，另一种是硅树脂。此外，还给她们提供了同样的清洁剂和清洗说明。受试者依照指示，自己采集阴道拭子样本，并同时采集按摩器使用前、使用后，以及清洗后的拭子样本做检验。

最终的结论是，热塑弹性体材料的振动器（"兔子"式）杆身在使用后立即出现 HPV 阳性，占到 89%；清洗后还呈阳性的占 56%；清洗 24 小时后仍呈阳性的占 40%。硅树脂材料的振动器在使用后、清洗后也立即呈 HPV 阳性，不过在清洗后 24 小时就转阴了。

这项研究的规模很小，参与者仅是 9 名 HPV 检测结果呈阳性的女性，因此很难据此来下定论。不过事实很清楚，按摩器在使用后检测出了 HPV，这并不奇怪，因为病毒可以在物体表面存活 7 天之久。显然，这要求我们在清洁性玩具方面作更多研究，也需要更多的探索来验证病毒在硅胶表面的存活时间是否更有限。在得到明确答案之前，HPV 阳性的女性应该将性玩具纳入潜在传播媒介来考量。

关于生殖器疣

生殖器疣（尖锐湿疣）的样貌有的扁平，有的凸起。由于病毒催发了角蛋白的额外增生，所以生疣的部位看上去都是厚厚的。罹患生殖器疣的人约占 1%，通常是因为感染 6 型和 11 型 HPV 引起的。

疣并不会转变为癌，但是因为外观上的相似性，一些外阴和阴道的癌前病变经常会被误诊为疣。感染了低风险的 6 型和 11 型 HPV 的女性，也可能同时携带高危、潜在致癌型 HPV，所以生殖器疣也常常是巴氏涂片检查结果异常的一个危险因素。

如果疣的样貌比较典型，且女性年龄在 40 岁以下，就没有做活检的必要。但如果疣体有色素沉着（呈深色）、溃疡，以及其他非典型样貌，或该女性年龄超过 40 岁，免疫系统受损（如正在服用免疫抑制药物），疣在治愈后复发或治疗无效，则需要通过活检来排除癌前病变或癌症的可能性。如果肛门周边生疣（肛周疣），医生一般会建议做肛门镜检查，来判断是否有需要治疗的肛内疣。

有时，生殖器疣可以自行消失，所以你可以采取保守、观望的态度。但如果已经长了 1 年或更长时间，且没有自行缓解的迹象，就不太可能是具有自发缓解力的疣，此时应由人为干预治疗。疣的治疗方法很多，对疗法的选择取决于多种因素，包括疣的数量和大小、治疗费用、妊娠风险，以及个人喜好等。

治疗方案主要有 2 种，一种是自己在家里用药，另一种是由医生采取治疗措施。

以下是自己施药时的常用药:

- **咪喹莫特 (IMIQUIMOD)**:能刺激免疫系统攻击疣。浓度为 5% 的乳膏需每周涂抹患处 3 次,浓度为 3.75% 的乳膏需要每天涂抹,持续给药不要超过 16 周。涂药后保持 6 ~ 10 小时,随后用清水洗掉。刺激、红斑、溃疡等都是这种药的副作用。如果乳膏抹到了疣之外,也不用担心,因为它对健康皮肤影响不大,对于怀孕女性的风险也极低。

- **鬼臼毒素 (PODOPHYLLOTOXIN)**:可以阻断病毒 DNA 的复制能力(分裂出更多的病毒)。施药时,可以用棉签蘸取溶液或凝胶涂在疣体上,每天 2 次,连续使用 3 天,随后停药 4 天,此为一个疗程,一个疗程可重复 4 次。每天的用药量应控制在 0.5ml 以下。因为这种药物具有腐蚀性,所以精准施药很重要,否则会刺激患处周边的皮肤。第 1 次施药时最好请医生演示,以确保自己操作时不出差错。如果处于妊娠期,则不应使用此药,因为它有导致婴儿先天性缺陷的风险。

- **酚瑞净 (SINECATECHINS)**:是一种从绿茶中萃取的以茶多酚为主的外用软膏。施药时,每个疣每天涂抹 3 次,但疗程不可超过 16 周。红斑、灼烧感和溃疡等是这种药物常见的副作用。有免疫系统缺陷的 HIV 患者、生殖器疱疹患者以及妊娠女性的使用还未经评估,所以不建议使用。

医护人员所能采取的治疗措施如下：

- **冷冻疗法**：是用液氮或一种特殊探针急速冷冻疣的疗法，通常在医生诊室就可以进行。感染病毒的细胞会在冷冻和解冻的循环中被迫死亡。如果有需要的话，可以利用局部麻醉（注射）来减轻疼痛，但一般情况下，即使不用麻醉也耐受良好。冷冻疗法需要反复做几次才能达到较好的治疗效果。

- **手术去除**：根据疣的大小和数量，医生会选择在诊室或手术室，用手术刀、剪刀、激光或电灼术切除疣体。手术去除的优势在于疣样本可以提交病理部做检查，以排除癌前病变和癌症的可能性。缺点是手术过程中的疼痛、潜在的麻醉需求、失血，以及因操作失误或术后并发症导致的瘢痕。手术通常也是花费最高的选择。

- **三氯乙酸或二氯乙酸**：用化学物质摧毁疣组织中的蛋白质分子的疗法。这些化学物质的腐蚀性很强，操作时务必保证精确施加到疣体上。通常可以用棉签棒的木头端，甚至是牙签蘸取微量药物涂在疣上，然后等待自然晾干。疣组织在碰到三氯乙酸或者二氯乙酸后会变成白色，所以，如果药物不小心沾染到健康皮肤，一定要马上洗掉。这种药物的优点是价格便宜，孕妇也可以用；缺点是不容易操作，而且每周都需要回诊治疗，失误时会导致周边皮肤发红和起泡。

本节概要 ━━━━━━━━━━━━━━━━━━━━━━━

- 清除不了的致癌型 HPV 是引起宫颈癌的风险因素。
- 从 25 岁开始就需要接受宫颈癌筛查。
- 不建议对低风险病毒做检测，对于高危病毒的检测可以在 25 岁之后开始。
- 肛门癌的最佳筛查手段还未知。
- HPV 能在性玩具上存活，即使是清洁后的性玩具。

第 26 节

疱疹

疱疹病毒有 100 多种类型，但只有 8 种会感染人类。有 2 种可通过性途径传播，分别是 HSV-1（单纯疱疹病毒 1 型）和 HSV-2（单纯疱疹病毒 2 型）。

疱疹病毒的一个典型特点就是潜伏性强，一旦感染，人体免疫系统就无法将其完全清除。因为病毒会悄悄潜伏到细胞内，并在后续的某个时间节点被触发并激活。

它的潜伏能力，也就是在人体组织内休眠且待机的特点困扰着许多疱疹患者，这种特性并不是 HSV-1 和 HSV-2 特有的。引起水痘[1]的 VZV (varicella-zoster virus, 水痘—带状疱疹病毒) 和导致传染性单核细胞增多症的 EBV (Epstein-Barr virus, 爱泼斯坦—巴尔病毒)[2] 都属于会引起感染的疱疹病毒，也同样具备这种特性。VZV 再次活化会引发让人痛不欲生的带状疱疹；EBV 在被激活时不会出现任何症状，但患者在毫不知情的情况下，会通过口腔传播病毒。几乎每个人的体内都至少有 1

1　水痘是由 VZV 引起的高度传染性疾病。这种疾病尤其会严重影响免疫功能较弱的老年人、婴儿、青少年、成人和孕妇。预防水痘的最好办法是接种水痘疫苗。
2　EBV 又称"人类疱疹病毒 4 型"。它最常见的传播途径是体液，主要是唾液，可引起传染性单核细胞增多症和其他疾病。

种或多种疱疹病毒。

1 型和 2 型 HSV 的感染一般从皮肤开始。从生殖道的角度来说，就是外阴、阴道，甚至肛门，病毒可以通过经显微镜才能看见的微创伤进入体内。女性因性接触感染疱疹的概率较高，因为在性交时，女性更容易形成轻微外伤，而且阴道黏膜（皮肤）也比阴茎更易遭受感染。

在 HSV 进入皮肤后，为了制造更多病毒，它们便开始不断地进行复制或繁殖。有时，这个过程会造成皮肤起疱、溃疡等非常疼且肉眼可见的感染迹象，但更多情况下，首度感染的人并不会有任何症状。一旦形成感染，病毒便会进入神经纤维，一路游走到靠近脊髓的细胞体内，并藏匿在那里转入休眠状态。这也是首度感染和再度激活的疱疹会很痛的原因——神经纤维已经发炎了。

重新被激活的病毒会再次随着神经纤维向下传播，并制造更多的复制体。在病毒自我复制的过程中，患者就具备了潜在传染性，这个过程被称为"病毒脱落"（病毒排出）。重新激活的病毒可使最初的感染部位出现疼痛、起疱或溃疡等症状，但也可能没有任何异常感觉，仅仅是病毒脱落而已。

了解初次感染和复发之间的区别很重要，因为当你发现自己有了溃疡（疮）时，并不代表这是你的首次感染，只能说这是一次肉眼可见的感染。首次溃疡的出现可能是发生了新的感染，也有可能是先前感染的病毒在体内潜伏数月甚至数年后的重新激活，仅仅通过观察溃疡的外观不可能准确辨识两者的差异。

HSV-1 和 HSV-2 的通识

过去我们普遍认为 HSV-1 主要感染口腔，HSV-2 才会感染生殖器。然而，在北美出现的约 50% 的生殖器疱疹是由 HSV-1 型引起的。之所以这样很可能是因为孩童时期生殖器感染 HSV-1 的人很少，HSV-1 的首次接触大多发生于接受性口交时（通过口腔传染到生殖器），而不是在托儿所或游乐场（儿童口腔疱疹与口腔分泌物有紧密关联）。

如果你在孩童时代或频繁性交前，曾经由口腔感染了 HSV-1，那就不太可能罹患 HSV-1 型生殖器疱疹，因为你体内已经有保护性抗体存在了。只有在以下 2 种情况下，你的口腔和生殖器可以同时感染 HSV-1：第一种是你的口腔和生殖器同时都接触到了 HSV-1，那么口腔和生殖器都会被感染；另一种情况则是在初次感染期间，在身体还没来得及产生抗体前，就将感染扩散到了身体其他部位，这种情形叫作"自体接种"。

HSV-1 更偏好于口腔，相较于我们常见的嘴部疱疹疮的复发，生殖器感染 HSV-1 后的疼痛性复发却并不多见——这就是了解病毒类型会有帮助的原因，它会在后期治疗中派上用场。如果发作的疱疹是由 HSV-1 引起的，疼痛感就不会特别强烈，而且复发的可能性很小。所以在日常生活中，通过生殖器传播 HSV-1 的情况非常少见。不过有数据指出，在初次感染时，HSV-1 比 HSV-2 更易出现可见的生殖器溃疡。

无论是口腔还是生殖器感染过 HSV-1，都不能保证你对 HSV-2 产生免疫。但是，如果你在感染 HSV-2 之前已经感染过了 HSV-1，那么则不太可能出现生殖器疱疹的疼痛性（肉眼可见）暴发，尽管仍然会有病毒排出（有传染性）。因此，可以说 HSV-1 感染史可以在一定程度上缓和罹患 HSV-2 时的严重程度。

有多少人会患疱疹？

从全球范围来看，有大约 67% 的人体内有 HSV-1 的抗体，也就是说，67% 的人有感染史。在北美地区，这个数字大概为 50%。从全球来看，大约有 11% 的人体内有 HSV-2 抗体，而女性几乎是男性的 2 倍（15%：8%）。年龄在 14 ～ 49 岁的美国人口中，有 15.5% 的人体内有 HSV-2 抗体，女性占比为 20.9%，男性占比为 11.5%。这些数值正在逐年缓慢下降，但主要集中在能取得预防性保护的群体中。

感染生殖器疱疹有什么后果？

生殖器区出现多个水疱，溃疡之后再结痂。在最初暴发时，腹股沟中还可能会出现淋巴结肿胀、肌肉酸痛，也可能会出现类似流感的症状，例如头痛和发热。在感染清除前，还会感到疼痛和压痛。这都是典型的罹患生殖器疱疹的症状。然而，在疱疹病毒阳性的群体中，有约 80% 的人并不知情。许多人，尤其是女性，体内的病毒从来没有引起过疱疹，即使有，出现疱疹的位置也通常是在阴道里。疱疹溃疡或病变也可能被误诊，因为它很容易与其他感染症状相混淆，比如毛发内生。

溃疡的存在代表正在发病中——也就是说，新的病毒正在增殖，而且具有传染性。但事实上，即使没有溃疡，病毒也会时不时地散发（也就是病毒脱落）。大多数人在溃疡出现时会因为疼痛而停止性交，所以无溃疡状态下的病毒脱落就成了主要的传播方式——HSV-2 发生脱落的频率大于 HSV-1。总的来说，在没有使用安全套的异性恋关系中，每年传播或感染疱疹的风险约为 10%。

染上 HSV-2 的女性若暴露于 HIV 中，感染的风险便会进一步上升。因溃疡产生的皮肤破口是风险点之一，但即便只有病毒脱落，也会提高暴露于 HIV 时的感染概率。

患有生殖器疱疹的孕妇还面临一些棘手问题。如果在阴道分娩过程中发生了病毒脱落，新生儿就可能罹患新生儿疱疹。美国 1 年约有 1500 个这样的病例，其中又有近一半的数量会出现牵连神经系统的严重感染。即便是采取了及时、积极的强化治疗措施，还是有可能造成毁灭性的后果，甚至死亡。

75% 的新生儿疱疹发生于在妊娠期间罹患生殖器疱疹的女性中，其余则是因为先前感染病毒的重新激活，目前已经有相关策略可以将这种风险降到最低。如果你有生殖器疱疹史，务必告诉你的妇产科医生、家庭医生或助产士，且在怀孕期间一旦有生殖器异常就要通报，以便得到最及时、最合理地评估和治疗。

疱疹的正确诊断方式

临床诊断时，医生可能通过观察溃疡外观作出结论："这看上去像疱疹。"不过，这样的诊断方式往往达不到 100% 准确，所以建议从病灶部位采集拭子（这可能会很疼，但只需几秒就好）做精准检测。最常见，也是最准确的是核酸检测。另外还有病毒株培养，不过不一定能成功提取到病毒，尤其在溃疡愈合并结痂时。核酸检测和病毒培养都可以鉴别感染的是 HSV-1 型还是 HSV-2 型，这一点很重要。如果你感染的是 HSV-1 型，则出现复发性病灶和病毒脱落的频率会比 HSV-2 低得多。

通过验血来寻找抗体可以确定自己是否有过感染。官方对于这种检测的指导意见并不统一，有些医学组织认为根本没必要做，CDC 则没有给出明确的倾向性建议，仅仅是表达了可以考虑的意思。

疱疹抗体检测可以分辨体内生成的是 HSV-1 抗体，还是 HSV-2 抗体。这类检测在美国市面上有数种，如 HerpeSelect 和 Uni-Gold HSV-2。业内检测的金标准被称为"西方墨点法"（Western blot），由华盛顿大学提供。

人体对疱疹产生的抗体有 2 种，分别是 IgM[1]（免疫球蛋白 M）和 IgG[2]（免疫球蛋白 G），其中 IgM 会在感染后迅速生成，IgG 的生成则要经过数月。目前还没有特别值得信赖的针对 IgM 的检测法，所以你没有必要去预约这个检测。

以下是检测时可能会遇到的情形：

- 每次预约检测前，复发的生殖器溃疡就自愈了：这时，如果 HSV-2 的 IgG 血液检测结果呈阴性，则不太可能是疱疹。即使检测结果呈阳性，也并不意味着一定是疱疹。

- 你的伴侣告诉你，他或她有过生殖器疱疹的病史：如果你的 HSV-2 抗体检测结果呈阴性，请要求伴侣在做爱时采取必要的防护措施，比如使用安全套或服用

1　英文全称：Immunoglobulin M，简称"IgM"。

2　英文全称：Immunoglobulin G，简称"IgG"。

药物。

- 你长了新溃疡，而且核酸检测 HSV-2 呈阳性：如果 HSV-2 抗体检测结果呈阴性，那么很可能是近期才染上的病毒。
- 你只需要知道：如果 HSV-1 抗体的检测结果呈阳性，那么我们无法得知确切的感染部位是口腔还是生殖器。但如果你的 HSV-2 抗体检测结果呈阳性，那么可以确定感染部位为生殖器。

治疗方式

有 3 种非常相似的药物可供选择：阿昔洛韦（acyclovir）、泛昔洛韦（famciclovir）、伐昔洛韦（valacyclovir）。这 3 种药对于 HIV 阴性的人群形成耐药性的风险很低。

疱疹的首次发作，也就是当患者第一次出现溃疡时，可以选择以下几种治疗方案：

- 口服阿昔洛韦，1 次 400mg，每天 3 次，连服 7 ～ 10 天。
- 口服阿昔洛韦，1 次 200mg，每天 5 次，连服 7 ～ 10 天。
- 口服伐昔洛韦，1 次 1g，每天 2 次，连服 7 ～ 10 天。
- 口服泛昔洛韦，1 次 250mg，每天 3 次，连服 7 ～ 10 天。

在病毒复发时也可以服用这些药，但必须在发病后 1 天之内，或在发作前皮肤感到麻刺或灼热时。此举可以将病变的持续时间缩短约 24 个小时。给药方案有好几种，为期 1 ～ 5 日，具体时间取决于药物的种类和剂量。

除了被动等待病毒复发，还可以选择主动抑制疗法，也就是每日服用小剂量的抗病毒药来预防。这种策略能有效减少70% ～ 80% 的发作数，且会减少病毒脱落频率，并将传播风险降低 50%。

以下为抑制疗法的用药剂量：

- 口服阿昔洛韦，1 次 400mg，1 天 2 次。
- 口服伐昔洛韦，1 次 500mg，1 天 1 次（对每年爆疹10 次以上的患者，效果会打折扣）。
- 口服伐昔洛韦，1 次 1g，1 天 1 次。
- 口服泛昔洛韦，1 次 250g，1 天 2 次。

使用安全套也是一种有效的防御策略，且对女性的保护力比对男性的保护力更明显。从一而终地使用安全套，每年可减少 30 万感染 HSV-2 的女性新病例。值得一提的是，阴部脱毛可能也与生殖器疱疹感染的增加有关。

情绪处理

1982 年 8 月 2 日，*TIME*（《时代》）杂志刊登了一篇名为"猩红色 H"（H 指代的就是 herpes）的封面故事。杂志编辑在一对年轻夫妇的照片上方用鲜红色的字样标注了"Herpes"（疱疹）一词。这篇文章生动描述了当时生殖器疱疹悄悄蔓延的危险趋势，严正告诫数百万美国人民应当严肃看待这场由性革命带来的重大危机。在满满 5 页的密密麻麻的论述中，读者看到了一篇篇肮脏的个人逸事，以及一条条令人难以置信的医生证词，由此在很多人心里埋下了"疱疹羞耻"的种子。尽管与20世纪80年代相比，疱疹污名化在今天已大有好转，但对我们医生来说，生殖器疱疹的确诊通知工作依然有些艰难，因为对熟悉这段历史的人来说，通知所带来的打击无异于在她们的漂亮脸蛋上烙一个"猩红色H"。

不过，在了解了疱疹不会导致癌症，溃疡复发也并不常见，而且已经有药物可以控制病毒发作、降低传播风险，并可以将妊娠期间的伤害降到最低等情况后，大多数人都会松一口气。

如果你因为罹患疱疹而忍受着来自情感和身体上的双重鞭挞，请千万告诉自己，这不是你的错，也不代表你是肮脏的。我经常说，我们不会因为在大街上看到某人的嘴角长着口唇疱疹（大部分是HSV-1引起）就齐刷刷地指着她，骂她"贱人"。大多数人都不会在意，即使有，顶多也是感同身受地发出一声叹息："哎哟，肯定很难受吧！"

病毒是我们身体的一部分,这不能成为你被残忍冷对的理由。

本节概要 ━━━━━━━━━━━━━━

- HSV-1可引起口腔疱疹和生殖器疱疹，但是由HSV-1引起的生殖器疱疹的复发并不多见。
- 在美国，20%的女性体内有HSV-2抗体，HSV-2只会导致生殖器感染。
- 在HSV-2血检结果呈阳性的人中，有80%从未出现任何的溃疡症状。
- 增加HIV感染风险和阴道分娩风险（引起新生儿的健康

问题，但较少出现）是生殖器疱疹引起的最严重后果。
- 抗病毒药能有效减少病毒的发作和传播。

第 27 节

淋病和衣原体

淋病（淋病奈瑟菌，简称"淋球菌"）和衣原体病（沙眼衣原体）都属于细菌性 STI。在美国，衣原体是最常见的应通报的 STI，排在它后面的是淋病。CDC 每年都会收到约 160 万起衣原体报告病例，这还不包括潜在的 100 多万未被检测的患者。衣原体在年轻族群中比较盛行，新增病例的三分之二发生在 15 ～ 24 岁的人身上。CDC 曾作过评估，在 24 岁以下有频繁性行为的女性中，每 20 人中就有 1 人患有衣原体感染。相对来看，淋病病例数要少一些，即便如此，每年病例数仍超 50 万，而且很不幸的是淋病发病率还有上升的趋势——仅 2018 年的病例数量就比 2016 年增长了近 20%。

在美国，非裔美国女性淋病发生率要比白人女性高出很多——达 17 倍！这种巨大差异被认为是由不同种族间的社会地位和经济条件不平等造成的，这直接影响她们获取高品质医疗资源的能力。

淋病奈瑟菌和衣原体只能存活在特定类型的皮肤（上皮）细胞中，这些细胞被称为"柱状细胞"和"移行细胞"。在子宫颈、阴道口腺体、尿道和直肠中都有这种细胞，相应地可引起宫颈炎、尿道炎、直肠炎等疾病。这也是女性在作了包括子宫颈的子宫切除术后，阴道极不可能感染这类细菌的原因。假如检查结果还呈阳性，那病毒只可能是来自尿道或阴道口腺体。柱状细胞也存在于人体的咽喉部，所以有发生口腔感染的可能，眼睑中也有柱状细胞，所以新生儿的眼睛可能在分娩时遭受感染。

与男性相比，当暴露于淋病奈瑟菌中时，女性遭受感染的概率更大——与罹患淋病的男性进行阴道—阴茎性交，被感染的风险有 50%～70%，而与罹患淋病的女性性交，男性遭受感染的风险约只有 20%。对男性的阴茎口交也比对女性的阴部口交更易造成病毒的传播。手指性爱或共享性玩具的淋病传播风险目前还不明确。

由于存在大量无症状感染者，所以关于衣原体传播状况的统计数字还不是很明确。这里能给出的大概数据是，每发生一次阴道性交都有约 10% 的感染概率。在这方面女性照样领跑于男性。与男性相比，女性更容易通过口交感染衣原体。某项针对 24 岁及以下女性（衣原体感染的最高危群体）的研究发现，异性性交和同性性交在感染风险方面并没有什么差异。

衣原体可能更容易经由分泌物接触传播。淋病奈瑟菌要感染到直肠，一般认为必须通过肛门性交才行，但直肠中之所以会发生衣原体感染，据通报则是由宫颈分泌物流出并沾染到皮肤上，然后在擦拭（从前到后擦拭）时推向肛门所致。婴儿出生时，也可能因接触受感染的阴道分泌物，而使阴道和直肠感染衣原体。

罹患淋病和衣原体会有何症状？

大部分人的表现是无症状，所以这进一步体现了筛查的必要性。一些女性可能会有阴道刺激、灼热、排尿疼痛等感觉，虽然淋病比衣原体症状更明显，但也仅有 20% 的女性淋病患者会表现出来。有的人还会排出一些厚重的、黄色或绿色的脓液（充满白细胞的分泌物）。衣原体还会导致宫颈轻度发炎，在性行为后可能会有轻微出血。

如果对病情置之不理，淋病和衣原体就可能进一步导致盆腔炎[1]，这是一种严重的子宫和输卵管感染症。盆腔炎引发的严重后果包括输卵管瘢痕（炎症），可导致异位（输卵管）妊娠（宫外孕）、不孕、盆腔感染（增加了慢性盆腔疼痛的风险）。衣原体通常被称为"无声的杀手"，很多人在没有任何症状的情况下之所以不孕，其幕后黑手就是它，这是它最可怕的特质。

谁该接受淋病和衣原体筛查？

25 岁以下的性活跃群体需要每年接受筛查，对感染的及早治疗能降低严重盆腔感染的风险。筛查范围包括所有女性——异性恋、双性恋、同性恋以及跨性别者，有阴道性行为的跨性别男性也不例外。

总的来说，24 岁之后淋病和衣原体的发病率会大大降低，即使在高危人群中也是如此。当然不是说绝对不会被感染，只是在 24 岁以后，女性性行为的习惯可能会有所不同。年轻女性宫颈上的柱状细胞也更为突出（被称为"外翻"），而这是感染病毒的高危因素。从生物学角度来说，这会使年轻女性更易被感染。

1　英文全称：Pelvic Inammatory Disease，简称"PID"。

年龄超过 24 岁、在 1 年内更换过伴侣或有多个伴侣，以及有淋病和衣原体病史的女性也应当接受筛查。一些专家还建议，年龄在 19 岁以下的性活跃女性要保持 6 个月一次的筛查频率。孕妇同样应该做筛查，因为衣原体、淋病都与怀孕期间以及婴儿出生后的并发症有关。

致病菌更倾向于成群行动，所以淋病和衣原体不可避免地会与其他 STI 有关联。如果你的筛查结果呈阳性，那么请同时做一下梅毒、阴道滴虫，以及 HIV 检测，同时要确保定期筛查宫颈。

我是什么时候染上淋病和衣原体的？

这是每个人都想知道的答案。不过很遗憾，目前我们仍然不能掌握病菌的潜伏期——也就是从暴露到检测结果呈阳性的间隔时间。

是否有休眠中的衣原体？

在异性恋关系中，许多女性都特别想知道衣原体检测结果呈阳性但没有症状的时间会持续多久。相对而言，这个问题在男性淋病患者中似乎并不常出现——也许是高达 80% ~ 85% 的男性淋病患者多多少少都会出现一些症状的缘故，而罹患衣原体的男性，只有 30% 的人会有具体症状。

女性感染了衣原体后要过多久才有所察觉，就目前来看，并没有太多高质量的研究可以参考。事实上，要启动这类研究本身就不现实。通过分析早前的数据，得出了以下几条不确定的结论，医学上称为"有根据的推论"：1年后察觉的占比50%，2年察觉的占比17%，3年察觉的占比8%，4年察觉的占比5%。

有的女性可能在固定单一的两性关系之外还有性行为，而患有衣原体并接受过治疗的人，如果再与其他感染者发生性接触，则很可能会再次被感染，所以检测到的衣原体感染也可能来自新的约会对象。别忘了，在相对固定的婚姻关系之外，仍然有约23%的男人和19%的女人承认自己有过出轨行为。

总而言之，目前我们还无法通过检测确定患者感染的病菌是来自不久之前、几个月前还是数年前。在上面列出的出轨大数据面前，如何解读出轨和感染之间的关系完全是各位读者朋友的自由。

该做什么样的检测？

淋病和衣原体的最佳医学检测手段是核酸检测（请参照第22节），可以通过尿液，或在盆腔检查（用窥器）时采集拭子样本来完成（患者也可自行采集阴道拭子）。

有一些检测方式可以测到直肠，因此如果你有接受式肛交行为，要告诉医生，他们会采取适合你的检测手段。

罹患衣原体的治疗方法是什么？

有2种比较推荐的治疗方案：分别是每天一次性口服1g剂量的阿奇霉素，或连续7天每日口服2次100mg剂量的强力霉素。如果这些药物不可用或因其他原因无法服用，CDC也给出了其他治疗建议。

罹患淋病的治疗方法是什么？

淋病的治疗要更为复杂，因为在对抗生素产生抗药性的能力方面，淋病奈瑟菌堪称"大师"。自 20 世纪 30 年代磺胺基抗生素问世以来，淋病已成功击败了多种抗生素药物，包括磺胺类药物、青霉素类、四环素类、某些类型的头孢菌素类和喹诺酮类等。淋病病菌产生耐药性的速度相当快（有些甚至等不到 20 年），其击败抗生素的速度甚至远远超出了人类开发新型抗生素的能力。

到目前为止，能被用来治疗淋病的医学选择十分有限。由于病菌耐药性有地区差异，所以在作出选择前，首先应了解在当地仍有效的几类抗生素。美国推荐的治疗建议是在同一天注射 250mg 头孢曲松钠（ceftriaxone），并同时单次口服 1g 剂量的阿奇霉素，最好是一种药物用完后紧接着用另一种。如果没有头孢曲松钠，也可以用 400mg 剂量的头孢克肟（cefixime）替代，但因其治愈率相对较低，所以并不被优先推荐。

后续追踪

完成淋病和衣原体治疗后 7 天内不能有性行为。治疗前 60 天内与患者有性接触的人也应接受治疗，如果在最近 60 天内没有过性行为，那么最后一位与之发生性行为的人同样应被关注到。在美国，有些州会为患者的伴侣提供针对衣原体的"伴侣加急治疗"[1]方案，亦即医生可以把处方药单通过患者转交其

1　英文全称：Expedited Partner Therapy，简称"EPT"。

伴侣，这种做法是合法且被提倡的。但如果是暴露于淋病奈瑟菌中，则必须先去看诊。

在治疗结束后的 14 天内，淋病和衣原体核酸检测的结果大概率仍呈阳性，因此不建议在这个时间段内复检，可以在 3 个月后再去做检测，以确保没有重复感染的情形。

本节概要

- 25 岁以下的性活跃女性罹患淋病和衣原体的风险最高。
- 淋病会引起分泌物增加或排尿烧灼感，不过只有 20% 的女性会有具体症状。
- 性交后的点滴出血可能是衣原体感染的症状。
- 由于淋病和衣原体患者大部分是无症状，而如果对感染不加治疗又会引起更严重的后果，所以筛查是控制及治疗疾病的关键举措。
- 淋病奈瑟菌的抗药性是非常棘手的问题，能选择的治疗方式很有限。

滴虫病

　　滴虫病（Trichomoniasis）是一种由原生动物导致的感染。原生动物是一种用显微镜才能看到的单细胞微生物。在阴道部位引起的感染也被称为"TV"（trichomonas vaginitis, 滴虫性阴道炎）。

　　滴虫（毛滴虫）借助 5 根鞭毛四处游动，所以显微镜下的滴虫看上去有点儿像迷你小乌贼。滴虫并不属于寄生虫，因为它在人体细胞外繁殖。不过，滴虫病属于一种寄生虫感染，亦即致病生物所需养分来自宿主——在阴道部位的滴虫主要依赖阴道中的糖原生活。滴虫可以用尾巴的倒钩附着于细胞上，并以此导致宿主强烈的炎症反应。

　　滴虫已经进化出了对阴道的独特适应能力，所以它不太会感染我们的口腔或肛门，但会感染尿道（在男性体内，它会感染尿道和前列腺）。滴虫需要在 pH 值（酸碱度）较高的环境下才能生存和生长，正常的阴道 pH 值为 3.5 ～ 4.5，如果因为某些阴道疾病，比如 BV 或者雌激素水平低而导致阴道 pH 值上升，就会使女性更容易在暴露条件下遭受滴虫感染。

滴虫病有多常见？

由于滴虫病不属于法定报告类传染病，所以我们没能掌握这种疾病的确切发病率。在全球范围内，大约有 8% 的女性患有滴虫病，有些社群的感染率可高达 20%。单在美国境内，就有 2% ~ 3% 的育龄女性（14 ~ 49 岁）为滴虫病阳性。

大多数 STI 的发病率（新病例）会随年龄的增长而降低，而滴虫病却是个例外。正如预期的那样，滴虫病在青少年和年轻女性（15 ~ 24 岁）中发病率很高，然后稳步下降，但滴虫病的特殊之处在于，40 岁以上女性的发病率却再次出现显著上升的情形。有一种假设认为这与女性体内雌激素水平的下降，阴道 pH 值上升有关——同样的致病原理也适用于有阴道性交行为的跨性别男性，因为他们体内的雌激素水平会因服用睾酮而减少，所以罹患滴虫病的风险也较高。

罹患滴虫病后有哪些症状？

滴虫病的潜伏期，也就是从暴露到确定感染的时间为 4 ~ 24 天。

最常见的症状包括排出灰绿色或黄色的分泌物、排尿疼痛、强烈异味、瘙痒、（外阴和 / 或阴道）刺激难受感。有些女性的炎症非常严重，以至于阴道壁会有少量出血。不过，滴虫病的这些症状与其他妇科病非常相似，所以它们是非特异性的，很难仅通过症状来鉴别是滴虫病还是其他疾病导致。

在滴虫病女性患者中，有 85% 的人为无症状感染者，而在 6 个月后出现症状的也只占 40% ~ 50%，因此，仅依靠症状来评估是否罹患滴虫病是远远不够的。我们也无法得知在检测结果呈阳性之前会经历多久的无症状状态。

罹患滴虫病的后果是什么？

滴虫病会大幅增加罹患其他 STI 和盆腔感染（盆腔炎）的风险。它引发的严重炎症尤其利于致病菌的传播，据估计，美国女性中有 6.5% 的 HIV 病例是由滴虫病所引起的。

滴虫病还与早产及新生儿体重不足等问题有关。

检测滴虫病的方式有哪些？

在美国和欧洲，常规 STI 检测项目并不包括对滴虫病的筛检。在没有症状的情况下，哪些人应该做滴虫病检测，目前还没有较好的建议。不过，如果你已经有了诸如分泌物增多、强烈异味或炎症等情形，那么请一定接受诊断性测试。

滴虫病的检测可通过多种技术来完成，以下为常用检测法的利弊分析。

- **在显微镜下观察**：也叫作"湿抹片法"，是医生从阴道中提取拭子样本后将其置于显微镜下观察的方法。这是最简单且成本低廉的诊断测试，由于灵敏度很低，有高达 30% ～ 50% 的病例检测不出来。因此，即使检测结果为阴性，也不能排除罹患滴虫病的可能。
- **阴道 pH 值**：滴虫的生长依赖 pH 值较高的阴道环境。虽然有很多原因可导致 pH 值升高，但滴虫很少出现在有正常 pH 值的阴道中。如果你的阴道 pH 值是正常水平，那么感染滴虫病的概率仅为 5%。

- **胺试验**：将取自阴道的液体样本与 10% 的氢氧化钾混合，如果出现任何与滴虫相关的细菌过度生长，混合物就会散发出一股强烈的腥臭味。胺试验呈阳性的另一个原因是 BV（见第 32 节）。所以，这个结果也意味着应接受滴虫病的进一步评估，如果结果仍为阴性，那么你罹患滴虫病的可能性很低。

综合以上 3 种检查结果：如果医生认为所有的检查都正常，也就是说，没有红肿或炎症，显微镜下显示分泌物正常，阴道 pH 值小于 4.5，且胺检验结果呈阴性，那么你基本可以排除罹患滴虫病的可能。

滴虫病的其他检测手段

上面提到的几种检测法（湿抹片法、pH 值测定和胺试验）的性价比很高，但并不能保证高准确率，所以一些高危女性在得到阴性筛查结果后，可能还需要追加检验项目来作进一步的评估。

有几种精确的检测手段，不需要用显微镜，也无须检测阴道 pH 值。具体的检验方式如下：

- **快速滴虫抗原检测（OSOM）**：费时 10 分钟的诊间检测法，可以识别出 83% 的滴虫病，在诊室就可以做，且出现假阳性结果的情形并不多见。
- **AFFIRM III DNA**：拭子被送往实验室做检测后，可能会漏掉 35% 的滴虫病病例，不过如果检测结果为阴性，那大概率可判断你没有被感染。

- INPOUCH：培养检测法的一种。由于毛滴虫难以在实验室中生长，所以会有 20% ～ 30% 的病例成为漏网之鱼。但如果你的检测结果呈阳性，则可以肯定你被感染了。
- 核酸检测：最准确也是最贵的检测方法。当前市场上有 2 种核酸检测：一种是专门用于检测滴虫病的 Aptima；另一种是 BD Max——除了可以检测滴虫病，也能用来检测酵母菌感染和 BV。
- 巴氏涂片检测：这种基于液体的样本检测准确性很高。但如果采用旧的巴氏涂片检测法（将细胞样本直接放在载玻片上），检测结果的准确性往往不高，除非你是滴虫病高风险人群。在这种情况下，建议你重新进行核酸检测。

是否每位女性都应该在没有症状的情况下做全面的 STI 筛查，并没有标准答案。如果你担心自己感染了滴虫病，或者希望对所有 STI 进行一次彻底检测，那就非核酸检测莫属了。

我会因为坐马桶感染滴虫病吗？

前互联网时代流传着这样一条都市传说：有人从马桶座圈上感染了滴虫病。这个说法很有针对性——指的就是滴虫病，而不是其他 STI，如疱疹或淋病。

滴虫在离开阴道或尿道后可以存活数小时。有报道指出，曾有女性因共享清洗外阴的水盆而被感染，这种可能性的确存在——这种传播同样也发生在共享振动按摩器或其他性玩具的女性之间。

关于马桶座圈的传说由来已久。在 1950 年开展的一项研究中，研究者将滴虫病患者的阴道分泌物置于马桶座圈的表面，并任其自行变干。1 小时后，有 96% 的可见滴虫仍然活跃（这被认为是能够引起感染的证据）；3 小时后，56% 的滴虫依旧存活；直到 7 小时后，所有的滴虫才死亡。不过即便如此，也不能确定感染一定会发生，因为阴道口和尿道通常不会与马桶座圈直接接触。

另一项研究将滴虫放入从社区游泳池取出的 500ml 氯化水中，发现它们仍能存活数小时。不过，考虑到泳池中（或者河流）的稀释量，游泳似乎不太可能是传播这种疾病的方式，但传播的偶然性的确存在。

还有报道说，母亲在分娩时将滴虫传染到了宝宝的阴道中，这种情况也只可能发生在直接接触阴道液体的条件下。

如果你尚未有性生活，却被诊断出感染了毛滴虫，那么请记住，假阳性或误诊的情况在很多检测中时有发生。但是，核酸检测的假阳性发生率小于 1%，培养检测法则为 0。

治疗及后续跟进

抗生素是目前比较推荐的治疗方法。患者可单次口服甲硝唑 2g 或单次口服替硝唑 2g，后者的疗效稍好于前者，且出现恶心等副作用的概率较小，但价格更贵。此外，你也可以口服 500mg 的甲硝唑，每天 2 次，连服 7 天，外用甲硝唑不会有任何作用。需要提醒的是，在口服以上药物期间应严格禁酒。

你的伴侣也应接受治疗，如果你生活的地区能提供加速治疗方案（亦即可以把医生开出的抗生素让伴侣服用），可就有关程序咨询医生，这有助于减少两性间的反复感染。治疗结束后 7 天内不要发生性行为。此外，除非作了充分彻底的清洁，不要再次使用先前用过的振动按摩器或性玩具。

现在，滴虫病的耐药性越来越强，如果你在治疗后仍有相关症状，最好再去做一次复检。核酸检测不应在治疗结束后的 14 ～ 21 天内进行，因为这时的假阳性概率很高，建议在治疗后 3 个月后复检，以确保没有再次感染。有调查显示，有 17% 的女性在 3 个月后再次出现了阳性结果。

如果治疗后复阳，那么有 2 种可能：一是治疗虽然成功了，但你却被再度感染了；二是感染了对抗生素有耐药性的滴虫。如果你和医生非常肯定地排除第一种情况，那么 CDC 也给出了专门的治疗意见，我也建议你转诊至对顽固滴虫病更有经验的医生那里。

本节概要 ━━━━━━━━━━━━━━

- 在 14 ～ 49 岁的美国女性中，罹患滴虫病的概率大约为 3%。
- 与其他 STI 有所不同，40 岁以上女性罹患滴虫病的风险反而增加。
- 滴虫病可引起大量和 / 或刺激性分泌物，但大部分人都属于无症状感染者。

- 滴虫病通常不包含在常规 STI 筛查项目中，所以如果你想做滴虫病的筛查，需要专门提出要求。
- 通过非性活动感染滴虫病确实存在理论上的可能，但这种情况需要具备亲密且潮湿的接触环境，如共享清洗外阴的水盆。

第 29 节

阴虱

阴虱是一种昆虫（学名为"*Pthirus pubis*"），由于在显微镜下看上去像螃蟹，所以也得名"蟹虱"。严格来说，阴虱属于寄生虫，因为它的整个生命周期都必须仰赖宿主（就此疾病而言宿主就是人类）完成。它一般生活在阴毛上及其附近，当然也能够寄生于眉毛、睫毛、腋毛、胸毛以及胡须等粗毛之上。

阴虱对所寄生的毛发有特定的偏好。阴毛的毛囊（以及其他粗厚毛发的毛囊）间距约为 2mm，这个距离正好是阴虱后腿间的跨度，可以让阴虱自由地来回爬行，再加上阴虱对潮湿环境的喜爱，所以阴毛是它们最理想的栖息地。

由于阴虱靠爬行四处移动，因此生殖器间的触碰会造成阴虱的传播。口交时，阴虱也很容易散播到伴侣的眉毛和睫毛中。共享衣物和床上用品也会造成阴虱的传播。从理论上讲，坐马桶并不会染上阴虱，因为它无法在这类光滑的表面稳定依附。同样，我们也不会从宠物身上染上阴虱，虽然很多人对这个问题持不同观点，但我的答案是：不会！

还有一种错误的观点需要澄清，有些人认为阴虱与个人卫生脏乱、不洁有关。我的回答同样是否定的，它们之间并没有必然的联系。

痒到不行！

阴虱以吸血为生，被叮咬后会有强烈的瘙痒感。从本质上说，这属于一种过敏反应——是不是读到这几个字眼都让你浑身不舒服——没错！"痒"就具备这样的感染力。

从第一次染上阴虱到瘙痒感来袭通常会经历 4 周左右，因为皮肤需要数周时间才能形成致敏反应。有些人的叮咬处还会出现蓝灰色的丘疹，这属于皮肤对虱子唾液的反应。

患者自己偶尔也能在毛发上抓到阴虱成虫，长度大约为2mm。虱卵（幼虫）的尺寸则更小一些，通常在 0.5～0.8mm之间，其样貌就如同珍珠状的小米粒，除非用篦子（一种密齿梳）将虫卵刮下来，否则很难被清除。

一种逐渐减少的STI

以前阴虱的发病率曾达到过 2%，近年的感染数已急剧减少，目前仅有不到 0.1% 的发病率。在过去 15 年或更长时间内，我也仅仅医治了一位阴虱病患者。换作更早前，每月我都能碰上几个。对于病例数减少的原因，我想其中之一就是与越来越多的人做阴部脱毛有关。如果阴虱连栖息地都没了，感染或者传播便无从谈起了。

摆脱阴虱困扰

对于阴虱的治疗无非就是杀死成虫和去除虫卵。在药物治疗上，CDC 推荐的用药为 1% 的氯菊酯乳膏洗剂，或含除虫菊酯和胡椒基丁醚的洗剂，这些产品无须处方就可以在药店购买。不过要尽量避免药物接触到前庭（阴道口）、阴道和肛门。

用药之前，先清洗受到感染的区域，用毛巾擦干，再将药物涂抹到阴毛和其他感染区域，停留 10 分钟后将其洗掉，然后用篦子刮去残留的阴虱与虫卵。建议在第一次用药后 1 周内进行二次治疗，这样可以把上次漏掉而新孵出来的阴虱杀死。

FDA 批准的另外一种替代疗法是 0.5% 的马拉硫磷洗剂，在涂完患处后必须保留 8 ～ 12 个小时才可以洗掉，相对而言，用起来费时且很不方便，气味也难闻。还有一种叫作"伊维菌素"（ivermectin）的口服处方药，但这种药杀不了虫卵，因此用药 2 周后需要再次接受治疗。

很多研究告诉我们，染上阴虱后罹患 STI 的风险会更高一些，因此，在必要时建议你接受 STI 的筛检。另外，如果你怀孕了或正在哺乳，也请在开始治疗前与医生谈谈。

如何杀死房间里的虱子？

在这件事情上，很多人都容易做过头。比如，当我第一次发现孩子们长头虱[1]时，就一股脑儿地扔了一大堆东西，又用除虱粉对地毯进行了大规模"消毒"，下决心彻底绞杀那些随时准备东山再起的余孽。

一开始我的想法是，不管怎么说，这些药粉被放上货架销售总归有道理可言，但事实证明，我太高看它们了，完全没有

---

[1] 头虱、体虱和阴虱实际上是来自同一科的不同寄生虫。头虱寄生在头部、眉毛或睫毛上；体虱主要寄生在衣服和床上用品上；阴虱通常留在生殖器区域，但有时会扩散到毛发浓密的部位（如腋窝、胡须和睫毛）。阴虱常通过性接触传播，有时也可能因接触患有阴虱的人使用过的衣服、床单或毛巾而感染。

购买的必要。

　　要想杀灭你衣服、毛巾以及床上的虱子，必须将你在过去
2～3天内所有穿过的、用过的衣物统统拿去用热水（50℃
或122℉）烫洗并高温烘干，也可选择干洗。将那些不能洗的
衣服或床上用品密封在塑料袋中放置3天——这是欧洲版的指
南，美国指南则建议密封2周——似乎有些小题大做，因为虱
子在没有吸血的情况下根本活不过2天。

本节概要 ━━━━━━━━━━━━━━━━━━━━━

- 阴虱是特别适合在阴毛中繁殖的寄生虫。
- 可能是归功于阴部脱毛的大潮流，阴虱的发病率在快
  速下降。
- 外阴处的强烈瘙痒是阴虱患者最常有的症状，一般在
  染上4周后才会出现。
- 清除阴虱可以用OTC（over-the-counter，非处方）药，
  不过要保证在杀灭阴虱的同时，也要杀死所有幼虫。
- 用热水烫洗床品、毛巾和衣物，再高温烘干，能预防
  重复感染的发生。

第八部分

常见疾病

酵母菌感染

　　阴道酵母菌感染大概是最容易被误解的外阴和阴道疾病之一。患者在做酵母菌检查时，经常发生被医生过度诊断的情形——也就是明明没有感染，却被告知感染了。许多人被这类看似无法治愈的感染困扰了好几年，而实际上折磨她们的是其他疾病。矛盾的是，有些医护人员对这种疾病的诊断经验不足，经常出现误诊、漏诊等情况。

　　不管是对大型制药公司而言，还是在天然行业，与酵母菌有关的综合产业都是一笔大生意，这也使得与酵母菌有关的信息变得更加复杂。网上充斥着大量的错误资讯，治疗酵母菌的OTC（非处方）药物被过度营销，"天然"偏方更是种类繁多，从抗酵母菌饮食和排毒疗法，到天然营养补充剂和各种栓剂，都可供你选择——此类信息的数量和规模令人震惊，有些是出于善意，但大多数都是在推销产品。

　　如何应对呢？用事实说话就是最佳解药。

酵母菌与阴道间的关系

　　酵母菌是一类单细胞微生物（与霉菌、蘑菇一起被归类为真菌界的成员），广泛分布于自然界中，栖息地种类繁多，常见于植物的叶子、花朵、果实以及土壤。但是也有许多种类的酵母菌住在我们身体中，通常不会引发任何伤害。假如我随机挑选 100 位没有阴道症状的健康女性做菌种培养，大概 20% 的样本会被检测出酵母菌；如果采用具备识别微量酵母菌能力的核酸检测法，那么约有 65% 的样本会被检测出酵母菌。

没有服用雌激素的更年期女性，酵母菌的定植（体内有酵母菌，但不表现出任何症状）会有所下降——这似乎与我们的常规理解背道而驰。正常来讲，更年期女性体内的关键防卫力量乳酸杆菌（守卫菌）有所减少时，应该会大大助长酵母菌的生长和繁殖势头，但事实却与此相反。这个现象也恰好诠释了阴道生态环境的复杂性。GSM（更年期泌尿生殖系统综合征）之所以不利于阴道中酵母菌的繁殖，一方面，是因为阴道 pH 值的升高抑制了酵母菌的感染；另一方面，糖原的减少也使得酵母菌陷入了食物短缺的窘境（糖原是酵母菌和乳酸杆菌的能量源）。婴儿之所以在得了尿布疹（一种由酵母菌引起的皮肤感染）后不会出现阴道酵母菌感染，也是阴道雌激素含量低的缘故。

对于绝经前的女性来说，体内有酵母菌是相当正常的。其实重点并不在于有没有酵母菌，而在于不适症状是不是由酵母菌引起的。因为一些人虽然体内酵母菌水平不高，但还是有症状表现；而有些人即使酵母菌水平很高，但却不会引发任何症状。所以，对待任何一次酵母菌的阳性检测结果，我们都应针对个体情况理性分析。

被酵母菌定植的女性更有可能发生感染 [1]，至于为什么有些人被定植，而有些人没有，目前还没有合理的说法来解释。除此之外，目前也不十分明确为什么不会造成任何症状的酵母菌会突然引发严重的炎症和瘙痒。以下是一些相关结论：

- 一些攻击性较强的酵母菌能够避开阴道的防御系统。

- **羸弱、失调的阴道微生物群会使酵母菌过度增殖**：其中就包括无法抑制酵母菌生长的乳酸杆菌，或其他机制导致。

- **有利于酵母菌生长的条件**：比如，尿液中含糖量过高或雌激素水平偏高，都有助于酵母菌的繁殖。

- **免疫系统方面出问题**：正在服用免疫抑制类药物及罹患 AIDS（艾滋病）的女性，都是酵母菌感染的高风险人群。

- **微创**：酵母菌在引起任何症状之前，首先得躲过人体的防御机制并黏附在细胞上面才行。因抓挠或性生活而造成的微创，恰恰破坏了防止酵母菌附着的表层防御体系。

- **人体对正常水平的酵母菌作出的非典型反应**：这就像人们对季节性过敏的不同反应。有的人吸入任何浓度的花粉都不会有问题，有的人偶尔会有反应，还有些人哪怕只与微量花粉接触都会引发严重症状。

- **缺铁**：有研究已经把酵母菌感染与缺铁联系到了一起。

1　感染是指细菌在你的体内或体表，并使你生病，会有明显的症状表现。定植是指细菌黏附在身体上存活和生长，并没有引起症状，但它会增加你的感染风险。要引起疾病，病原体必须完成四个阶段：暴露、定植（也称"黏附"）、侵入和感染。

有 2 种关联的可能性：其一，缺铁会引起瘙痒，抓挠时会引起微创；其二，缺铁会对人体免疫系统造成直接影响，从而削弱人体抵抗力。

针对复发性感染，可能涉及的因素包括：

- **耐药性**：常用处方药和 OCT 药无法治疗某些类型的酵母菌。
- **生物被膜**：这是一种复杂的结构，由酵母菌或细菌等活的、可繁殖的微生物组成（一种或多种微生物的集合），它们一般附着在身体组织或 IUD、避孕环等装置上。如果酵母菌形成了生物被膜现象，就很容易躲过人体免疫系统和药物的侦察及打击，从而成为再度感染的源头。

另外，吸烟的行为也是酵母菌定植的辅助因素。在本书第 8 节，我还介绍了内裤（或不穿内裤）在酵母菌感染问题上扮演的角色。想了解这些情况，请翻回前面。

酵母菌感染有多常见？

约 70% 的女性一生中至少经历一次酵母菌感染，5% ～ 8% 的女性会反复感染，也就是 1 年感染 4 次或以上。目前最常感染的酵母菌种类是白色念珠菌（*Candida albicans*），约占全部感染的 90%。其他能引起症状的酵母菌种被统称为"非白色念珠菌"（*non-albicans*），其中包括光滑念珠菌

(*Candida glabrata*，第二常见的类型)、近平滑念珠菌（*Candida parapsilosis*）、热带念珠菌（*Candida tropicalis*）和克鲁斯念珠菌（*Candida krusei*）。非白色念珠菌引起阴道和外阴症状的概率相对小些，约为 50%。

然而，非白色念珠菌的菌种一直在增加，其中很多种类都已经有了抗药性。酵母菌药物的广泛使用已经改变了酵母菌在人体内的定植模式，而这种变化也有利于那些天生具备抗药性的菌种的生长和繁殖。

究竟何为酵母菌感染？

酵母菌过度繁殖时，会引起肿胀、泛红、瘙痒、灼热（灼烧）和疼痛等在内的炎症反应，阴道干涩和性交疼痛也是常见症状。一些人说自己还会排出厚重的凝乳状的白色分泌物，这也是酵母菌感染的反应，不过是非典型特征，因为其他疾病也会引起这种症状。

酵母菌引起的瘙痒可能很强烈，如果你需要抓挠才能缓解，甚至在睡觉时也这样，那么就要合理怀疑这是酵母菌感染所致。不过，有的患者瘙痒感并不是很强烈，灼热感才是主要的症状。

我们都知道，自我诊断酵母菌感染的准确率并不高。它的典型症状恰好与刺激反应、过敏反应，以及一些皮肤疾病（详见第 35 节）的典型症状有交叉。比如，BV 患者在感觉不到任何异味时（有的患者在伴侣射精后才散发异味），就很容易误将阴道刺激感和灼热感归结为酵母菌感染所致，因为酵母菌感染一般情况下不会产生强烈异味。

在某项研究中，调查人员对一些自行购买非处方药的女性作了调查，结果发现只有 40% 的人用对了药；其他人，在没有必要的情况下重复接触这些不需要的药，不仅"锻炼"了身体的抗药性，还培养出了难以杀灭的顽固型酵母菌，实在是得不偿失。治疗过程中的久治不愈，也会导致真实疾病的进一步加重。有些多年来一直进行自我治疗的患者向我倾诉，当某种本该奏效的药物治疗再次失败时，常常让自己觉得已病入膏肓。

如何诊断酵母菌感染？

皮肤感染酵母菌后会引起红色皮疹、瘙痒或触痛感。典型皮疹会呈现星状斑点的外观，也就是在大面积红疹周边散布着一些小红疹，此时观察皮肤外观就可以作出诊断。除非红疹样貌不典型，否则很少需要做活检。

医生还会观察阴道肿胀和发红的状况，不过由于每个人的反应各有不同，即使症状非常轻微，也可能感觉非常不舒服。所以，医生还应当测试一下阴道 pH 值，正常情况下要小于 4.5。

以下是检测酵母菌感染的方法：

- **在显微镜下观察拭子**：这种检测价格便宜，且很快就能出结果。白色念珠菌可以通过这种方法识别，但由于它与非白色念珠菌相似度太高，所以无法相互区分。此方法的不足还有，即便医生经验丰富，也还是有30% ～ 50% 的失误率。

- **培养法**：拭子样本会被送往实验室做检测，如果有酵母菌，就会在培养皿中生长并识别。培养法是目前的"检测金标"，它能鉴别酵母菌的菌种，因此对那些治疗无效或反复感染的女性会有帮助。它的价格要比显微镜观察法高，在 3～5 天内能拿到检查结果。

- **核酸检测法**：目前市场上至少有 2 种核酸检测装置，如 BD MAX 和 NuSwab。核酸检测法的优势在于：提取的拭子样本能识别几种酵母菌菌种，需要时还可以检测其他感染，如滴虫病或 BV。缺点是费用昂贵，一次检测的花费就高达 75～100 美元，且不是所有保险都可以覆盖。

日常有没有必要做酵母菌筛查？

在有症状时检测就可以，日常无须筛检。

如果无法做检测

理想情况下，患者应当在医生确诊后再开始治疗，但现实生活中不是所有女性都有诊疗的机会。如果符合以下情形，就应当自行购买一些 OTC 药，或用电话诊疗的方式得到处方：

- 服用雌激素的女性：已进入更年期且没有服用雌激素的女性，感染的概率相当低。
- 强烈的阴道瘙痒感：痒到想挠到里面，完全不能控制自己。
- 没有强烈异味。
- 分泌物没有血。
- 不需要做 STI 检测。
- 没有反复感染史，也就是 1 年内的感染少于 3 次。

- 曾因相同的症状接受过治疗，1 周内就消退了，且在 2 个月内没有复发。

白色念珠菌的治疗

治疗所使用的药物属于唑类药（azoles），通常为 OTC 类乳膏和软胶囊，一般有 1 天、3 天和 7 天型的疗程。许多女性反映，相对而言乳膏的使用体验较好。不过，发炎严重时外用任何产品都会产生不舒服的灼热感。有些数据表明，在这类药物中耐受度最好，且刺激性最小的是克霉唑 [1]（clotrimazole）。

氟康唑（fluconazole）是目前被广泛使用的口服药。针对轻度至中度感染，单次服用 150g 即可。如果有较为严重的感染，尤其是出现大面积的红肿，则应间隔 72 小时再服用一次，连服 2 次效果明显。这种药的效力可维持 72 小时之久，所以在这个时间段内没必要提前服用第 2 剂。

口服与外用药的疗效相当，都可以治愈 90% 的白色念珠菌引起的酵母菌感染。对于这种说法，我知道很多患者都表示难以置信，但目前确实缺乏用药方式优先级的研究。CDC 建议外用或者口服都行。不过，美国传染病协会 [2] 建议优先采用外用药，因为外用药不会影响肠道中的酵母菌——我赞成这种做法，在条件允许且现实可行的条件下，应优先使用对身体其他器官附带伤害最小的治疗方式。

口服氟康唑时，应注意与其他药物间的相互作用。氟康唑

---

1 克霉唑是广谱抗真菌药，对浅表真菌及某些深部真菌都有抗菌作用，对白色念珠菌尤其有效。

2 英文全称：Infectious Diseases Society of America，简称"IDSA"。

会对某些血液稀释剂造成影响，还可能与某些降胆固醇药和曲唑酮（trazodone，抗抑郁类药物，常用于助眠）发生严重的药物反应。因此在开处方前，务必将正在服用的药物告诉医生和药剂师。相对而言，身体对阴道用药的吸收程度很低，一般不会引发严重的药物反应。

我在接诊时，通常会把北美传染病协会的建议告诉患者，将选择权留给他们。每个人的情况不一样，有些人无法忍受乳膏的刺激，也有些人在服药后有恶心的感觉，所以根据自己的情况选择才最为合理。

其他的治疗妙招：

- 治疗开始时口服抗组胺药：如西替利嗪，或氯雷他定等，这类药物能使瘙痒症状得到快速缓解，有利于增强患者的信心。
- 在外阴涂抹类固醇药物：这种做法也有助于缓解炎症和瘙痒感。

在起效时间上，症状一般会在用药 72 小时后有所好转，但炎症的完全消退则需要 1 周左右的时间。

复发性白色念珠菌感染

目前的一线用药是氟康唑，每周一次，每次 150mg，连服 6 个月。这种药可以抑制酵母菌，并留给身体足够的时间去瓦解酵母菌的生长机制。在接受治疗期间，大多数患者恢复状况良好，不过在停药后会有 30% ~ 50% 的复发率。如果你不幸属于后者，建议找专科医生就诊。

我用了药，但症状却没见好转

这很常见，因为 50% ~ 70% 自行诊断患有酵母菌感染的女性实际上都判断有误。

鉴于这个问题的重要性，我们需要作个彻底分析。这里不妨乐观估计感染后自我诊断的准确率为 50%，而我们也知道 OTC 药或处方药氟康唑在 90% 的情况下对酵母菌有效。

在此基础上，我们挑选 100 名自认为感染了酵母菌的女性，其中有 50 人（50%）确实感染了酵母菌，另外 50 人则属于误判。在感染了酵母菌的 50 人中，又有 45 人（90%）通过药物治疗后病情得到好转，剩下的 5 人则治疗失败，误诊的 50 人在服药后自然不可能有任何好转的可能。最终结果是，在 100 名女性中药物治疗无效的人数为 55，而这 55 人中，只有 5 人（9%）确实感染了酵母菌。如果你属于这 9% 的范围，则需去医院进行相应检查，因为你所服用的药物很可能与所感染的酵母菌菌种不匹配。如果你属于另外 91% 的范围，也需要去医院诊断正确的疾病类型，并对症施药。

对于那些治疗失败的女性，我通常建议她们去医院做培养法检测，而非核酸检测。因为如果你感染的是具有抗药性的白色念珠菌菌种，我们就只能通过真菌培养鉴定来核实。有的核酸检测并不能区分所有酵母菌菌种，而这很可能是治疗失败的关键。

非白色念珠菌的治疗

由于至少一半的酵母菌感染症状不是由非白色念珠菌引起的，所以第一步是要排除引起症状的其他原因。

有些非白色念珠菌菌种可以通过口服氟康唑治愈，有的可以外用氟康唑软膏，还有一些需要在阴道施用 600mg 剂量的硼酸软胶囊（每天 1 次，连用 2 周）。这些方法的治愈率约为 70%。如果你的医生并不擅长治疗非白色念珠菌，我建议你转诊到专科医生那里。

在本书的第 22 节有针对硼酸的较详细探讨，从治疗酵母菌的角度来说，它可以在特定情况下使用：如患者感染了对唑类药物有抗药性的白色念珠菌，以及某些特定类型的非白色念珠菌菌株。

我会不会转为全身性酵母菌感染？

如果是的话，你就不会在读这本书了。

全身性酵母菌感染意味着酵母菌已经跑到了你的血液中，在这种情形下，你需要住院治疗，甚至有可能被送进重症监护室。在极端情况下，酵母菌可以侵入肝脏、肺、泌尿道，甚至大脑，如果未及时诊断和处理不当，可能会危及生命。

对酵母菌感染无效或不推荐的疗法

民间疗法就如同医学版的打地鼠游戏，各种奇招、怪招应有尽有。以下是我听过，但你千万不能仿效的民间大法：

- **大蒜**：大蒜的抗真菌特性来自大蒜素。不过将整瓣大蒜塞进阴道毫无意义，因为只有将它捣碎或剁碎，才能释放出这种挥发性物质。即使你坚信这种土方，愿意将包裹着大蒜浆的纱布塞入阴道，并可以忍受火辣辣的烧灼感，它也无法渗透进阴道组织，因为大蒜素并不是以液体形式存在的。

- **茶树油**：茶树油会给阴道黏膜带来严重的刺激。它同时也是一种内分泌干扰素，对阴道酵母菌的治疗尚未得到有效验证。

- **顺势疗法类产品**：常见的有白果槲寄生叶和兰草，这2种产品的成分对酵母菌的作用都未经证实，当然你也不必期待，因为它根本没有任何有效成分。

- **抗念珠菌饮食疗法**：这种饮食法主要基于一种错误的理论前提，即吃糖会增加阴道中的含糖量，这种说法无比荒谬，可以翻回本书第7节回顾。

益生菌的预防效果如何？

关于这种产品已经在第22节作过介绍，总结起来就是价格不菲，但是真实有效成分的含量存疑，最重要的是益生菌对酵母菌感染的预防作用仍要打个大大的问号。

本节概要 ━━━━━━━━━━━━━━━━━━━━

- 酵母菌是组成阴道微生物群系的一部分。

- 我们目前还不了解导致酵母菌过度繁殖并引起症状的具体原因，但 70% 的女性一生中至少感染过一次酵母菌，另外还有 5% 的女性会有复发性的感染。
- 大多数酵母菌感染都是由白色念珠菌引起的，然而由非白色念珠菌引起的感染病例也有上升趋势。
- 口服抗真菌药和外用抗真菌药的疗效相当。
- 如果你的药物治疗没有成功，在寻求新的治疗前，应当先做一次真菌培养测试。

第 31 节

BV（细菌性阴道炎）

BV（Bacterial Vaginosis，细菌性阴道炎），是由阴道菌群的不平衡繁殖造成的。这种不平衡状态主要是由产酸菌（主要是乳酸杆菌）减少，致病菌过量繁殖所引起的，如加德纳菌[1]、克氏动弯杆菌、人型支原体，以及其他有害致病菌。

BV 会引起阴道分泌物增加、异味、刺激感等多种症状，当然很多人也是无症状者。有些人的阴道会在伴侣射精后才散发异味，这主要是因为 BV 会让某些种类的细菌增加，而这些细菌能产生叫作"尸胺"和"腐胺"的化合物，闻起来有麝香味和腥味，当它们一旦与碱性（高 pH 值）精液相混合，便会产生挥发性，从而让异味更容易被闻到。

大约 30% 的女性都会在生命的某个阶段感染 BV，而 BV 也是导致急性阴道炎的最常见原因，只不过大多数患者和医生常常错误地将这种情况归咎于酵母菌。由于 BV 会增加女性在暴露条件下感染 STI（如淋病、衣原体、HIV）的风险，所以对于 BV 的治疗至关重要。此外，患有 BV 的女性也容易罹患盆腔炎，这是一种影响子宫和输卵管的严重感染。BV 还增加了女性

1　正常情况下，加德纳菌在体内与数以万亿计的微生物一起保持阴道菌群平衡，并防止感染。

在终止妊娠和子宫切除术后发生盆腔感染的风险。

为什么有些人容易罹患 BV，而有些却不会呢？这可能是不同阴道微生物群与生存环境相互影响的结果。以下是其中一部分原因：

- **乳酸量的不足**：有些女性体内的微生物群无法生产足量的保护性乳酸，由此导致致病性（有害）细菌过度繁殖。
- **环境**：阴道感染、杀精剂、某些抗生素、阴道用产品、灌洗剂、吸烟等都会影响乳酸杆菌的生长和繁殖。尤其是阴道灌洗与 BV 的关联，如何强调都不为过。
- **经血**：乳酸杆菌一般会与红细胞相结合。这也解释了为什么很多人的症状容易在月经结束后复发，因为此时患者体内的乳酸杆菌数量处于低水平。经量大的女性会流失更多乳酸杆菌，不规律出血则会对乳酸杆菌的数量形成长期影响。此外，长期滞留在阴道内部的血液，不仅会使阴道 pH 值上升，还会为更多致病菌的繁殖提供养分。
- **攻击性强的致病菌菌株的定植**：加德纳菌和其他有害细菌的一些菌株更难被杀死。
- **生物被膜**：生物被膜是复杂的细菌群落，它们大量聚集在一起形成膜样物，可以抵御乳酸、抗生素和人体天然防护机制的打击。生物被膜一旦形成，就会成为各种再感染问题的储备基地。有研究指出，90% 的 BV 患者体内都有生物被膜现象。

多项研究表明，使用雌激素（口服药、节育环、贴片）避孕有助于抵抗 BV。这种现象的作用机制尚不十分明确，很可能是因为雌激素会增加阴道中糖原的积淀，从而可以为乳酸杆菌或其他有益的产酸菌提供更多营养。激素避孕一般都会导致月经量减少，这也直接降低了因经血流失而造成的乳酸杆菌流损。

性交与 BV 间的关联

BV 主要与性交有关，甚至可以这样说：没有性，就不会有 BV。在关于"处女和性行为影响"的研究中，我们发现女性一旦进入性活跃期，其阴道中的乳酸杆菌在一定程度上就会面临生存危机，原因同样不明朗。目前推测男性精液和阴道 pH 值的暂时升高可能对制造乳酸的细菌有直接影响，当然也不排除其他的机制。

一般来讲，所交往的男性越多，患 BV 的风险就越大。很多女性自述，她们就是在与某个男性有性接触后才染上 BV 的。一些数据还显示，有的男性阴茎上就有加德纳菌和其他致病菌形成的生物被膜。理论上讲，这些细菌、生物被膜或制造生物被膜的能力都能通过性交传播给女伴。关于抗生素治疗男性伴侣的研究一直不乐观，而令抗生素无法发挥效力的最大障碍很可能就是生物被膜。

安全套能有效预防 BV。在与男性交往中，要养成使用安全套的好习惯，不管是出于保护阴道乳酸杆菌免受精液影响的目的，还是为了防范生物被膜，或者其他风险因素。

女同性恋间的性行为同样有引发 BV 的风险。有可能是因为阴道分泌物的共享接触会传播生物被膜，或暴露于缺乏乳酸杆菌的微生物群中时，容易被新的致病细菌定植。

细菌接触并不是引起 BV 的唯一条件，这个结论由加德纳医生（Dr. Gardner）在 20 世纪 50 年代的研究中最先得出。他为受试者移种了最终以他名字命名的加德纳菌，但这些人并没有因此患上 BV，后来他又为一些健康女性移种了取自 BV 患者的阴道分泌物，结果导致女性患病。

这是一项在今天绝对不可能被批准的实验。实验对象都是来自加德纳私人诊所的女性，至于她们是否自愿参与这项研究，是否了解被移种 BV 患者分泌物的后果，现已无从考证。

妊娠并发症与 BV

目前对 BV 是否会导致女性妊娠并发症（尤其是流产和早产）还没有完全了解清楚。一些研究表明两者存在关联，不过所采取的对应治疗措施效果并不理想。一直以来，我们都不建议早产风险低的孕妇做 BV 筛查，中高风险孕妇（如有早产史的女性）要不要做筛检则多有争议。我的建议是，如果有较高的早产风险，最好与医生作个充分沟通，谨慎一些总没错。

BV 的诊断

有不少方法可以诊断 BV，以下列出了几种得到 CDC 认可的诊断方法：

- 阿姆赛尔标准（AMSEL'S CRITERIA）：这种方法包含

4个检测项目，只要其中任意3个呈阳性，即可诊断为BV。这4个阳性标准分别为：典型分泌物、胺试验呈阳性（氢氧化钾与阴道分泌物混合后产生臭味）、阴道pH值大于4.5、显微镜检查分泌物中有线索细胞——也就是说阴道表皮细胞上散布着细菌。但若在显微镜下观察到炎症，则可以排除BV的可能。

- **努真评分标准 (NUGENT'S CRITERIA)**：在实验室中，通过分析拭子样本，对乳酸杆菌型细菌与BV相关菌的比例进行评分，从而判断是否罹患BV。努真标准是实验室诊断BV的金标。

- **AFFIRM VP Ⅲ 芯片检测技术**：通过寡聚核苷酸探针检测分泌物中是否有较高浓度的加德纳菌，也可用于阴道滴虫病的检测。

- **OSOM BV BLUE 检测法**：可以检测阴道分泌物中唾液酸苷酶的水平，这是由BV的关联细菌所制造的一种酶。

- **核酸检测法**：如通过阴道成组试剂盒（NuSwab 和 BD Max）来识别多种与BV相关联的细菌，也可以鉴别阴道酵母菌和滴虫病。这2种检测是几种鉴定方法中最贵的。

巴氏涂片不是检测BV的可靠方法，寻找细菌（如加德纳菌）的培养法也不推荐，因为它们鉴定BV的准确性都不高。

有时，BV检测可能会令人颇为失望，因为并非所有医生都能提供性价比高的阿姆赛尔检测法，而其他用不到显微镜的检测法又非常昂贵。

其实我们完全可以先根据阴道 pH 值来界定所需要的检测手段。在我看来，如果医生连阴道 pH 这样的简单检测都不能操作，那他根本就不适合处理阴道炎。这虽然只是一项简单的测试，但确实是一本万利，患者可以从阴道 pH 值中得出大量有效信息。另外，胺试验同样不要求医生具备特殊技能。

如果你的阴道 pH 值小于 4.5，且胺试验为阴性，那么患 BV 的概率几乎为 0。这些检测虽然并不具有特异性（也就是说，这种基础检测不具备明确诊断 BV 的能力，BV 之外的其他疾病也可能会有 pH 值上升、阴道异味等症状），但在无法进行显微镜检查时，它所得出的信息已经很有参考价值了。

BV 患者中，不表现出任何症状的比例高达 50%。如果你正准备做 STI 筛查，那么加入 BV 筛查项目绝对物有所值，因为 BV 是许多 STI 的风险因素之一。不过，额外的检测费用是很高的，所以如果你用 pH 值和胺试验先行筛检，便可以从结果中获取有价值的信息。另外，如果你有子宫切除，或终止妊娠的计划，我也建议你接受 BV 筛查，并且在得到阳性结果后及时治疗。

BV 的治疗方式

BV 治疗的基础是杀死患者体内的致病菌（有害菌），推荐的抗生素治疗方案通常包括以下几种：

- 口服 500mg 剂量的甲硝唑，1 天 2 次，连服 7 天：
  如果与酒精性饮品一同服用，会引起严重的身体反应（呕吐），所以在治疗期间和治疗后的 24 小时内，应杜绝酒精的摄入。

- 浓度 0.75% 的甲硝唑阴道凝胶，将给药器填满 5g 的剂量后插入阴道，轻推柱塞到底，每天 1 次，连续施用 5 天：在施用凝胶后，血液中甲硝唑的含量仅仅是口服药物的 1/50，这个量是否足以与酒精发生反应尚未可知。施药后，患者会因凝胶而排出块状分泌物，看起来很容易与酵母菌感染症状相混淆。事实上，这个时候酵母菌感染的风险很低。如果怀疑自己罹患酵母菌感染了，可以通过筛查来确定。

- 浓度 2% 的克林霉素乳膏，每天睡前将给药器填满 5g 的剂量后插入阴道，轻推柱塞到底，连用 1 周：这种药造成阴道酵母菌感染的风险最高（详见第 22 节）。此外，这种乳膏属于油基，施用后的 72 小时内应避免使用安全套。

其他可选择的治疗方法如下：

- 单次口服 2g 剂量的塞克硝唑颗粒剂：这种方法比较适合那些药片吞服困难或不想阴道内给药的女性。

- 口服 2g 剂量的替硝唑，每日 1 次，连服 2 天；或者口服 1g，每日 1 次，连服 5 天：替硝唑比其他几种药的价格要高些，其成分能在患者血液中循环更长的时间，因此在服药后 72 小时内应禁止饮酒。有些研究（质量一般）认为此药对致病菌的攻击力更强，所以如果在 BV 治疗结束后不久有复发症状，不妨试一下替硝唑。

- 口服 300mg 的克林霉素，1 天 2 次，连服 1 周：这种方法最可能引起与抗生素有关的腹泻和酵母菌感染。
- 克林霉素阴道用软胶囊，睡前阴道内给药，每天 1 次，每次 100mg，连用 3 天：这是油基型的药剂，所以会削弱安全套的功效。

复发性 BV

BV 的复发率很高——20% ～ 40% 的女性会在治疗后的 3 个月内出现反复，而在 1 年后复发的比例更是高达 60%。我们不能简单地将这种情况归咎于药物无用，抗生素虽然能减少患者体内的致病菌，却无法增加产酸菌的数量，抗生素也无法击破生物被膜，自然也无法击毙那些在里面得到"庇护"的有机体。

因此，应对复发性 BV 的策略就是抑制致病菌，同时鼓励产生乳酸的细菌生长。对于那些 1 年之内复发 3 次以上的女性，有 2 种推荐的治疗方案：

- 先口服甲硝唑或替硝唑，每次 500mg，1 天 2 次，连服 1 周，之后使用浓度为 0.75% 的甲硝唑阴道凝胶，每次应用 5g，1 周 2 次，连续使用 4 ～ 6 个月：拿我自己的病史来说，在第 4 个月的时候我就将甲硝唑凝胶的使用频率降为 1 周 1 次，然后在第 6 个月时就完全停药了。
- 服用 2g 甲硝唑和 150mg 氟康唑（用于酵母菌的预防性治疗），1 月 1 次。

如果以上治疗方法无效，或者在停药后很快又出现反复，那么很可能就是生物被膜在作祟。这时可以在第一种方案的口服药之后、甲硝唑凝胶之前，每天对阴道使用 600mg 剂量的硼酸。硼酸的使用不是为了改变阴道 pH 值，而是瓦解体内的生物被膜。但是我不建议每周都用，也不推荐只用硼酸来治疗。

其他还有一些针对复发性 BV，或降低 BV 风险的补充手段：

- **异性恋伴侣应使用安全套**：至少坚持使用 6 个月，越久越好，但必须确保安全套没有添加任何杀精剂。
- **同性恋女性**：避免共享性玩具。
- **使用含雌激素的避孕措施**：如避孕药、避孕环或避孕贴。某些研究显示，这些避孕措施可以有效预防 BV。如果你考虑长期使用这种避孕方式，还能帮你达到阻止月经的目的。
- **如果你一直用 IUD，是时候重新审视一下它了**：多项研究都将引起复发性 BV 的矛头指向 IUD，因为我们已经在个别女性的 IUD 上发现过生物被膜现象，而且 IUD 在体内时间越久，引起生物被膜的风险就越高。这一点正好印证了我的所见——有女性朋友表示，自己的身体多年来都感觉良好，但在使用 IUD 的 4～5 年后，BV 就复发了。当然，两者之间可能仅有一点儿关联，并不一定是绝对的因果关系。IUD 导致 BV 复发的另一种方式是阴道出血，常见于那些使用左炔诺孕酮 IUD 的女性。IUD 的价格较高，有些女性在置入阴道时会很疼，所以在作出移除决定前，有必要与这方面的专科医生作一次深入讨论。实话实说，目前我们

还不知道在移除 IUD 后多久才能彻底清除生物被膜，
等多久才可以置入新的 IUD。

- **阴道保健**：不要灌洗阴道，不要在阴道内涂抹凡士林，
  不要接触杀精剂，不要用摧毁产酸菌的润滑剂（详见
  第 9 节）。

- **月经杯**：虽然还没有月经杯与 BV 感染相关联的证据，
  但子宫帽上曾发现过生物被膜现象，所以如果使用者
  罹患了复发性 BV，将月经杯列为怀疑对象也不算过
  分，尤其是血液也在发挥作用的前提下。在这种情况
  下，可以考虑使用卫生巾或者卫生棉条。

本节概要

- BV 是阴道炎的常见起因，刺激感、分泌物增多、阴道
  异味都是 BV 的典型症状。
- 检测 BV 的手段多种多样，但每一种都各有利弊。
- BV 的复发率很高，原因尚不明确，很可能与产酸菌和
  生物被膜有关。
- 安全套和雌激素避孕都有预防 BV 的作用。
- 复发性 BV 的治疗颇具挑战性，建议寻找经验丰富的医
  生治疗。

外阴痛

外阴痛是一种疼痛性疾病。痛感可以出现在外阴的任何位置，包括前庭，但一般不会越过处女膜。当痛感广泛分布于外阴各处时，我们用"外阴痛"这个术语来称呼这种疾病；如果痛感只限于前庭，就将之称为"前庭痛"（更早的叫法是"外阴前庭炎"）；如果痛感限于阴蒂头和阴蒂包皮部位，则称之为"阴蒂痛"。"烧灼感"通常是描述外阴痛的常用词。不过，每个人所经历的症状和严重程度是高度个体化的，还有一些女性用刺痛、刀割样疼痛和性交疼痛等词语来描述。

诱发性外阴痛是以某种方式触摸或激发之后才会出现明显痛感的症状，性交行为或卫生棉条的置入都可能成为刺激源，此外还包括身体与衣物（如内裤）的轻触。自发性外阴痛则是指持续的疼痛，其疼痛感的出现和消失与外界触发并无关联。

目前的医学假设认为，外阴痛是一种神经性疼痛，它是由某种微观层面的因素刺激神经后产生的，所以医生很难查找到明显可见的病因。当然，这并不代表疼痛是不真实的，疼痛本身就是一个微观化的连续发展过程。从细胞层面来分析，疼痛是由细胞损伤、刺激，加上神经递质的错误信息传递导致。现实中有太多无法查明具体病因的疼痛，偏头痛就是一个相当典型的例子。

我们可以把外阴痛类比为一套失灵的音响系统。轻微接触或内裤摩擦这类通常不会引起疼痛的信号被莫名放大和 / 或曲解，而我们却无法探明问题出在这套"神经牌音响"的哪个位置。外阴的神经末梢获取到患处的疼痛信号后，会将信号传递至脊髓的神经，脊髓继而将信号传递到大脑，大脑中的某个区域会对这些信息进行处理，继而转化为患者所感受到的痛感。与此同时，为了减轻疼痛，大脑还会以类似的回路将一组抑制信号回传。问题可能出在整个路径中的任何一环，当然也可能是"多点开花"。

长期的慢性疼痛还可能使这条路径失去平衡，朝着促成疼痛的方向倾斜。

有多少人患有外阴痛？

有 8% ~ 15% 的女性正在经历或曾经有过外阴痛，这种疼痛可能是持续性的，也可能是间歇性的。一些人的症状会持续数月甚至数年，也有些人的痛感在一段时间后就消失了。外阴痛不会危及生命，但会妨碍你的正常生活，也可能引发焦虑或抑郁情绪。每年外阴痛的发病率（新增病例）大概为 4%，年轻女性通常为高发群体。拉美裔女性的发病率最高，紧随其后的是白人女性，非裔美国女性则最低。

在与外阴痛抗争的战斗中，许多女性都是孤军奋战。由美国国立卫生研究院资助的一项研究发现：在近 2 年内看过医生，但并没有得到正确诊断的人数高达 70%，超过 50% 的女性在得到正确诊断前至少已看过了 3 位医生。

许多外阴痛患者会被误诊为慢性酵母菌感染，这种错误诊断甚至会持续数年。虽然 2 种疾病都会出现类似的烧灼感，但酵母菌感染者通常还有瘙痒症状，而外阴痛则不会。此外，大多针对酵母菌感染的外用药物都有镇痛作用，所以外阴痛患者在使用后，其疼痛症状也能获得短暂缓解，这也是 2 种疾病容易混淆的原因。所以，精确诊断疾病非常重要。

如何判断自己是否患有外阴痛？

实话实说，我们对外阴痛还是了解太少，与许多疼痛疾病一样，外阴痛可能难以诊断。所以，我们通常使用排除法，当引发疼痛的其他原因（如感染、皮肤问题、炎症）被排除，且症状与外阴痛相符时，就可以诊断为外阴痛。

可考虑罹患外阴痛的表现有：

- 阴道口的痛感持续 3 个月以上。
- 外阴烧灼样痛感。
- 外阴刀割样痛感。
- 接触痛，比如在插入卫生棉条、自慰、内诊或性交时。

如果除了疼痛之外，还有瘙痒感，那么患外阴痛的可能性就相对较低。不过要注意的是，因为外阴痛的女性神经敏感度会更高，因此，她们可能更容易察觉酵母菌感染的症状，如在大多数女性身上都不会引发症状的少量酵母菌，在罹患外阴痛的女性身上就会亮红灯，疼痛无比。

患者通常需要做一些动作舒缓的物理检查，以排除引起外阴痛的其他原因，最常见的有 GSM（绝经前女性性交疼痛的常见原因）、酵母菌感染以及一些皮肤疾病。如果你有 GSM 的情况，大多数医生都会先妥善治疗这种疾病，然后再来解决外阴痛的问题。

棉签测试是检测诱发型外阴痛的最可靠的物理检查法，即用棉签对外阴的不同部位施加轻柔的压力，以确定疼痛的位置和强度，患者会被要求说出每个部位的疼痛程度和性质，描述从 0 到 10（从无痛到极度疼痛）的疼痛等级。如果这个动作会引发强烈的痛感，但又找不出任何对应的皮肤疾病，且酵母菌检测结果为阴性，那么很可能就是外阴痛。

棉签检测并非百分百准确，因为一些女性只在阴唇或阴蒂头部位有痛感。不过，大多数患有外阴痛症的女性做这个检测都会得到阳性结果。

此外，还应检查患者是否有盆底肌痉挛的问题，因为盆底肌痉挛患者有时会感觉痛感来自皮肤。

精神与身体一直有着紧密的联系，管理压力和学会放松是缓解疼痛的重要组成部分。虽然情绪并不能直接制造疼痛，但却是疼痛的加速剂，而压力本身就会导致包括外阴痛在内的许多慢性病。假如我们把引发疼痛的根源比作燃起大火的那根火柴，那抑郁和焦虑情绪就是助力大火越烧越旺的燃料，如果不停地向火中泼洒汽油，自然会增加灭火的难度。因此，患有外阴痛的女性应做好情绪疏导，如果你认为自己可能患有抑郁症或焦虑症，那么请一定寻求专业治疗。

外阴痛的根本原因是什么？

不少人自述说，她们的痛感是因为某次疼痛事件引发的，如一次外科手术或接二连三的酵母菌感染；有的女性则说，疼痛的发作时间与高压情境有关，如上文所说，压力对任何一种医学疾病都是极为不利的消极因素，许多由紧张情绪引起的神经系统的化学变化都会降低疼痛阈值。然而，大多数人的疼痛却并不受任何外界因素的触发。

为什么外阴会出现这种独特的慢性疼痛病症，目前依然未解。外阴分布着大量感知神经，慢性疼痛可能与皮肤神经末梢的超敏反应相关，也可能是遗传因素（如对炎症的易感性）导致。你想，女性在分娩时会伴随严重的身体创伤，包括外阴撕裂，但即便遭受如此重大的伤情，大多数人也没有患上慢性外阴痛。我也治疗过一些在车祸中幸存下来，但经历了重大盆骨创伤，甚至是盆骨骨折的女性，她们也没有患上慢性疼痛。相比之下，一些人却因为一些看似无关痛痒的轻微酵母菌感染就引发了极为严重的剧痛。当然，也有很多人被动"躺枪"，慢性疼痛自然而然就来了，之前毫无征兆——这就好比有些人胆固醇偏高是因为不健康的饮食习惯，但还有很多人终生严守健康饮食，而高胆固醇还是找上了他们。

许多外阴痛患者都自述有慢性酵母菌感染史，或许是因为她们对酵母菌、哪怕是微量酵母菌感染都有着异于常人的超敏感性，从而引发了炎症—疼痛的连锁反应，逐步演变成外阴痛。又或许是这些女性罹患的一直是外阴痛，但多年来一直被误诊为酵母菌感染。

许多人怀疑避孕药是否在外阴痛症的发病上发挥了作用。

这方面的理论假说是避孕药中的雌激素会抑制睾酮（睾丸激素）的活性，而这在某种程度上是一种触发机制，但提出这项理论的研究质量并不是很高。有一项大型的高质量研究指出，口服避孕药和外阴痛无任何关联。

内激素确实会对疼痛有影响，这是事实，这也是女性比男性有更多慢性疼痛综合征的原因之一。很多女性也反映说，她们的痛感在月经到来前会有所不同。想了解不用激素避孕是否会改变疼痛强度不是没有道理，但目前并没有特别有说服力的优质数据支持你停掉避孕药。我的看法是，你不必在这个问题上过于纠结，也无须为"避孕药引发疼痛"的结论而感到焦虑。

不幸的是，患有其他常见的生殖器疼痛病症的女性，如慢性膀胱疼痛或肠易激综合征，更有可能引发外阴痛。即使是慢性疼痛部位与外阴部位并没有共享神经纤维，也会引发较高的外阴疼痛发病率，如患有颞下颌关节[1]痛或偏头痛的女性。患有纤维肌痛的女性也是如此，纤维肌痛是一种跟极度疲劳有关的广泛性疼痛病症。

某些研究还发现，外阴痛患者对疼痛的高敏感度并不局限于外阴，其他身体部位也会遭到波及，例如，当对与外阴不相连的部位（手指）进行疼痛刺激测试时，她们自述的疼痛程度也远高于预期。这说明外阴痛并不是一种仅限于外阴的疾病，它还牵扯到大脑神经系统处理疼痛信号的广泛改变。至于这些改变到底是疼痛的起因还是结果，我们目前还不得而知。

值得一提的是，前庭局部疼痛（或前庭痛）是这种情况下的例外。对于这些女性而言，她们的疼痛症状可能就是由局部神经纤维的改变所引起的。

1　英文全称：Temporomandibular Joint，简称"TMJ"。

外阴痛的治疗

哪怕仅仅得到正确诊断都会帮助到患有外阴痛的女性。由于外阴痛与其他疾病症状多有相似，患者有时候也难以精准描述，因此诊断之路可能漫长而曲折。就像我在前面说过的，在得到准确诊断之前，接连去看多名医生的情况并不少见。许多人被误诊为慢性酵母菌感染，有时长达数年。更糟糕的是，一些医疗专业人员对这种病症缺乏认知，找不到病症原因或治愈方法时，就胡乱将责任推到患者身上，甚至把她们归类为心理疾病或疑难病症患者不予理会。很多人经常被类似于"你只需要更多的润滑油"或"这都是你的大脑在作怪"等不负责任的说辞打发走——说实话，这无异于在她们伤口上撒盐。所以，女性朋友们无论如何都要记住，外阴部位的任何疼痛都不应该被忽视！不要沉默！不要放弃！在一项研究中，医护人员仅仅为患者上了一堂外阴痛的解说课，就成功降低了她们的疼痛评分。因此，准确的诊断和明确的认同对病情好转大有益处。

外阴痛治疗的重点是缓解症状。不是每项治疗方案都对所有人有效，找到适合自己的最佳策略可能需要一些时间。换句话说，治疗外阴痛很棘手。对大部分人来说，综合治疗的效果最佳。以下是一些应对外阴痛的常见疗法：

- **局部外用利多卡因**：含有利多卡因的乳膏或凝胶可用于外阴，它能够暂时阻断疼痛信号的传递，从而缓解疼痛。痛感越少，对神经系统的刺激就越少。从长远来看，这有利于病情的好转。
- **在前庭部位应用雌激素乳膏**：可帮助到患有前庭痛的

女性。

- 口服治疗神经疼痛的药物：这些药物会通过影响失衡的神经递质来达到缓解疼痛的目的，对自发性疼痛的女性有较为明显的效果。常见的选择有去甲替林（nortriptyline）、万拉法新（venlafaxine）、加巴喷丁（gabapentin）、托吡酯（topiramate）和普瑞巴林（pregabalin）等。目前还无法对这些药物的效果进行排序。虽然某些服务机构提供针对个体的最佳药物的测试，不过，这种测试并没有经过临床试验来证明。此外，用药剂量不足是患者最常犯的错误。

- 对骨盆底肌肉的物理治疗：许多患有外阴痛的女性骨盆底肌肉都过分紧绷，放松肌肉的运动有助于缓解外阴痛。

- 神经阻滞疗法：在与疼痛有关的神经周围注射麻醉剂和类固醇药物，可中断疼痛从神经传递到大脑的信号。关于这类疗法的优质研究数据很少，大多数的治疗建议都来自一些专家观点，而非高质量的研究报告。神经阻滞疗法有助于受累神经的诊断，如果疼痛症状因为注射麻醉剂而得到暂时缓解，就说明施行阻滞术的神经与疼痛存在关联。类固醇可以减缓炎症，而大多数细胞层级的疼痛都是由炎症引起的（称为"神经炎症"）。阴部神经阻滞和神经节阻滞是医生常施行的2种手术。

- 生物反馈训练：这是学习控制某些身体机能（如心率、呼吸、放松肌肉等）的技术。患者会与一台用于识别身体信号的电子传感器相连接，通过特定的训练来达到放松情绪、松弛肌肉、减缓疼痛的目的。

- **使用阴道扩张器**：这是一种脱敏疗法。通过使用扩张器向该区域引入可承受的疼痛刺激，来训练大脑将此区域纳为"安全地带"的意识。振动扩张器也会有所帮助，振动信号会先于疼痛信号到达患者大脑，大脑会优先处理速度快的信号。但这种方法的适用性因人而异，并不是所有人都能忍受振动器的接触。扩张疗法可以放松紧绷的肌肉，并为该区域带来更多的血液流动。

- **疼痛心理医生**：寻求心理医生的帮助，并不代表疼痛是你臆想出来的。疼痛使患者异常痛苦，与疼痛心理医生合作已被证明可以有效减轻症状。心理医生会帮你识别诱发或加重疼痛的因素，比如忧郁、焦虑或PTSD[1]（创伤后应激障碍）等。有些外阴痛患者遭受过性虐待，有效的心理疏导对后续治疗大有助益。疼痛心理医生还可以帮你规划战胜疼痛的长远策略，因为很多人都想用处理急性疼痛的方式速战速决，但对于慢性疼痛，需要做好打持久战的心理准备。这就好比踱步，患者应当学习乌龟式的慢心态，而不能像野兔一样四处蹦跶。矫枉过正容易产生挫败感，每天一小步，人生一大步才是硬道理。值得一提的是，有些心理医生还能为患者提供认知行为疗法。

- **外科手术**：对于那些疼痛局限于前庭部位的女性（仅在性交或者置入卫生棉条时疼痛），通过手术去除疼痛

1　英文全称：Post-Traumatic Stress Disorder，简称"PTSD"。

组织可能会有帮助。通常情况下，如果在罹患前庭痛症之前性生活正常，术后一般都能达到最佳效果。

- 找到一位好医生是关键。

外阴痛患者对各类护理产品有较高的敏感度，所以应避免接触皂、湿巾等含刺激性成分的产品（详见第9、11、12节）。

低草酸盐饮食疗法

在所有治疗外阴痛的饮食疗法中，限制性饮食，尤其是最常见的低草酸盐饮食，被广泛报道用于外阴痛的治疗。研究显示，有41%的慢性外阴痛患者都曾尝试过这种疗法。它的声名几乎跻身主流，我实在想不通这是如何做到的。在我看来，这就好比一场声势浩大的伪科学大会，专为绝望和孤注一掷的患者召开，而摆在她们面前的往往是缺乏论据的治疗效果、夸大其词的虚假宣传，以及一种被称作"虚幻真实"的错觉效应（错误地将虚幻当作事实）。

关于低草酸盐饮食在外阴痛中起作用的说法源于1991年发表的一份病例报告，一位患有顽固外阴痛的女性尿液中的草酸盐含量极高（患有周期性高草酸尿症），在遵循低草酸盐饮食的同时，她还接受了"柠檬酸钙"补充剂的治疗，这种补充剂可以减少尿液和组织中草酸盐的积聚，从而减轻排尿时对皮肤或神经的刺激（病例报告中提出的因果机制），随着尿液中草酸盐水平的下降，她的疼痛最终得到了缓解。这是唯一有记载的低草酸盐饮食是一种有益疗法的案例。它最初是由患者和医生口口相传，随后又在网上流传开来。

后来的几项大型研究结果显示：接受低草酸盐饮食和柠檬酸钙治疗 3 个月的外阴痛患者与对照组（没有外阴痛症）相比，24 小时草酸盐排泄量几乎相同，低草酸盐饮食只能为 2.5% ～ 24% 的女性带来帮助——这个比例与安慰剂对照组中的有效率基本持平，甚至还低于安慰剂组的数值。

有效性这么低的低草酸盐饮食疗法会不会给患者带来伤害呢？当然会。患者会因各种无效或暂时有用（安慰剂效应导致）的疗法而绝望，这种消极情绪对疾病带来的负面影响不可小觑。尝试这种疗法时，患者需要改变饮食结构、购买食材，还需要做 24 小时尿液样本的草酸盐水平检测，要知道这笔花费可不在保险范围内。此外，低草酸盐饮食对食物的要求很严格，这也让不少患者感到头大，很多人会因坚持这种饮食而备感压力，又或因自己太难坚持而感到沮丧。

本节概要 ━━━━━━━━━━━━━━

- 外阴痛症是发生于外阴部位的一种常见的疼痛性疾病，但正确诊断率不高。
- 如果你的外阴有疼痛症状，建议你将所有能想到的疑似病因列一个清单，并与医生探讨分析。如果清单上的所有项目都被排除，那么困扰你的很可能就是外阴痛症。
- 有些女性同时患有盆底肌痉挛和外阴痛。
- 焦虑、抑郁、压力、缺少睡眠等都是疼痛恶化的加速剂。
- 最常用于治疗外阴痛的药物是神经止痛药和局部麻醉药。

盆底肌痉挛和阴道痉挛

支撑子宫、阴道、膀胱和直肠的盆底肌肉（可翻回第 2 节回顾）会因痉挛（不自主收缩）而衍生疼痛症状，这种疾病的专业术语叫作"盆底肌痉挛"。它会导致阴道疼痛、性交疼痛、下背部疼痛，甚至尿频等症状。只有在阴茎或其他物体试图插入时，才会引发阴道周围肌肉的不自主紧张或收缩的情形，则以"阴道痉挛"（vaginismus）称之。阴道痉挛的唯一表现就是性交疼痛——也被视为盆底肌痉挛的一种。

想想握紧的拳头，盆底肌痉挛相当于拳头一直或大多数时间都紧握着，而阴道痉挛则是当你受到外力威胁时才会握紧。

这种持续或间歇性的痉挛与其他身体部位（如小腿或脚）的抽筋非常相似，而且非常痛苦。目前，对盆底肌痉挛这种疾病的研究并不充分，医学界曾有多年都没有把它界定为疼痛类疾病。很多医生在检查时忽略了明显的肌肉痉挛症状，或者干脆就不懂得如何鉴别这类异常情况。还有的医生则会先入为主地将其定性为精神问题，或归咎于患者"不够放松"。

当你生活在一个不重视性教育的环境中，经历任何性功能障碍或性健康问题时（包括阴道痉挛），可能都会感到孤立无援。围绕阴道疼痛的羞耻感使许多人不愿意寻求医疗帮助，相信读者朋友们也从未在任何公众场合听谁谈起过盆底肌痉挛的话题，所以，对于大多数患者在被确诊时表现出来的一脸茫然，我丝毫不感意外。

因何导致盆底肌痉挛？

盆底肌痉挛主要包括 2 种类型：第一次阴道插入时就出现痉挛，以及在无痛阴道插入（可以是性交、手指或卫生棉条等）一段时间后才出现痉挛。

以下是盆底肌痉挛成因的部分理论学说：

- 性厌恶心理：认为性交会造成伤害，性交是可耻的，或者认为性交只是为了繁衍后代。对性的厌恶表现为焦虑、恐惧。

- 痛苦的医疗经历：患者的疼痛经历会迫使神经系统更加敏锐地感知疼痛。一方面是源于神经系统的微观变化，另一方面则是心理预期效应，当然这不是说问题是你自己想出来的。疼痛由大脑合成，恐惧或焦虑等情绪会影响这种化学信号，并影响患者的疼痛体验。

- 你情我愿的性行为带来的痛苦体验（非强迫）：很多女性宁愿独自忍受疼痛，也不愿告诉伴侣。这种做法很容易形成疼痛预期，从而让疼痛进一步恶化。就比如我定期送巧克力给你吃，但每次都会用锤子狠狠敲你一下。时间一长，当你再看到我手中的巧克力时，就会畏缩不前，甚至痛恨巧克力。同样的道理，对疼痛的预期会迫使肌肉作出自发的痉挛反应，并让神经系统做好承受更多疼痛的准备。

- **医学手术 / 程序**：可能是子宫切除，或分娩之类的大手术；也可能是一些医学小程序，如 IUD 的置入或子宫颈活检等。如果在此过程中不小心刺激到神经，由此导致的疼痛程度通常无法预估。

- **慢性便秘**：经常用力排便会引起肌肉的不协调收缩。反之，盆底肌痉挛也会导致便秘，因为肌肉在排便时通常难以放松。

- **其他盆腔疼痛综合征**：患有其他盆腔疼痛综合征的女性，盆底肌痉挛的发病率较高，如外阴痛（外阴部位的神经性疼痛，详见第 33 节）、经期疼痛、子宫内膜异位症（子宫内膜进入盆腔异位生长，会造成经期疼痛、盆腔疼痛），以及膀胱疼痛综合征（详见第 36 节）等，这可能是因共享神经允许痛感在各个器官间游走导致。身体在受到伤害时所展现出来的反射性肌肉痉挛，其实是人体本身的一种保护机制。

- **性创伤史**：对很多女性来说，性创伤经历的长期影响各异且极为复杂，有时甚至可带来毁灭性的后果。

有些女性综合了以上多数，甚至全部的因素，而有些女性的患病原因可能只有一两个，这也是该疾病之所以复杂的部分原因。

盆底肌痉挛的症状

由于我们尚不了解的致病因素还有很多，因此个体的盆底肌痉挛症状表现都不太相同。比方说，同样是由盆底肌长时间持续紧绷引发的疼痛，有些人只在阴茎活动时有痛感，而其他人可能每天都有。疼痛的形成机制本身就很复杂，有时像天气一样易变且难以预测，并受到无数不可知的系统变量的影响。大多数的疼痛体验（你的感知）都取决于神经系统对疼痛信号的处理，而非在医学检查、X射线以及超声波等成像技术中的发现。

盆底肌痉挛的部分或全部疼痛感受如下所列：

- **偶尔或无时无刻的阴道疼痛**：患者常将这种感受描述为压迫感、痛性痉挛，像有脏器要掉出来，也好像有根棍子或保龄球夹在阴道中。
- **性交疼痛**：不管是刚插入阴道还是深入阴道都有痛感。
- **经期疼痛**：环绕阴道外围的第一层肌肉是平滑肌。经期时，经血通过这层肌肉的规律性收缩被推送至阴道口。当平滑肌的活动不协调时，便会引起疼痛，且可能会触发平滑肌的下一层（盆底肌）发生痉挛。轻微痉挛是月经期间的常见现象，但严重疼痛和出血则需要寻求医疗帮助。
- **肌肉过于紧绷**：痉挛会功能性地缩窄阴道口，从而阻碍阴茎的进入。
- **"路障"感**：深层的肌肉痉挛常使肌肉异常紧绷，在阴茎插入时甚至像撞上了一堵墙。
- **痛苦的性高潮**：性高潮时的愉悦感有时会衍变成盆底肌的痛苦收缩和异常紧绷。疼痛本身从轻微到严重不等，疼痛的发作和持续时间也有很大差异，有些人在达到高潮时会立即感到剧烈疼痛，而有些人的疼痛则会延迟出现。

- **性唤醒感**：持续性生殖器唤醒障碍[1]是指个体在没有性刺激或性欲的情况下自发的、持续的、无法控制的生殖器唤醒感。患有这种疾病的人经常会感觉自己处于性高潮的边缘，一次发作可持续几小时，甚至数天。性高潮会伴随盆底肌的收缩，因此罹患持续性生殖器唤醒障碍的女性也应该接受盆底肌痉挛的评估。

- **无法使用卫生棉条或月经杯**：有些女性很难插入卫生棉条、月经杯，即使插入了，也会感觉不舒服，或容易掉出来（如果正确使用，则不会感觉到卫生棉条和月经杯的存在）。

- **排尿踌躇**：感觉膀胱排不尽和／或排尿困难。

- **盆腔检查和／或巴氏涂片检查时疼痛**：对疼痛的预期和心理压力会让痛感进一步加剧，有些患者在做检查时甚至都不敢张开腿。

如何诊断盆底肌痉挛？

如果你与以上任何一项症状相符，就应该将盆底肌痉挛纳入怀疑范围。

医生在做检查时，首要原则就是尽力避免触发患者的痉挛和疼痛感。患者遭受的疼痛越多，对疼痛的心理预期就越强，也会越发滋长疼痛的火苗。痛苦的检查体验还会引发情感创伤，而且如果在检查时出现痉挛症状，也会影响医生获取有效信息——简单来说，就是疼痛使检查变得"抠门"。

1　英文全称：Persistent Genital Arousal Disorder，简称"PGAD"。

　　认真倾听患者对疼痛经历的描述，也就是医学上所说的病史，就能获得大量有价值的诊断线索。如果患者对我说感觉阴道太窄、太紧，或感觉内脏要掉出来，又或像夹着一个保龄球，甚至有"路障"感，那她很可能有某种程度的盆底肌痉挛问题。

　　当因性交疼痛去做妇科检查时，医生应当向你承诺：如果感到不舒服或希望停下来，他 / 她会立即停止。如果你没有获得这种主导权，那这个医生恐怕并不能给你带来多大帮助。以我的经验来看，只要医患间先行作了有效沟通，便能极大缓解，甚至消除患者的焦虑感。此外，在诊断或治疗盆底肌痉挛时，也没必要用到内窥镜。

　　如果检查时你正处于经期，或者经期刚刚结束，那么病因就不大可能是内部梗阻。但如果你从来都没有来过月经，医生就需要考虑其他疾病。由于这部分内容已超出本书范畴，在此不做深述。

　　在检查时，医生为了确定疼痛感确实是由盆底肌痉挛引发，而不是其他疼痛性疾病，还会考虑以下因素：

- **排除皮肤疾病**：硬化性苔藓和扁平苔藓属于疼痛类皮肤疾病（详见第 35 节）。滴虫病是一种 STI 类疾病（详见第 29 节），它会引发严重的炎症，从而导致性交疼痛。但如果你一直遭受性交疼痛的困扰，那么基本可以排除以上这些疾病的可能。通常情况下，医生通过观察外阴就能排除皮肤病，必要时，可以通过拭子样本检测来排除滴虫病。
- **确认没有 GSM**：GSM 引起的疼痛会触发盆底肌痉挛。盆腔检查对诊断很有帮助，但它不是判断 GSM 的主要方法（详见第 18 节和 19 节）。

- **是否患有外阴痛症**：外阴痛是一种神经疼痛类疾病（详见第 33 节）。这种疾病也可能被误诊为盆底肌痉挛，不过有些女性会同时患有这 2 种疾病。医生在对外阴痛作诊断时，并不需要检查阴道内部情况。
- **是否患有肌肉痉挛症**：如果你在检查台上连张开双腿或抬高臀部都无法做到，那无须再做其他检查就可以直接判定你患有盆底肌痉挛。如果你可以轻松张开双腿，那么医生会向你征求触诊的建议，得到允许后，会用戴着手套的手指触碰阴道口，如果你觉得可以忍受，医生会进一步提出内诊的要求。

如果医生无法排除皮肤疾病的可能，或怀疑是由处女膜闭锁或阴道梗阻所致，且患者无法忍受内诊，那么施用一点镇静剂后再行检查是比较好的选择。即使这需要将检查场地移至手术室，也比在诊室中给患者造成疼痛和创伤要好。现代麻醉技术可是医患互利共赢的典范。

我性交时疼痛，还能继续性生活吗？

这个问题，我想只有你自己能回答得了。如果性生活变得痛苦且折磨人，那它很可能会加剧"疼痛—肌肉痉挛—疼痛预期"的恶性循环。有些女性会因疼痛而对亲密活动失去兴趣，大多数人则选择孤军奋战，将问题归咎于自己。有些姐妹告诉我，为了与伴侣在身体上的联结，承受这些痛苦是值得的。但在我看来，性应该是愉悦的，身体永远不应该受到伤害。如果不是这样，一定要告诉自己的伴侣，并寻求医疗帮助，性治疗师或心理医生也会帮到你。

盆底肌问题并不会给性爱宣判死刑。如果在治疗盆底肌痉挛期间，你想尝试一下性生活，那么在切入主题前，请务必做足前戏。如果他属于"敷衍地捏几下乳头就横冲直撞"的那类男人，遭罪的一定是你。润滑剂要多用一些，把专注力集中于那些不痛的部位，如阴蒂头和阴唇，在阴茎进入前尽可能先获得一次或不止一次高潮，可以把 She Comes First（《她先来》）这本书拿给伴侣看，其实单单这个书名（女士优先）就是一条很好的建议。在获得了一两次高潮后，一些姐妹可能会惊喜地发现，自己的盆底肌开始放松了，随后的阴茎进入也变得容易很多。

如果进入式性爱太痛，你可以尝试自慰或口交。一些女性说这2种方式可以收获令人满足的、无痛的，或者疼痛相对较小的性体验。即使没有获得性高潮，也并不妨碍男女间拥有令人满意和愉悦的性关系。

治疗方案的选择

在选择治疗方案时，需要考虑的因素有很多。疗效好坏通常取决于这种疗法是否局部适用，以及个体的适应情况。

骨盆底物理疗法是一种主要的治疗方式，物理治疗师会对你进行检查和评估，并制订适合于个体的治疗计划，包括阴道扩张器、生物反馈计划、家庭锻炼、阴道内软组织按摩以及手动拉伸等，其效果相当不错。骨盆底物理治疗师在治疗盆腔疾病方面都进行了非常专业的培训，包括妇科、泌尿科、肌肉和神经系统等的学习。刚开始时，许多人都对寻求物理治疗师的建议持怀疑态度，但事实证明，正是这些人成为物理疗法最积极的倡导者。有些健身教练声称自己也能治疗盆底肌痉挛，但我个人建议：如果对方没有取得美国物理治疗协会[1]的认证，最好不要轻易去尝试。

使用扩张器对盆底肌肉施加持续的压力，可以放松和伸展骨盆底肌肉和结缔组织，帮助疼痛组织的神经脱敏，并增加流向肌肉和神经的血液，从而加速愈合。阴道扩张器是不同宽度的圆柱形器具，每个套件包含 4 ～ 5 个不同大小的型号，最小号与手指相当，大号扩张器甚至比勃起的阴茎都大，建议先从小号开始尝试。在没有压力的状态下，以适合自己的节奏将扩张器尽可能深地置入阴道，在感觉痛的位置停下来，并在此处保持约 5 分钟。然后集中注意力，做舒缓的深呼吸，以放松盆底肌。扩张器的训练机制主要基于肌肉记忆，每天坚持使用 5 ～ 10 分钟，其效果远比每周 1 次、每次 30 分钟的模式要好。有些扩张器还带振动功能，这项功能也受到不少患者的好评。

全面的治疗方案还应包括心理治疗，与心理医师合作解决心理创伤、焦虑情绪，以及任何与性生活有关的困扰，应该成为整个治疗计划的一部分。我再强调一遍，这并不代表疼痛是你想象出来的，而是因为疼痛会影响你的生活，这种类似“官方”途径的“吐槽”会有效缓解你的痛苦。尤其是对阴道置入有极端焦虑反应的女性而言，会发现与心理医师协作特别有帮助。

在盆底肌肉劳损的情况下，处理好便秘问题也很重要，因为过度用力会加剧痉挛的恶性循环。

1　英文全称：American Physical Therapy Association，简称“APTA”。

注射肉毒杆菌毒素也是一个选择。是的，你没有看错，用于阴道的肉毒杆菌毒素。由于在注射时会有痛感，所以事前需要先做麻醉镇定。肉毒杆菌毒素已被 FDA 许可用于治疗某些类型的肌肉痉挛疾病，虽然不包括盆底肌痉挛，但它有放松肌肉的作用机制，而这正是我们需要的功能。对于一些女性来说，肉毒杆菌毒素注射有助于打破疼痛和痉挛的恶性循环，即使这种打破是暂时的，也让身体获得了一个难得的喘息机会。因为药物会在完成注射后的 10 ~ 12 周消耗完，所以，要想收到最好的效果，建议将肉毒杆菌注射疗法与物理疗法结合进行。

有哪些无效的疗法？

口服肌肉松弛剂可用来处理急性痉挛（比如骤发的背痛），但对慢性肌肉痉挛基本无效。有人提倡对阴道应用地西泮（diazepam，安定类药物）栓剂，但有两项研究都显示该做法无效。地西泮主要作用于脊髓和大脑，而阴道缺乏该药物成分的受体。即使使用后病情有了一些缓解，那也是因为药物成分进入血液循环的关系——这实际上否定了阴道给药的意义。

本节概要

- 盆底肌痉挛是阴道疼痛和性交疼痛的最常见成因。
- 许多女性自述感觉太紧，或有东西要掉下来，这都是盆底肌痉挛的典型症状。
- 对盆底肌痉挛的诊断并不需要太多的医学检查。

- 阴道扩张器与物理疗法的结合对治疗盆底肌痉挛非常有效。
- 心理治疗师和性治疗师会为那些情绪焦虑、有过创伤史，或有亲密关系障碍的女性提供很多帮助。

第 34 节

皮肤疾病

　　女性外阴本身就是一个不断更新的皮肤疾病风险库。这里的皮肤更易遭受外界刺激，而且还有一些特殊的皮肤疾病只发生或偏好发生于这里。

　　要对皮肤疾病作出正确诊断不是一件容易的事情，因为很多症状都是非特异性的，这意味着它可能同时指向多种不同的疾病。遇到这种情况，即使是经验丰富的医生也很难立即作出明确的诊断，所以误诊时有发生，而许多真实的身体问题都因此被忽视了。

　　如果你掌握了一些皮肤疾病的信息，并且感觉与自己的症状特别相似，就要勇于"自我倡导"（self-advocacy）（关于在医学上如何为自己辩护的更多信息，详见第 38 节）。你完全可以针对具体症状跟医生深入讨论，了解医生的诊断依据，提出自己的判断主张，或探讨所能用到的治疗方案。我个人就非常喜欢与病人探讨病情，也绝对欢迎她们对我的诊断提出疑问——这都是医生工作职责的一部分。如果医生对自己的判断非常有把握，对诊断结果异常笃定，那么他们会非常自信地给你肯定的答复。

　　外阴皮肤病症多样而复杂，一些疾病仅会影响 1% ～ 3%

的女性，有些甚至更低，因此妇科医生在培训期间很少有机会触及。大多数情况下，普通妇科医生每年碰到这种稀少病例的机会也仅有几次，而一个专科医生可能每天都会遇到。所以，如果你在普通妇科医生那里没有得到有效治疗，那么建议你立刻转诊到有经验的专科医生那儿，不要不好意思提转诊要求，这是你的权利。

浅谈活检

大多数的皮肤疾病都会呈现典型外观，所以很多情况下，即使没有做活检（切片检查），医生也可以作出准确诊断，然后直接进行治疗，并对治疗效果作出评估。如果初始治疗没有收到预期结果，则可以通过活检来获取更多疾病信息。这是通行的常规做法。

很多人不知道的是，活检结果其实并不具有绝对性。你可能会怀疑这种说法，毕竟活检是在显微镜下对组织进行观察。但对皮肤疾病而言，活检并不能给出一个明确的"是"或"否"的二元对立答案。所谓活检，基本上就是病理科医师用显微镜代替肉眼来观察组织。当我用肉眼观察外阴时，我会对发红皮肤的形态样貌、皮肤厚度，以及是否有溃疡、糜烂等情况作出汇总，然后得出"这看上去像是 ×× 疾病"的结论。病理医师也在做同样的事，只不过是在显微镜下观察炎症细胞的类型和分布、表皮（皮肤）的厚度和外观，以及其他微观特征。有时，病理医师确实可以观察到肉眼看不见的疾病典型特征（只会出现在某一类疾病中），不过大多数时候，得到的信息都是零零碎碎的，并不具备明确的指向性。所以，结论往往模棱两可，有点儿像这个病，又有点儿像那个病，与我们通过肉眼观察得到的结论差不了多少。如果同时有 2 种不同的皮肤疾病，情况就会变得更加复杂和混乱。

如果将活检比作拼图游戏，那么它可能只是众多拼图碎片中的一小块，我们能做的是通过观察这块碎片来分析、猜测整个画面。一位皮肤病理学家向我透露，有高达 50% 的活检都无法得出特异性结果，哪怕在患者皮肤已经出现典型症状的情况下。我举这个例子并不是否定活检的重要性，只是想让你明白这种检测手段是有局限的。许多人在活检后都感到些许失望，因为她们被告知检查结果还不明确，而且也没人为她们指点迷津，解释为什么找不到诊断疾病的决定性证据。

不过活检对于疑似癌症的诊断却有特别重要的意义，当发现了没有确切原因的肿块、肿瘤、囊肿或肿胀时，就会执行此程序。它是排除癌变的重要手段，也是诊断不同类型癌症的重要方法。针对皮肤癌的活检，以下有一些通用（但不是绝对）准则：

- 疑似长疣（尖锐湿疣）的 40 岁以上女性：早期皮肤癌的外观看上去与疣相似。
- 治疗后复发的疣：许多针对疣的治疗方法同样可以暂时消除皮肤癌的表面症状。但这种治疗并不会根除病原，癌细胞还是会卷土重来。
- 凸起的，或大于 1cm 的色素性病变：虽然大多数色素沉着是良性的（无害的），但在某些情况下是恶性的（癌性的）。脂溢性角化病[1]是这种情况下的例外——这

1　即我们所说的老年斑、老年疣，多发于中老年人。

是一种常见的良性皮肤病，看上去像一块褐色的蜡粘在皮肤上，颜色较深的病变外观类似黑色素瘤，医生有时会建议采用活检的方式来确认病变性质。

- **无法治愈的溃疡**：这同样是癌变的潜在征兆。

慢性单纯性苔藓

这是一种类似湿疹的外阴疾病，一般从刺激性的接触性皮炎开始。这意味着某些产品的成分可能刺激或伤害到了皮肤的酸性保护膜，甚至是上面的几层细胞，有可能是一次，也可能反复多次导致。日常护肤品中的溶剂、酒精等都是常见刺激物，洗涤剂以及某些植物性成分也能对皮肤造成刺激。酵母菌感染或其他类型的感染可能是触发炎症的诱因。阴部脱毛会增加初始反应的风险，因为微创或脱毛会导致皮肤物理防御力的减弱。尿失禁患者如果经常用经期卫生巾来代替防失禁护垫，也会提高刺激的发生概率。

刺激性皮炎过后，瘙痒感会接踵而至，当你忍不住去抓挠、磨蹭时，反而会刺激神经系统产生愈加瘙痒的感觉。抓挠和磨蹭会让外阴皮肤发红、增厚，一些女性会因抓挠而导致明显的皮肤创伤，如裂隙（fissure）。代价虽惨痛，但也纯属无奈之举。因为瘙痒感通常来势汹汹，高峰时段一般在夜间，甚至睡梦中也有无意识的抓挠行为。

慢性单纯性苔藓通常不会波及阴道，所以以上这些症状都只出现在外阴或阴道口。

抓挠太深时，会损坏皮肤细胞的底层（基底层），这会导致皮肤损伤（瘢痕），也会促进黑色素细胞释放色素，形成被称为"黑变病"（也称"黑色素沉着症"）的深色区块。这种病的外观与引发皮肤癌的黑色素瘤非常相似，以至于医生会建议采取活检的方式来排除癌变的可能。

通过清除潜在的刺激因素，处理好细胞炎症，杜绝抓挠行为，慢性单纯性苔藓是可以治愈的。虽然听起来很简单，但要严格做到也并非易事。基本要求包括停用一切清洁剂或皂类产品、衣着宽松（即使轻微摩擦都可能引起瘙痒）、停止脱毛，需要时暂停使用失禁垫。治疗开始后，医生甚至会要求患者睡觉时在手上套一双袜子，以防睡眠中无意识地抓挠伤害到患处。

外用高剂量的类固醇药膏可以缓解瘙痒和炎症，有些女性需要每周外用一到两次才能止痒。瘙痒感一旦得到控制，就可以逐渐减少药量，直至停药。在此期间，适当涂抹椰子油或凡士林是有好处的，它能够锁住皮肤水分，并对皮肤屏障起保护作用。口服抗组胺药有助于止痒，并可镇静肌肤，在晚上服用时，还能减少患者无意识地抓挠。在瘙痒感慢慢消失后，就可以逐渐停止用药了。

如果初始治疗没什么效果，就需要找外阴皮肤病治疗经验丰富的妇科医生或皮肤科医生就诊。一些情况下，外用类固醇药物需要很长的疗程才能起效，当然也可以直接注射类固醇，或尝试其他外用止痒药，如钙调神经磷酸酶抑制剂（calcineurin inhibitors）。为了抑制神经系统层面的瘙痒感，有时还需要口服类似治疗神经疼痛的药。

硬化性苔藓和扁平苔藓

这是 2 种自身免疫性皮肤疾病，会影响 1% ～ 3% 的女性。

硬化性苔藓只会影响外阴，并不会越过前庭。扁平苔藓则可对黏膜发起进攻，所以对外阴和阴道都有影响（还可能波及口腔）。一般来说，硬化性苔藓比扁平苔藓更常见，但这2种疾病也可同时出现在一个人身上。

硬化性苔藓和扁平苔藓可引起瘙痒、疼痛、性交疼痛、溃疡、裂隙、皮肤改变等症状，对性生活和外阴样貌产生的影响甚重，还会增加罹患外阴鳞状细胞癌的风险——据统计，这2种疾病在10年内发展为癌的风险比例为6%。虽然这个事实并不代表罹患硬化性苔藓和扁平苔藓就等同于癌，但确实需要对疾病动态密切跟踪，并在癌变前获得正确诊断和有效治疗。

我接诊患者时，总习惯问一下她们是否想亲眼看看病变情况。在得到同意后，就会用一面带自拍杆的镜子帮她们观察患处，向其描述症状，并指出我将用药的部位。这么做于患者而言很有帮助，既了解了病变情形，也学习到如何局部用药。当然也有很多女性在看到后会感到不安。所以，如果读者朋友在接受检查时想要看一下，不妨向医生提出要求。如果不看，也没关系，我非常理解你的心情。

硬化性苔藓会使患处的皮肤发白、变薄，典型样貌是外阴（小阴唇）和肛周形成一个类似阿拉伯数字"8"的病变区。随着病情的恶化，小阴唇会萎缩甚至"消失"，阴蒂包皮会融合在一起，并将阴蒂困锁在里面。如果不及时治疗，瘢痕会恶化，导致阴道口关闭，严重时，还会阻挡尿液的流出。

扁平苔藓不会像硬化性苔藓那样出现白色表皮病变，并且通常不涉及肛门，但同样会发生容貌和功能的变化，如小阴唇消失、阴蒂包皮融合。扁平苔藓还会带来非常痛苦的阴道糜烂和溃疡，一旦形成瘢痕，会导致阴道严重缩窄，甚至完全闭合。

我建议女性应该将甲状腺疾病纳入自己的筛查计划，因为甲状腺疾病在硬化性苔藓患者中很常见。此外，硬化性苔藓和扁平苔藓患者的酵母菌感染风险也更高。具体原因不明，不过很有可能是因疾病导致的微创伤、皮肤的物理性改变，或局部用药等因素造成。

这 2 种疾病的治疗主要是减少创伤，因为创伤会使疾病恶化。即将步入更年期或正处于更年期的女性可能会受益于外用雌激素，因为减少由 GSM 引起的物理变化会增加皮肤水分，这对提高组织弹性、减少皮肤创伤都有好处。乳酸杆菌菌群的重建和恢复同样会有帮助。皂类产品会使皮肤过于干燥，应避免使用。乳膏和软膏可能无法用水充分洗净，因此每隔几天用一次 pH 值接近 5 的清洁剂会防止因药物累积而导致的异味。

推荐的治疗方法是大剂量外用类固醇，包括浓度 0.05% 的丙酸氯倍他索（clobetasol propionate）和浓度 0.05% 的增强型二丙酸倍他米松（betamethasone dipropionate），这些都是一级强效类固醇。通常情况下优选软膏，因为软膏更易于皮肤吸收，且里面不添加防腐剂，对皮肤的刺激性更小。用药应在经验丰富的医生指导下进行，起始剂量是每天 2 次，每次用豌豆大小的量，连用 6 ～ 12 周，之后逐渐将使用频率降到 1 周 2 次。此外，椰子油和凡士林对皮肤有一定的润湿和防护作用。涉及阴道的扁平苔藓则可以使用阴道类固醇和扩张器以防止瘢痕形成。

当然还有其他疗法，但所有的治疗都应该在妇科医生和皮肤科医生的指导下开展。小阴唇消失是一种永久性创伤，即使通过外科手术也无法逆转。阻止性交或阻碍尿液流出的阴道口瘢痕、阴蒂包皮瘢痕、阴道瘢痕则都能通过手术治疗，但必须由熟悉这种疾病且手术经验丰富的医生来操刀。

传染性软疣

这是一种由痘病毒引起的感染，会产生 3 ～ 4mm 大小的珍珠状丘疹（实心的凸起肿块，没有可见液体）。这个丘疹或凸块中央有一小块凹陷，看起来像肚脐眼一样，我们称为"脐状凹陷"。大多数人通常只会长出几颗，有时也会大面积出现。因为这种病的特征很典型，所以几乎不需要用活检。痘病毒只会感染基底膜上方的皮肤表层，而且不具备疱疹病毒或 HPV 那样休眠后再被重新激活的特性。

身体的任何部位只要接触了这种病毒都有可能引起软疣。在外阴处，软疣可通过性行为中的皮肤接触或共用毛巾感染。抓挠和阴部脱毛导致的微创都会让这种病得以传播。

在现实生活中，痘病毒的传播相当常见，且很难避免，但好在软疣通常会在 8 ～ 12 个月后会自行消失。所以，对大多数人来说，只需避免患处的机械性创伤就足以应对。但如果长时间等待后病情仍然没有自愈，或病变处瘙痒难忍，则可采取介入性治疗以清除病毒。

治疗方法有很多，包括（但不限于）以下这些：

- **物理破坏**：这是将病变组织直接刮除（刮除术）或冷冻剥除（冷疗法）的疗法。这个过程可能会很痛，病灶数量不多时，也不失为一个好选择。但千万不要自行实施，因为缺少必要的卫生条件容易引起病毒扩散，或遭受细菌感染。

- **局部外用药物疗法**：由医生在诊室利用棉拭子的木质端在患处涂抹三氯醋酸，这种疗法需要每 2 周回诊一次，直到病灶消失。也可在家中自行涂抹鬼臼毒素乳膏，一个疗程为 7 天，前 3 天每天用药 2 次，休息 4 天后再重复同样的循环，最多重复 4 周。涂抹 10% 浓度的过氧化苯甲酰乳膏也颇为有效，且价格相当便宜，每天 2 次，连用 4 周。另一个选择是咪喹莫特乳膏（一种免疫调节剂），1 周施用 3～5 次，连续施用 16 周。
- **口服西咪替丁（CIMETIDINE）**：这是一种用于抑制胃酸反流的药物。当不能忍受外用疗法带来的痛苦，或有其他原因无法接受外用疗法时，可以连服 2 个月的西咪替丁。注意它可能与别的药物发生反应，所以在联合用药时需谨慎。

化脓性汗腺炎

化脓性汗腺炎是一种因顶泌汗腺（大汗腺）毛囊受阻而引发的慢性疼痛炎症。在美国，它影响了 0.3% 的年龄介于 20～40 岁的女性（最高危群体）。非裔美国女性和双种族混血女性的发病率几乎是白人女性的 2 倍。来自欧洲的数据则显示，发病率可能高达 2%～4%。不过，我们无法判断欧美的这 2 组数据是否真实反映了疾病的地域差异。

患者会长出发红且疼痛的结节（皮下组织的坚实肿块），轻微时的样貌与痤疮类似，有时也被误认为是慢性倒生毛发。继续恶化则会出现黑头粉刺、脓肿、溃破后流出脓水，并留下严重的瘢痕。据统计，这种疾病平均需耗时 7 年才能得到准确的诊治，一直被误诊或从未得到诊断所带来的负面影响不容低估。好在大多数患者的症状都较为轻微，外阴发生大区块脓肿和瘢痕的概率只有 4%。

具体病因还有待进一步研究，但其中的一个关键步骤就是毛囊堵塞和顶泌汗腺分泌物堆积催发了毛囊的破裂。毛囊破裂会导致细菌感染和严重炎症，并最终引起脓肿和瘢痕。炎症反应一旦形成，就会蔓延至邻近的毛囊，从而进一步提升了治疗的难度。化脓性汗腺炎造成的瘢痕通常是不可逆的，及早诊断和治疗对长期效果是有益的。

治疗应尽可能减轻炎症。为了避免患处皮肤与衣物间的过度摩擦，应穿着宽松的内裤，可能造成创伤的蜡脱毛、剃毛等行为应该被完全舍弃。某些研究数据认为，激光脱毛法能为轻症患者带来一些切实帮助。关于这一点，最好征询专业皮肤科医生的意见。此外，吸烟行为是一个公认的有负面影响的因素，及早戒掉会对治疗大有裨益。值得一提的是，减重也会产生积极的作用。

针对性的疗法还包括含雌激素的口服避孕药，或一种被称为"螺内酯"（spironolactone）[1]的药物（每天 100mg）——这 2 种药的作用原理是减少睾酮对组织的影响（睾酮能使患处腺体释放的分泌物更为黏稠）。局部外用药或口服抗生素也有疗效。如果初始治疗失败或病情已发展到脓肿和瘢痕的程度，则应及时寻求经验丰富的妇科医生或皮肤科医师的帮助。

1　螺内酯（spironolactone），又名"阿尔达克通""安体舒通""螺旋内酯固醇""螺旋内酯甾酮"。

本节概要 ━━━━━━━━━━━━━━━━━━━━━━━━

- 刺激物和皮肤微创会加剧外阴各类皮肤疾病的恶化。
- 慢性单纯性苔藓是引起外阴瘙痒的常见原因。
- 硬化性苔藓和扁平苔藓是引起患者剧烈疼痛的自身免疫性皮肤疾病，需要专科医生进行治疗。
- 传染性软疣是由病毒引起的，可在外阴引发偶尔伴有瘙痒感的小病灶。
- 化脓性汗腺炎是位于毛囊部位的慢性炎症，这种不常发生的疾病常常得不到准确诊断，及早治疗能获得较好的预后。

尿路感染与膀胱疼痛综合征

多达 11% 的女性每年都至少出现一次尿路感染[1]，其中，20% ~ 30% 为复发性感染。尿路感染是医生开具抗生素（处方药）的最常见原因。

这种疾病最典型的症状包括尿急、尿频、尿痛（烧灼感），有些女性还会出现膀胱疼痛和尿血的问题，更有甚者还有失禁症状，或既有失禁症状的进一步恶化。但由于并不是所有女性都有典型症状，所以医生在诊断时也容易混淆。

简单说一下检测方法

目前主要有 3 种诊断尿路感染的检测手段，具体如下：

- 尿液试纸检测：可在医生诊室进行的快捷检测法，从中可以获取尿液中的血液、细菌、白细胞等信息。尿液试纸在药店或网店均可购买。虽然尿液试纸检测不能直接确定或排除膀胱感染，但可以提高或降低怀疑的程度。

---

1 英文全称：Urinary Tract Infection，简称"UTI"。

检测中最有帮助的是硝酸盐[1]的数值，这是判断尿液中细菌多寡的标志。如果症状非常典型，即使检测结果呈阴性，医生也会实施治疗。如果症状不典型，那么为了得到明确的结果，还需跟进一个培养检测（最终测试）。非那吡啶（phenazopyridine）是一种使尿液颜色变成橘色的膀胱镇痛药，它会影响测试结果。

- **显微镜检测尿液**：这是在实验室中通过显微镜观察尿液中的白细胞、细菌以及血液的检测。虽说这个检测比试纸更加精确，但实际上也无法提供太多额外信息。如果识别出细菌或白细胞，则罹患尿路感染的可能性就更大。这个检测不会因服用非那吡啶而受影响。

- **尿液培养检测**：从尿液中培养细菌的检测法，这是所有检测法的金标准。如果检测报告显示每毫升尿液中有超过 10 万个细菌菌落，则一般认为是遭受了感染。不过要特别注意的是，有高达 5% 的绝经前和 10% ～ 15% 绝经后女士的尿液中也会有这么多细菌，但却并没有任何症状，也就是说她们没有罹患尿路感染。不过有些女性虽然罹患了尿路感染，细菌数量却并没达到培养法的基本指标。所以问题的关键不在于结果是否为阳性，而在于阳性结果是否与症状相符合。同样，非那吡啶也不会对结果造成影响。

1　细菌能分解硝酸盐产生亚硝酸盐，所以根据试纸上是否存在亚硝酸盐能间接得出感染的情况。

我是否罹患尿路感染？

当医生说"我认为你有膀胱感染"时，其准确率大约为50%，再多问几个问题能在很大程度上缩小疑似疾病的范围。这样你和医生就可以根据实际情况来决定：是电话问诊[1]后就开始治疗，还是等做完尿液检测后再决定。这些准则适用于每年发生 2～3 次膀胱感染的女性，一年中感染 4 次的女性罹患的是复发性尿路感染，处理方法会有所不同。

如果去洗手间的频率增加（真实尿意）、排尿困难（排尿时灼痛），并且阴道分泌物没有什么变化，则罹患尿路感染的概率很高。如果没有出现肾脏感染（侧腹腰部疼痛、畏寒、高烧等）的症状，则可以在没有尿液样本的情况下通过电话进行治疗。如果治疗后病情没有好转，则应找医生面诊，因为很可能发生了误诊，或者你感染的细菌要通过其他疗法清除。不管是哪种情况，医生都需要从尿液样本检测结果中得出结论。

如果尿频、排尿困难，且阴道分泌物有所改变，或出现了新的分泌物，那么罹患尿路感染的概率只有 45%。在这种情况下，应当及时就诊，试纸或者显微镜检查就会有所帮助。如果检查中没有发现阴道感染的证据，而硝酸盐检测结果又呈阳性，那么患尿路感染的可能性则高达 80%。

如果你判断自己罹患尿路感染的证据来自尿频、尿痛以外的其他症状，也应及时接受医学评估。此时，医生可能会采取内诊和试纸检测，也可能采用培养法检测。

1　美国的远程医疗制度，是指患者与医疗保健从业者通过视频或电话完成就诊的形式，远程医疗可提供包括尿路感染在内的多种健康服务。

有反复感染的女性（即 12 个月内感染 4 次或以上），以及孕妇都应当接受尿液培养检测。

等待尿液细菌培养结果的那段时间

如果患者的症状不典型，或担心有难以对付的细菌感染，最好的选择是培养法，这通常得等 1 ～ 2 天才能拿到结果。一天用来检验其结果是否为阳性，另一天用来了解应用哪种抗生素最合适——根据你的居住地（细菌的类型以及对抗生素的敏感程度会因地域的不同而有很大差异）以及罹患史来选择。虽然医生可以在拿到阳性结果后就开始治疗，但为了避免因错用抗生素而引发附带损害，最好等完整的结果出来后再开始。

除了错误选择抗生素会引发一些并发症（最常见的就是腹泻和酵母菌感染）之外，抗药性问题也是我们关注的重点，目前可供使用的有效抗生素种类正在逐渐减少——滥用和错用抗生素是造成这个问题的重要原因。

止痛药对乙酰氨基酚或非那吡啶可以缓解等待过程中的不适，双氯芬酸钠或布洛芬（非甾体抗炎药的类别）等止痛药有增加肾脏感染的风险。相对来讲，对乙酰氨基酚可能是更好的选择。当然，最好的选择是耐心等待，等待不会引发任何药物副作用。而且，有 20% ～ 25% 的尿路感染症状会在 2 天的等待中自发清除。虽然这个概率很低，但从全球范围来看，将治疗尿路感染所需的抗生素使用量减少 25% 还是有重大意义的。

治疗方式

对于没有复发感染史的女性，推荐的抗生素选择如下：

- 口服剂型含量 100mg 的呋喃妥因（nitrofurantoin），1天 2 次，连服 5 天。
- 单次口服剂型含量 3g 的磷霉素（fosfomycin）。
- 口服复方制剂甲氧苄氨嘧啶（160mg）—磺胺甲恶唑（800mg），1 天 2 次，连服 3 天。

其他抗生素药物都属于广谱型，虽然可以杀死更多种类的细菌，但造成腹泻、酵母菌感染等附带损害的概率也更高，且会导致抗生素耐药性。环丙沙星就属于这类抗生素，它会对人体的肌腱造成损伤。只有当培养结果指向的最佳选择为环丙沙星，或其他抗生素会引起患者过敏反应等特殊原因时，才建议使用。

预防尿路感染

患有 GSM 的女性可能会受益于阴道雌激素，该激素已被证明可以减少尿路感染的风险。

一直以预防尿路感染的能力而广受吹捧的蔓越莓汁，似乎没什么实际效果，至于那些蔓越莓片剂或胶囊是否有效也不得而知。围绕这个问题开展的一些研究，可信度通常都不高。关于蔓越莓的假定作用机制源自其含有的原花青素，原花青素被认为能够通过防止细菌附着而达到预防尿路感染的目的。不过没有人知道，原花青素是否能以防止细菌附着的需要量进入尿液。其他还有一些未经证实的说法，如服用 1000mg 的维生素 C，1 天 3 次，以及每天服用 2000mg 的 D- 甘露糖。像蔓越莓汁一样，据说都可以预防细菌附着于膀胱壁之上。细细琢磨，这些产品除了让你浪费点钱，似乎也没什么明显坏处。所以，如果你决定在某件产品上放手一试，不妨以 6 个月为期限，如果并无好转的迹象，我建议你果断弃之。

因性行为引发尿路感染的女性可以考虑每天服用或性交后服用抗生素来预防。相对而言，事后服用能减少抗生素的暴露量。

有一个流传很广的建议，就是与伴侣性交后应立刻排空膀胱。有两项研究已经证实了这种说法的无效，在后续第 47 节"无稽之谈"中我会再次说明。听说还有不少女性朋友把做爱过成了"接力赛"，伴侣"冲刺到达终点"的兴奋劲儿还没过，她就像接着"空气棒"一样嗖地冲进卫生间。

我通常把诸如"穿着棉质内裤"，或"性交后立即排空膀胱"这类建议统一称作"反正无害式负担"。每当社会环境以"变得更好"的无厘头言论来引诱女性跳进一个个无效承诺圈时，就是给女性套上了实实在在的负担，无论是经济上，还是情感上的！而每当姐妹们竭尽全力奋力前行，到头来却发现自己仍原地转圈时，心中的恼怒又何尝不是另一种负担呢？

我怀疑自己有复发性膀胱感染，但每次检测都呈阴性

尿频、排尿困难（疼痛），甚至尿血，这些症状同样会出

现在罹患膀胱疼痛综合征[1]的人身上。我们过去称这种疾病为"间质性膀胱炎"，但膀胱疼痛综合征这个名字显然是更准确的描述。膀胱疼痛综合征经常会被误认为是尿路感染，两者有一些相同的症状，但其实并不是一回事。尿路感染是由进入膀胱的细菌引起的，需要接受抗生素治疗，而膀胱疼痛综合征并不需要抗生素。许多被误诊为尿路感染的女性使用抗生素治疗多年而无效，真正的病因却是膀胱疼痛综合征。这种疾病的其他症状还包括性交疼痛以及难以排空膀胱（仍有尿液未排除）。

如果连续 6 周以上出现与膀胱有关的疼痛，同时还伴有尿急、尿频，且其他病因已被排除，医生就会作出膀胱疼痛综合征的诊断。其中最需要排除的病因是尿路感染和膀胱癌。虽然女性膀胱癌发生率比男性低很多，而且在 55 岁以下的人中也很少见，但如果你的年龄超过 40 岁，且也有指向膀胱疼痛综合征的相关症状，尤其是尿液中有血，也应当咨询医生需不需要做与膀胱癌相关的筛查。

引起膀胱疼痛综合征的病因尚不清楚，通常认为可能与膀胱黏膜炎症和 / 或神经性疼痛有关。

对于那些疑似患有膀胱疼痛综合征的女性，还应当接受盆底肌痉挛（详见第 34 节）和外阴痛（外阴的神经性疼痛，详见第 33 节）的医学评估。膀胱镜检查就是医生通过仪器观察患者膀胱内部的医学程序，可被推荐用于筛查膀胱癌，但不建议用于诊断膀胱疼痛综合征，因为大多数人（可能对 5% ～ 10% 的女性有用）的膀胱疼痛综合征都无法在膀胱镜下被观察到。还有一种称为"钾滴注法"的测试也不推荐使用，因为它

1　英文全称：Painful Bladder Syndrome，简称"PBS"。

起不到任何作用，还会让患者十分疼痛。

针对膀胱疼痛综合征的疗法有很多，但大都缺少坚实的数据支撑。以下是一些可以考虑的选择：

- **骨盆底物理疗法**：治疗师会治疗任何伴随病情出现的肌肉痉挛，同时也会配合生物反馈训练。
- **定时排尿疗法**：这是一种生物反馈疗法，可锻炼膀胱接纳更多储尿量的能力。
- **饮食调整疗法**：有很多关于刺激性食物的报告。膀胱的常见刺激物有咖啡、茶、苏打水、酒精饮料、人工甜味剂、柑橘类水果和果汁、蔓越莓汁、番茄制品、大豆、辛辣食品等。与医生讨论一下你的饮食，可能会为你找出对膀胱不利的原因。
- **戊聚糖多硫酸钠**：一种旨在帮助膀胱内层腔面重建的口服药，需要长达 6 个月才能产生明显的效果。根据研究，它只对 30% 的女性有帮助，这个比例并不比安慰剂高出多少。
- **灌注法**：作为局部疗法，将减轻炎症或修复膀胱内壁的物质注入膀胱，可选物有肝素（heparin）、戊聚糖多硫酸钠、高分子量透明质酸（俗称"玻尿酸"）。
- **经皮胫神经刺激**[1] 疗法：这是一种神经调解术，是通过微电流的刺激来修复神经纤维机能的做法。操作时将一根针灸针扎在脚踝正后方，然后对该位置的神经输送电脉冲，而该神经与来自膀胱的神经在同一位置连接脊髓。每周坚持治疗，连续治疗 12 周，紧接着跟

1　英文全称：Percutaneous Tibial Nerve Stimulation，简称"PTNS"。

进 2～4 周的维持性治疗，这将对病情起到一定的缓解作用。

- **非那吡啶**：用于治疗尿路感染引起的膀胱疼痛的口服药。虽然包装上标明只能连服 3 天（防止肾脏感染，尽到生产商的提示义务），但在药物对膀胱疼痛综合征症状有效的情况下，其实可以每天或根据自己的需求服用，前提是你并不介怀让人惊讶的橙色尿液。

- **口服神经镇痛类药物**：常见的有去甲替林和加巴喷丁，当然还有其他选择。

- **抗组胺药**：引发膀胱疼痛综合征的学说也涉及异常的组胺反应。

- **水扩张**：在手术室中，通过向膀胱注满液体来达到牵张膀胱的目的。

- **向膀胱注射 A 型肉毒杆菌毒素**：这种方法能治疗膀胱过度活动症，有时也能起到缓解疼痛的作用。

　　如果初始治疗没有改善膀胱疼痛综合征，尝试膀胱镜检查（观察膀胱内部的情况）可能会有帮助，因为 5%～10% 的女性膀胱内都有溃疡。借助膀胱镜检查到的信息，医生会提出进一步的治疗方案。这些内容已超出本书的讨论范畴，因此不再进一步详述。

本节概要 ━━━━━━━━━━━━

- 每年约有 11% 的女性会受到尿路感染的影响。

- 如果有尿烧灼、尿频等症状，且阴道分泌物没有变化，那么就非常符合尿路感染的典型特征。
- 非处方类试纸检测尿路感染已被证实没有用。
- 性交后立即排尿并不会降低尿路感染的风险。
- 症状与尿路感染一模一样，但如果重复作了好几次尿液培养鉴定，其结果都呈阴性，就需要考虑膀胱疼痛综合征的问题。

第 36 节

POP（盆腔脏器脱垂）

这是一本关于女性外阴和阴道的书，为什么要设置有关盆腔脏器的章节呢？因为在医学中，我们所称的 POP（Pelvic Organ Prolapse，盆腔脏器脱垂）是指阴道或子宫的位移下垂，有时膀胱和肠道也会跟着脱落，而这是通过阴道发生的。在一些情况下，POP 确实会引发阴道症状，不过医生有时也会将症状错误地归咎于 POP。

看来，医生若想在各种"疾病犯"面前"秉公执法"，还需要多加修炼。

等等，你是说我的阴道会掉下来？

没错，它可以，但掉到体外的概率很低。

阴道天生就具备伸展能力，否则也无法完成分娩这样的重任，而这些伸展能力较强的组织通常会得到地球引力的特殊"垂怜"。脱垂的发生往往取决于多种因素，包括遗传、吸烟（对所有组织的功能都有弱化作用）、更年期、阴道分娩史、长期便秘（过度劳损对组织不利）以及体重（施加于组织上的压力越大，就越容易下降移位）等。要想准确预测 POP 的发生，客观上确实存在一定的难度。

脱垂究竟是怎么一回事？

出现脱垂的部位可以是子宫颈（子宫底部）、阴道前壁和阴道后壁，你如果作过子宫切除术，则为阴道顶部。试想将手伸进袜子从里反向往外拉，拉出来的部分就好比脱垂。

POP 的症状

有40%～50%的女性在内诊时，都会发现有POP的现象，却不会表现出任何症状。这说明问题的关键不是有没有脱垂，而是这种状况是否给你带来了困扰，轻微的松弛或脱垂都属于正常现象。盆腔检查中被告知有轻微脱垂的女性完全没必要过度担忧，即使不加治疗也不至于出现什么严重的后果，它甚至都称不上是健康问题。所以只要患者无碍，医生也就无忧。

POP最主要的症状为阴道膨出，有3%～6%的女性会出现这种状况。也就是说在进行擦拭、自慰等动作，甚至是坐着的时候，都能感受到一块膨出的阴道组织。另外一种常见症状是压迫感。性交不适（膨出组织的阻挡）、排尿障碍等情形也会出现，但是出现的概率不大。偶尔会有女性在排便时，需要将手指伸入阴道向后推挤支撑才得以排出粪便——医学上叫作"夹板法"（splinting）。至于盆腔疼痛、背痛、性交疼痛等，通常都不是由脱垂引起的。所以如果有医生试图用POP来解释这些症状，请再继续征询其他医生的意见。

治疗POP之前应该利用POP-Q（盆腔器官脱垂定量分期

法)[1] 来客观评估脱垂程度。POP-Q 通常根据脱出部分最远端距离处女膜缘的远近来界定，阴道长度、阴道口宽度、会阴体（阴道和肛门的肌肉联结部分）等因素也会考虑在内，根据脱垂程度可从 0 到 IV 分为五期。实际上，只有在涉及手术治疗时，这个评分才具有实际意义。

医生还应要求你通过挤压骨盆底肌肉（凯格尔锻炼法，详见第 10 节）来评估盆底肌的力量。如果还有其他膀胱问题，则可能需要做其他检测。

如果困扰你的主要症状是盆腔压迫感或下坠感，那么对盆底肌痉挛或紧张情况进行评估是有必要的，因为盆底肌痉挛同样会导致这些症状，妇科医生或泌尿妇科医生（urogynecologist，是专门诊断和治疗盆底疾病的医生，如膀胱问题和脱垂）都可以评估骨盆底肌肉情况。拜访专业的骨盆底物理治疗师也有助于排除肌肉痉挛问题。

目前有哪些治疗 POP 的医学方法？

确保便秘已得到充分治疗很重要，因为过度拉伸会加重脱垂症状。对大多数人来说，每日从饮食中摄入 25g 纤维就有助于预防便秘，当然，还有一些人需要借助泻药的力量。容积性泻药（或称"渗透性泻药"）在使用上是比较安全的，它可以使大便含水量增加，大便柔软后更容易排出。聚乙二醇 3350 大便软化冲剂就属于容积性泻药，其他的通用型药物也同样适用。当坐在马桶上排便时，可以将双脚抬高并踩到一把小凳子

---

1 POP-Q 是目前国际上常用于界定 POP 程度的方法，被很多国家和国际上的妇产科学健康组织所推荐，如美国妇科泌尿协会、美国妇产科医师学会和国际控尿协会。

上，这种姿势有助于减小排便过程中肌肉的拉伸幅度。

凯格尔锻炼法和其他增强盆底肌力量的运动有助于治疗脱垂。许多女性还说，骨盆底物理治疗师给她们带来了很大帮助。

子宫托是一种可以放置在阴道内的用以支撑脱垂组织的器材，大多由硅胶制成。有多种不同大小和款式的子宫托，如环形托、带孔的盘形托（孔用来排出分泌物），还有被称为"盖尔霍恩"（Gellhorn）的圆形短柄状子宫托，其样貌像极了国际象棋中的大兵卒。放置子宫托应在医生或专科护理师的指导下完成。置入前，医生会要求你先排空膀胱，因为如果子宫托不服帖则很可能堵塞尿路，此外，还需要确保你自己能够舒适地置入和取出。它的使用就如同卫生棉条，当尺寸合适且放置得当时，就不会有异物感。

子宫托可放在体内 1 个月以上（甚至长达 3 个月）[1]再取出清洗。若放置时间过长，就有可能伤及阴道组织。体内有子宫托时应避免性交，不过你可以取出后再性交，并在性交结束后重新插入。

子宫托能有效治愈 90% 的受 POP 症状困扰的女性。在医学领域，能达到这么高治愈率的疗法并不多，而且你还能根据个人需求自行取出或置入。一般来讲，脱垂级数越高，子宫托所起到的效用就越低，但即便是针对那些重度脱垂者，一款合适的子宫托也能对 64% ～ 70% 的人起作用。

---

1 国内指南建议：如果是绝经后的女性，其雌激素水平与性交频率都较低，阴道分泌物也相对较少，建议一周清洗一次；如果是未绝经的女性，或者较年轻的女性，其性生活比较活跃，建议每天取出来清洗。

手术治疗的效果如何？

有关脱垂手术的讨论已经超出了本书的写作范围。有些手术是在阴道完成，有些则是借助腹腔镜在腹部完成。至于选择哪种手术方式，医生会根据脱垂部位、严重程度、脱垂症状、脱垂手术史、性生活计划，以及是否有失禁症状等因素来决定。

脱垂手术能改变阴道的解剖结构。约有 10% 的女性在术后会出现由肌肉痉挛（详见第 34 节）引起的性交疼痛，幸运的是，这种情况通常可以治愈。由手术带来的副作用并不代表手术没有意义——在选择这种手术的女性中，约 34% 的人因阴道膨出而不得不与性爱说再见，这反映出手术的必要性和高需求度。有许多女性自述，脱垂手术对自己的身体形象产生了积极影响。

现在也有人工网膜的选项。人工网膜是一种看上去像细网的材料，可以在身体组织太过疲软时使用（加固作用）。但人工网膜的使用与较高的并发症有关，而且还可能在侵蚀（会随时间的推移分解或磨损）组织后进入阴道。目前只在一种情况下建议使用，就是已知其他手术失败率过高时。所以使用人工网膜没什么不对，问题是要合理地使用。不管怎么说，我都希望医生和患者在选择这种材料前，再想想是否有其他替代方案。

关于人工网膜，也有一段不光彩的历史——许多生产厂家在研究不充分，甚至是未经研究的前提下就推出了各种用于脱垂手术的产品。加上很多外科医生未恰当使用，导致患者出现了严重的疼痛和瘢痕症状。不过这不是网膜的错，只能说明未经严格论证的手术疗法实在害人不浅，在没有进行足够多研究的情况下就仓促上马，必定会导致可怕的、无法预知的后果。

还有一些女性，即便手术本身没有任何问题，也还是需要多次脱垂手术治疗，因为她们的身体组织天生就很虚弱，这也是容易出现脱垂的原因。

如果你深受脱垂困扰，相关症状也没有通过盆底肌强化训练得到改善，且已尝试至少两款子宫托，但最终都因为没有效果或佩戴不舒适而治疗失败，那么你很可能就属于手术治疗的对象。

脱垂术属于大手术，也是一门专业性极强的手术，所以在作出决定前务必三思，明智的做法是寻找在骨盆重建术领域经验丰富的妇产科医生或泌尿科医生为你操刀。这意味着主刀医生要在具备住院医生资质的基础上至少再接受 3 年的额外训练，不仅训练有素，且经验丰富，还会非常耐心地跟你探讨手术的风险和收益。

本节概要 ━━━━━━━━━━━━━━━━━━━━

- POP 是指部分阴道和 / 或子宫颈和 / 或子宫向阴道口下垂，甚至坠出阴道口的情形。
- POP 的主要症状是阴道口有膨出样（隆起），但脱垂并不会造成性交疼痛或盆腔疼痛。
- POP-Q 可用来准确评估脱垂严重程度。
- 盆底肌训练有助于改善脱垂症状。
- 子宫托对 POP 患者的治愈率高达 90%。

第九部分

常见问题

如何与医生沟通妇科问题

最了解自己身体的只有女性自己。她们知道哪些症状是平常就有的，哪些症状是新出现的，以及这些症状又会衍生出何种问题。

还有一个事实，那就是外阴和阴道通常无法准确可靠地反映真实情况。我的意思是说，由于较为特殊的神经分布方式，它们表达具体疾病和损伤的能力相当有限，常常出现一些交叉型的身体信号，因此外在症状往往无法反映真实的疾病。更糟糕的是，女性被灌输的许多关于外阴和阴道健康方面的医学知识都存在偏差和误解。这就给自我诊断（基于症状和自我感觉而作出的诊断）或者电话问诊工作平添了很多挑战。而正如我们之前讨论过的，在女性基于症状作出酵母菌感染的诊断中，有 50% ～ 70% 都是不准确的。

外阴和阴道症状无法准确告诉你疾病

在医学上，症状就是指人的具体感受——比如，瘙痒或者疼痛。说白了，用来警示身体状况的私处症状也就那么几种，最常见的如下所列：

- 刺激难受感。
- 砂纸感。
- 干涩（干燥）感。
- 灼烧感。
- 瘙痒感。
- 刺痛感。
- 疼痛感。
- 性交疼痛。
- 紧绷感。
- 压迫感。
- 阴道分泌物。
- 异味。
- 急切地想排空膀胱。
- 尿痛。

几乎每种外阴和阴道疾病都有重叠的症状，如灼烧感是罹患酵母菌感染、皮肤病、肌肉痉挛、GSM 以及尿路感染时都会有的感受。也就是说，大多数疾病都会在关键时刻拉响同样的警报，这使得沟通变得更加有挑战性。

骨盆：神奇之力，拥挤之地

使诊断变得更为复杂的还有另一个原因：神经的接线配置状态。

身体在完成性高潮、排尿、排便等生理行为时都需要借助神经间的复杂交互作用。这些行为又仰赖皮肤、肌肉、膀胱以及直肠等各部位提供资讯给神经系统，继而得到相应的反馈。为了顺利做到这一点，包括外阴和阴道在内的许多盆腔结构都需要共享同一组神经。

盆腔结构中的神经细胞在脊髓中非常密集，相对于身体其他部位而言，处理骨盆问题的脊髓区域也比较狭小——你可以将为骨盆供电的骶脊髓想象成一个没有足够插孔的插线板，需要为它接上分离器后才能让更多的两孔或三孔插头进入。这种吃紧的联结十分有利于系统间的相互沟通，从而保证我们的身体功能运行顺畅，但有时候也会导致信息混杂。

更复杂的是，神经系统并非静止的东西。如果你经历过疼痛，神经系统就可能会在同一神经区域将随后出现的疼痛信号放大，以此给主体带来更为强烈的神经刺激。我们把这种完美诠释"吃一堑长一智"的现象称为"上发条"（windup）。这是一种典型的自我保护机制——如果每次触碰伤处都会使你痛不欲生，那么神经系统就会更加注意保护这处损伤。而在原有受伤部位的基础上进一步扩大疼痛范围的现象，同样是出于对身体的保护。如果靠近受伤部位的疼痛程度高得不成比例，那么你就更有可能放弃任何有再次伤害此部位的身体活动。

除了疼痛可以扩散之外，症状也会发生扩散。从细胞层面来讲，疼痛其实就是细胞炎症的表现。如果你的膀胱在痛，这种感觉就能传递至脊髓，又因各部位的紧密联系，痛感又能传入服务阴道或皮肤的神经，进而使这些部位衍生出疼痛症状，我们甚至可以在显微镜下看到发炎的征象。以上结论是从复杂的动物活体试验中得出的。研究人员将带有腐蚀性的化学物质置入老鼠的直肠，明显可见老鼠的膀胱呈发炎状态。但膀胱的损伤并不是由化学物质的直接渗透引起的，因为当我们将通往膀胱的神经切断，然后再重复这个试验时，老鼠膀胱就再也没有出现过炎症。

还有，瘙痒、刺激以及疼痛感等所有让人厌烦的症状都是通过同一神经线路被传送至大脑。所以，皮肤最初发出的可能是瘙痒的信号，但当它到达大脑后，就转变成了疼痛信号了。

总之，整个神经纤维的工作机制非常复杂。

耐受度

女性对痛、痒的耐受度各不相同。举例来说，当罹患某种导致瘙痒的疾病时，有的人会立刻痒得不行，而另外一些人却几乎没感觉——这种差异主要是由生物因素和主体经验的复杂结合造成的，比如有些瘙痒是在细胞水平上由化学组胺的释放触发的。对于不同个体而言，胺的释放量也有差异，有的女性会释放比其他人更多的组胺。还有些瘙痒感则与每个人的大脑对疼痛或瘙痒信号的不同反应有关。

由于长久以来的忽视，许多女性已经习惯了默默地承受这些痛苦。但一味地隐忍绝无益处，就像温水煮青蛙，症状会在不经意间从无到有，由小变大，直到情况变得相当糟糕时，才恍然大悟。相反，有些女性则显得过度警惕，她们对身体投入了过多的精力和注意力，如有些人每天都要借助镜子检视外阴情况，或者用手指插进阴道来检查私处是否有异味。不少"呵护女性"的护理产品也理所当然地充当着这类现象的助推者，因为很多时候，它们都是立足于"女性应对自己的生殖健康保持高度警惕"的宣传上。如果你还记得，我们之前就讨论过外阴和阴道清洁产品的话题，有一款产品甚至离谱地暗示：女人只要跷起二郎腿或分开双腿，强烈异味就会飘散出来。

焦虑、压力、感情、社交、财务、睡眠等因素都会影响身体的耐受度，这使得一些症状变得极其复杂。

其他的复合因素

现实中有太多因素制约着女性开展一些精准且专业的生殖健康交流，如随处可见的生殖器误导、遍布网络的迷思，以及在进行生殖健康高质量讨论时所面对的社会偏见等。

医生的误诊也是其中一个重要因素。如果在初次出现外阴瘙痒时就被医生武断地认定为酵母菌感染，那么随后每一次出现类似症状，你都会理所当然地联想到酵母菌。

在解读身体信号时，即使是妇科医生也难免出错

一天晚上，我正专心于本书的撰写工作，突然感到自己左边的大阴唇有些不舒服。我猜想这可能是内裤勒得太紧的缘故——毕竟那天在理发店坐了整整 3 小时（其实这条内裤早在我的丢弃计划里了，但你也知道，行动与计划之间总会有点时间差）。

我试着轻触了一下，感觉到在我视线不可及之处，有一个发痛的肿块，真的很痛！我断定，不外乎就是毛发倒生或脓肿导致。等我取来镜子，虽说不太真切，但还是看到了红肿的患处，因此更加确信自己的判断。于是我试图用镊子去清理所谓的倒生毛发，结果不仅没有成功，反倒弄伤了皮肤，让痛感变得愈发强烈。

随着痛感的进一步加剧，我也开始烦躁起来，想象自己因作了一次拙劣的家庭手术而感染了噬肉菌，又想起我为这本书的撰写而在外阴做的脱毛实验，甚至还联想到自己如果死于由此导致的败血症，那些爱八卦的媒体会杜撰出怎样诙谐的新闻标题来悼念我——由脱毛引发的悲剧？

内心越是担忧，痛感就愈加强烈。

我尽量说服自己平静下来，量了个体温（正常，好险），吞了一颗对乙酰氨基酚，就去睡觉了。

第二天早上，我在剧痛中醒来。到了诊所后，我把外阴脓肿的状况告诉了同事（我是这方面的专家，所以把已知病症告知她似乎理所当然）。她察看了我的外阴，然后脸上露出了意想不到的表情，随后取了自拍镜让我看。很显然，困扰我的只是一些刺激性反应或接触性皮炎（一种过敏性反应）而已。

患处发红已经很厉害了，而且两边都有。但有意思的是，右边却没有半点异样感。那痛点来自哪呢？也许是一小根向内生长的毛发因皮肤的肿胀和刺激而发炎了？但也仅仅是猜测，具体原因实在是不明确。但可以肯定的是，我的皮肤遭遇了创伤，但是无脓肿。我的同事告诫我。

一般来说，刺激性反应和接触性皮炎的主要症状就是瘙痒和刺激感。当这些疾病引起疼痛时，范围通常不会局限于某个精确点位，但是外阴、神经、大脑并不会分辨。

只要知道是皮肤问题，而不是感染所致，我就想起我的无添加温和洗涤剂已经用完了，于是去药店买了新的。在对患处使用了类固醇，并清洗了所有衣物后不到 3 天，我的症状就痊愈了。

这是一个很好的例子。虽说我自己就是医学专业人士，但对于这些非典型症状同样是毫无头绪。我没有做到合理的自我检查，反而在疼痛感和记忆偏差的引导下，误以为是先前脱毛留下的隐患。再加上我内心认定了是倒生毛发或脓肿的问题，所以作出了用镊子处理毛发的糟糕决定。最后还胡思乱想，杞人忧天，甚至连自己的讣告都设计好了，这样略显无厘头的焦虑感又进一步加重了我的症状。

如何认定自己的症状？

回想任何困扰到你的因素，并把它们都写下来，或者大声念出来，以确认其中是否有出入。不少女性带着让人烦恼的症状来看医生，但当医生询问时，又不能准确描述。这可能与疾病本身的生物复杂性有关，我们之前已经讨论过了。不过也可能是你自己的问题，虽然感觉到了身体的异样，但就是不知道用什么词来准确表达。当你大声地说出时，往往就能意识到表述上的不足。

想想本节开头列出的症状清单，试着将正在困扰着你的问题作下比对，看是否能与其中的一种甚至多种匹配。现实中，困扰因素可能并不单一，但如果能筛选出其中最严重的一项，也将为后续的诊疗带来帮助。有时候，毫无根据地悲观猜忌也会成为一种消极因素，如"我真担心自己得的是 STI 或癌症"。如果你实在体会不出哪种最让你头疼，也可以把所有困扰一股脑儿全告诉医生，如我既有瘙痒感，又有刺激难受感……

此外，还要明确指出症状的位置：阴道在人体内部，前庭即阴道口，外阴是内衣与皮肤接触的部位。记住，由于神经网络的复杂性，你感觉有症状的地方可能不是疾病的真正源头。

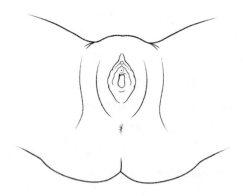

图 12　外阴　丽萨·克拉克，MA，CMI. 绘

另一种方法是找一张外阴图解照（如图 12 所示），在上面标明症状所在的部位，然后拿给医生看。

为避免先入为主，我不建议你在自我诊断的基础上描述症状，这样就容易将自己的观点强行推销给医生。还记得我在上文中提到的教训吗？因为怀疑自己有脓肿而差点误诊。我们女人天性就敏感，一会儿担心"我是不是感染了酵母菌"，一会儿又怀疑"我会不会有阴道炎"。作为医生，我们不会对患者区别对待，要你解释自身症状并不代表不信任你的身体表达，而是因为医生比任何人都了解症状的复杂性。归根到底，我们只是希望作出更接近事实的诊断。医生也不应当随便附和你的自我诊断，当然我也不排除有些医生确实会在这方面犯错误。因此，我正试图为女性朋友提供一些实用且客观的"自我倡导"指南。

当然，你有权保留自己对病情的判断，但最好还是等讨论完症状和困扰因素之后再向医生提起，不要在一开始就武断地给出结论，这也是为了最大化地降低误诊的概率。

如果可能的话，在讲述症状的持续时间和发病频率时，要尽可能详细和精确。许多人都喜欢用"一阵子了"或"时好时坏"这样的字眼来描述，但"一阵子了"可以表示一星期、一个月，也有可能是一年，这取决于你理解的"一阵子了"有多久。我遇到过用"一直以来"这种词的患者，但事实上症状只是2周前开始出现的。也有说"时间不久"的患者，这个"时间不久"竟然长达5年。如果你的症状间歇性出现，或者时好时坏，那么每次出现会持续几秒钟、几分钟还是几个小时？每天、每星期或者每个月又会出现几次？都要尽量表达清楚。

以下是一个陈述范例，供你参考：

"困扰我的症状是阴道瘙痒，在性交后，私处还会散发出腥臭味。瘙痒和异味都是4周前开始出现的。瘙痒无时无刻不在困扰我，不过到了晚上会比较严重。异味则只在性生活后才会出现。我怀疑自己得的是BV（细菌性阴道炎），因为我去年就得过这个病，这次的症状与去年的非常相似。"

为了尽可能全面地收集病情信息，以便把所有的可能性纳入考量，你的医生还应当再问更多有关症状的问题，比如近期是否换过伴侣、是否有外阴或性交疼痛的状况，以及是否更换过新款润滑剂或安全套。

本节概要

- 外阴和阴道的生物学特性给医生的诊断增加了难度。
- 很多疾病都会出现相同的症状。

- 因为神经网络的复杂性，出现症状的位置可能会混乱，如阴道疼可能会错误地感觉为膀胱疼。
- 仔细想想困扰自己的因素是什么，开口说出来或写下来，以便确认用词是否准确。
- 在与医生沟通时，主要陈述症状，而不是自我诊断的结果。

第 38 节

我有性交疼痛的问题

有高达 30% 的女性会因阴道性交而产生痛感。虽然大多数人的疼痛是暂时的，却还是因此备受折磨。更令人沮丧的是，很多女性常常都不会主动求诊，更别提治疗了。有些女性还会被误导性交疼痛是正常的，或这完全是她们自己的错。

性交疼痛当然是一种医学病症，而绝不是某些人口中的正常现象。我们都知道，并非每种疾病都有百分之百的治愈率，但对疼痛来说，即便是异常顽固的情况，通过适当的治疗，达到缓解疼痛的目的还是可以做到的。许多女性告诉我，当她们得知在漫长的治疗之路上，自己并不孤单时，治疗的信心也会得到极大的提升——这完全可以理解。因为如果你认为自己是唯一有性交疼痛的人，就极有可能以为自己已经病入膏肓。

对于女性来说，如果没有人跟她们解释性交疼痛是怎么回事，或得不到及时的诊断，就很容易沮丧——这就好比给了你一个目标地址，却不提供地图，不指引方向，甚至连起点在哪都不告诉你。这种情况下，你还指望她们到达目的地吗？

有数据指出，在医生给出明确诊断，并告知患者性交疼痛属于常见症状的情况下，患者的疼痛评分就会得到显著降低。别忘了，焦虑、压力、悲伤等情绪都会使疼痛加剧——它们虽然不属于疼痛的成因，但却相当于疼痛恶火的助燃剂，消除这些加速剂会对缓解症状起积极的作用。

在开始治疗前需要考虑的问题

你是一直都有性交痛或使用卫生棉条痛的症状，还是后来才有的？如果是前者，那么基本可以排除激素含量低的原因，除非你开始性生活的时间很晚。阴道分娩也不太可能与这些症状有关。

你是否只在做爱或触摸时才感到痛，还是在其他时间也会痛？皮肤疾病、膀胱疼痛综合征、子宫内膜异位症等通常都会在其他时间引发疼痛，而不只局限于性交时。

你还需要确认是否只在与某位伴侣进行性交时才会痛。如果是这样，请务必好好回想一下，你们之间的性生活有无不妥之处，如是否少了点前戏，或伴侣能否让你兴奋？这就涉及性爱技巧问题了。

体检

身体检查的重要原则是在感到痛时及时叫停。

诊疗经验丰富的执业医生通常能够做到以小见大、见微知著，可以从蛛丝马迹的症状中获取大量疾病信息。如通过询问你的哺乳和月经情况就能判断是否有雌激素不足的问题；也可以通过对外阴的无接触观察来确定或排除大多数皮肤疾病。

不做内诊也能确诊大多数肌肉痉挛问题。通常情况下，盆底肌的收缩是可以用肉眼观察到的；用棉签触摸阴道口就可以诊断是否患有前庭痛（详见第 33 节）；对酵母菌感染、BV、阴道滴虫病的检测则可通过阴道拭子样本检测来完成，并不需要用到窥器。

一位体贴的医生可以在你舒适放松的状态下完成足量信息的获取工作。局部应用利多卡因（麻药）能够对检查起到一些帮助。一般情况下，医生几乎不需要用窥器，尤其是在初诊时。如果医生坚持用，换我的话肯定会重新寻觅其他医生。因施加痛苦的检查而让女性遭受创伤，绝对是大错特错，这只会为疼痛心理预期的恶性循环推波助澜，在医学上也没有这么做的必要。另外在检查时，要记得该叫就叫、该哭就哭，千万别为了装优雅而做咬牙坚持的女英雄，这根本不是解决问题的办法。

雌激素不足 /GSM

如果你有与以下情况相符的特征，则需要考虑雌激素不足的问题：

- 处于哺乳期，且月经还没有恢复。
- 处于围绝经期[1]或绝经期（更年期）。
- 体重偏轻，且已停经。

如果导致你停经的原因包含在上述 3 种情形内，那么医生

---

1 围绝经期是绝经前的过渡期。在围绝经期，雌激素的水平开始下降。女性可能会出现类似更年期的症状，如潮热或月经不调。围绝经期的平均时间为四年，有些人可能只有几个月，而另一些人则会长达四年以上。当你连续 12 个月没有月经时，更年期就开始了。

都不需要检查体内激素含量，就能判断你有雌激素水平低的问题。如果保湿品或润滑剂都无效，则可以尝试用雌二醇环或雌激素乳膏，其疗效不错。第 19 节介绍了很多关于雌激素的详细情况。母乳喂养时使用雌激素是安全的——我们在使用含雌激素避孕药的安全性方面有丰富的经验。但在哺乳期使用阴道 DHEA（脱氢表雄酮）或口服奥培米芬（ospemifene）的安全性，目前还缺乏足够的数据支撑。

如果经过 6 ~ 8 周的治疗还是未见好转，则应找你的医生跟进检查。因雌激素水平偏低导致疼痛而触发肌肉痉挛的情况并不少见，所以如果你有持续性的疼痛，则有可能是这个原因造成的。

激素避孕法

纯孕激素（孕酮）避孕法会降低女性阴道黏膜上的糖原含量，从而影响阴道润滑并可能导致性交疼痛。该类避孕法常见的有左炔诺孕酮 IUD、醋酸甲羟孕酮长效避孕针（Depo-Provera）、只含孕酮的口服避孕药、依托孕烯植入物（Nexplanon implant）。

这些变化通常不像母乳喂养或罹患 GSM 那样明显，不过也因人而异。治疗方法包括使用阴道保湿品、润滑剂等，如果需要，也可以尝试使用低剂量的阴道雌激素。如果雌激素水平并没有下降太多，较低剂量的补充就足以解决问题。但如果润滑剂和雌激素都不起作用，则应考虑是否有其他影响雌激素水平的原因。

阴道感染

阴道感染仅引起性交疼痛的情况并不常见。当炎症严重到足以引起插入性疼痛时，通常会伴随其他症状，如瘙痒或强烈气味。不过每个人的耐受度不同，有时症状是缓慢出现的，所以人们会逐渐习惯起来。

但如果你一直都有性交疼痛的问题，那么就可以排除感染的嫌疑了——不过感染会使原本的性交疼痛病症恶化，所以必要的检测一个都不能少。

在众多感染类型中，酵母菌感染、BV 以及滴虫病通常是引起女性性交疼痛的三大病症。还有一些不太常见的病症也是成因之一，如 DIV（desquammative inflammatory vaginitis，脱屑性炎性阴道炎，见第 40 节），这种疾病与那些厚重且有刺激难受感的阴道分泌物有关。

有感染并不意味着有的症状或全部症状都是由此导致的。在治疗过后，患者应当再次复查并接受评估，以确保感染已被彻底清除，而且性交疼痛也得到了改善。本书的第 29、31、32节分别对滴虫病、酵母菌以及 BV 进行了详细介绍。

盆底肌痉挛

盆底肌痉挛的本质就是环绕阴道的盆底肌肉因插入动作而收紧的状况（详见第 34 节）。无论男女，都能察觉到盆底肌痉挛的收紧状态，最典型的描述就是女性说自己下面太"紧"，或者男性在插入时感觉阴茎被牢牢地裹住。有些女性还说，感觉伴侣的阴茎在前行时遭遇了路障。盆底肌痉挛会导致女性出现插入痛、深处痛、摩擦痛，严重时可三者兼具。在紧绷的肌肉上增加摩擦会进一步增强阴道的疼痛或之后的灼烧感，这种感觉甚至可持续数日。

医生通常只需用最简单的操作就能鉴定痉挛症状，甚至都不需要触诊。阴道痉挛可能是疼痛的唯一原因，也可能是对另一种疼痛疾病的反应，最常见的是 GSM 或外阴痛（神经痛）。

前庭痛

前庭痛属于外阴痛的一种，是发生于前庭（阴道口）部位的神经性疼痛。一般来说，它会在插入时引发疼痛，而且强烈的痛感可能会引发盆底肌收缩，所以患有前庭痛的女性通常也有肌肉痉挛症。肌肉痉挛会导致阴道口缩小，从而增加对阴道组织的压力，并进一步加剧疼痛症状，形成介于疼痛与痉挛间的恶性循环。

瘢痕组织

创伤形成的瘢痕组织也可能导致性交疼痛。日常损伤、分娩或手术都有可能给女性私处带来创伤。

阴道分娩后，最常见的就是愈合缓慢的撕裂伤和侧切所留的伤口。无论是医生还是自己，在触碰这些伤口时都应当小心，因为有可能会引发极其严重的疼痛。极少数情况下，还有可能出现神经被夹压的情形。分娩也可能造成使患者阴道口变狭窄的瘢痕，并在接触时产生强烈的痛感。这种情形下，就需要介入手术来治疗。

如果你根本没有手术经历或分娩史，那么这些成因也就无从谈起了。有时肌肉痉挛会对阴道口造成过大的压力，从而让皮肤出现相当痛苦的劈裂。这些劈裂或撕裂伤在愈合时可能会形成网状组织，并在性交的牵拉作用下产生严重的痛感。

曾遭遇生殖器切割的女性也可能因瘢痕而产生疼痛。另外，对于接受过子宫切除术的女性，如果手术中产生的阴道上端瘢痕引发了神经性疼痛，那么就会导致性交时的深部疼痛。

外阴皮肤疾病

硬化性苔藓和扁平苔藓（详见第 35 节）引起的糜烂和溃疡也会引起明显的疼痛。这 2 种皮肤病都会形成阴道口瘢痕，导致患处在病发时产生剧烈的痛感，其中扁平苔藓还会造成阴道内瘢痕。需要注意的是，与其他部位的疼痛相比，阴蒂周边的瘢痕组织引起的痛感尤为强烈。

一旦患上这些疾病，困扰患者的可就不仅是性交疼痛了。即使不接触患处，疼痛和刺激症状依然存在，患处也会出现肉眼可见的变化。如果检查结果一切正常，那么基本可以排除这些皮肤疾病的可能。此外，不建议医生对看起来正常的外观组织做切片检查。

子宫内膜异位症

这是一种类似于子宫内膜的组织在骨盆、子宫、卵巢和其他组织上生长的情况。这种疾病会引发疼痛。罹患子宫内膜异位症的女性饱受这种疾病的折磨——大多是在来月经的时候，但也不绝对，每个人的情况都各异。

子宫内膜异位症会导致子宫后方瘢痕，有时甚至从子宫到阴道顶部都有瘢痕。在盆腔检查时可以感觉到瘢痕的存在，而且会非常痛。由于性交疼痛通常与瘢痕有关，所以在深入型地插入时就会触发疼痛。子宫内膜异位症患者出现盆底肌痉挛的概率也相对较高。

治疗方式包括针对子宫内膜异位症的药物疗法、针对盆底肌痉挛的物理治疗，有时还包括手术。

膀胱痛

膀胱疼痛综合征通常与膀胱过度活跃（总是想尿尿，也有可能是由肌肉痉挛导致）、排尿疼痛，以及类似膀胱感染但检测结果为阴性的病史有关（详见第 36 节）。膀胱疼痛综合征很少是导致性交疼痛的唯一原因，不过性交疼痛却可能是膀胱疼痛的初始信号。膀胱疼痛综合征常常与其他疼痛性疾病共存，如外阴痛和盆底肌痉挛。

在做检查时，我们可以发现膀胱是疼痛的出处，尽管有时也会因肌肉痉挛而影响检查结果。根据研究，对肌肉痉挛的治疗也对缓解膀胱痛起作用。

性爱技术或技巧问题

如果已经排除了其他导致性交疼痛的因素，而且检查后也没发现什么别的病因，那么就该好好审视一下伴侣的性爱技巧了。遗憾的是，很多女性不得不面对性生活缺乏足够前戏的现实。让你的伴侣观摩一些和谐性爱以及高潮技巧的教学视频，说不定能起意想不到的效果。另外，还可以向性治疗师寻求帮助。

如果在作了彻底检查后仍然找不出病因，那么在接受某个诊断结果前，我建议去咨询一下骨盆底物理治疗师。有时肌肉痉挛症状可能是环境造成的，做细致的肌肉检查会使更多信息浮出水面。

本节概要 ━━━━━━━━━━━━━━━━━━━━━━━━

- 性交疼痛并不正常，将情况告知医生，如果他们充耳不闻，那么请果断换人，另寻高明。
- 引起性交疼痛的常见原因有 10 种，患者可能同时占据多种。
- 在所有导致性交疼痛的原因中，肌肉痉挛是最常见的，因为它可能是唯一的原因。当然也可能由任何导致性交疼痛的其他病症触发。
- 患者没有必要接受那些痛苦的医学检查，经验丰富的医生往往能够以小见大、见微知著。
- 如果有确切证据表明存在雌激素水平过低的情况，那么应首先妥善解决这个问题，然后再看是否仍然存在痛感。

第 39 节

我患上了阴道炎

阴道炎是女性拜访妇科医生的最常见原因。在美国，女性花费在阴道炎上的费用，包括自我治疗、问诊以及购买处方药，每年都超过 10 亿美元。

在深入讨论前，让我们首先对阴道炎作一个界定。阴道炎通常有以下一种或几种症状：

- 分泌物异常。
- 异味。
- 瘙痒。
- 灼烧。
- 刺激难受感。

以上这些症状可不只是令人讨厌那么简单，许多阴道炎的成因都与阴道生态系统遭破坏有关，而这种情况也会大大增加 STI 的风险。

尽管阴道炎所造成的身体不适、医疗风险、经济损失以及情感负担如此大，但由自我诊断所造成的误诊依然屡见不鲜。单纯依靠症状来得出正确诊断是非常不靠谱的——女性自我诊断的失败率可达 50% ～ 70%，电话问诊也好不到哪儿去。基于此，美国妇产科医师学会的专家们建议，除非确实有医疗资源匮乏的现实原因，否则不能在未进行充分评估的情况下妄下论断。

不幸的是，由医疗人员造成的误诊也很常见。根据研究，医生正确识别酵母菌感染和 BV（导致阴道炎最常见的两个原因）的准确率还不到 40%。其中一个明显的原因是，医生在诊断阴道炎时并没有进行正确的检测，有时甚至根本没有做任何检测。这种情况下，勇于自我倡导，以确保得到合理的医学检测就很重要。

了解什么是正常的阴道分泌物

网上关于正常阴道分泌物的定义非常混乱。有些女性甚至还在网上发起"内裤挑战"，以自己的分泌物少为荣。实际上，健康女性在 24 小时内产生 3 ～ 4ml 的分泌物是完全正常的。

你完全没有必要探究阴道内分泌物的形态，只要还没离开你的身体，就不算分泌物。黏液和分泌物是阴道生态系统和防御机制的重要组成部分。

性生活后，你也会从伴侣阴茎或手指上看到一些分泌物，量还不少，因为里面掺杂了你情欲高涨时分泌的液体，以及因阴茎摩擦而脱落的黏膜细胞。这非常正常。如果伴侣没有使用安全套，分泌物中可能还包含他的精液。

与某些女性过分忧虑的心态相比，漠不关心、置之不理的态度也让医生头疼。我曾偶尔碰到过一些女性，她们自称分泌物很少，但当我着手检查时，才发现分泌物的量多得惊人，甚至流到了检查室的地板上。这样的异常分泌量显然已经超出了正常范围，但她们却常常不以为意，或者也可能习惯了这种情况，因为许多女性善于忍耐。有时，她们还不得不同时忍受多种症状的困扰。

我们要对何种分泌物提高警惕？

不管分泌物看起来是否像干酪，都不能成为酵母菌感染的判断依据，因为酵母菌感染者或非感染者都会产生这种"白干酪"样的分泌物。如果你的分泌物符合以下特征，从医学角度来讲就可以将其归入异常范畴：

- 带有血丝。
- 呈现绿色或暗黄色。
- 强烈气味。

此外，如果分泌物有一些让你忧心的变化，也要进行必要的医学检查。

在预约检查之前

检查时如果你正处于经期，医生就很难对阴道炎做全面的评估。因为分泌物混入经血后很难被区分，而且也无法看出是否有来自子宫颈的分泌物。况且经血会干扰阴道 pH 值的测定，也无法利用显微镜来观察。

男性精液和抗酵母乳膏之类的药物会在阴道中滞留长达 3 天，这些成分会对阴道 pH 值和显微镜检查造成影响。如果可以，看诊前的 3 天应停止性生活，也不要使用任何与阴道相关的产品。

好好琢磨一下自己的症状

症状是出现在阴道深处，还是在前庭（阴道口）？如果病症蔓延到了阴唇或阴阜，那么出问题的就不仅局限于阴道了。遇到这种情况，亲爱的读者朋友可以参考第 41 节和第 42 节关于外阴瘙痒和刺激症状的详情描述。

还有几个问题需要考虑：症状是从什么时候开始的？在此之前你是否换过新的产品？症状是否与性交有关？

另外，你是否有强烈地向阴道深处抓挠的欲望？如果有，则很可能是酵母菌感染的问题。

询问与检测有关的大小事

对于即将进行的检测，你大可将心中的疑惑向医生刨根问底，不必不好意思，这完全合规合矩，况且你的身体你做主，这些检测和治疗费用也由你来埋单。在评估阴道炎的众多检测法中，pH 值测试和胺测试（对分泌物的气味进行评估，详见第 32 节）是最基础的项目，价格实惠且结果可靠。它不仅可以告诉我们阴道中是否存有足够多的产酸菌，还有助于确定后续需进行哪些检测。

此外，并非每位医生都配备显微镜，即便有，也不一定能熟练操作。好在还有其他替代显微镜检查的方法，比如培养法和核酸检测法。话又说回来，pH 值测试和胺测试是每位合格的医生都应当具备的基础技能。如果医生连最基本的 pH 值检测和胺测试都不打算做，那我想他根本就不胜任这项工作。

我的 pH 值小于 4.5

这至少说明乳酸杆菌仍在兢兢业业地生产乳酸。在这种情况下，罹患阴道炎的成因包括以下几种可能：

- **酵母菌感染**：在显微镜下可以看见酵母菌，且培养法或核酸检测结果呈阳性。酵母菌感染的治疗方式详见第 31 节。
- **皮肤疾病**：扁平苔藓会引起刺激难受感和分泌物异常，患处可能会发红和出现溃疡，未出血部位的 pH 值仍然是正常的（更多内容见第 35 节）。
- **疱疹**：疱疹并不是阴道炎的常见成因，但它会引起严重的发红现象和分泌物。即使没有给予治疗，疱疹也应在 10～14 天内消退，不过它会引起强烈的炎症反应。
- **外阴痛**：这是一种神经痛症。有些外阴痛的女性认为，痛感是由阴道分泌物刺激皮肤造成的，因为疼痛来自皮肤，所以误将分泌物当成了疼痛的原因。
- **正常的分泌物**：如果 pH 值正常，酵母菌培养检测结果也呈阴性，且通过显微镜观察也未见分泌物异常（即不存在白细胞超标），那么就表明你的分泌物是完全正常的。如有必要，可以通过核酸检测来排除 BV 的可能。

我的 pH 值大于 4.5

这意味着阴道中制造乳酸的乳酸杆菌数量减少了，阴道中的细菌种类出现了改变。

下一步就要进行胺测试，也就是确认分泌物有没有强烈气味。如果检测结果显示阳性，那么就有可能罹患滴虫病或 BV。要进一步确认是否患有滴虫病，则需要接受其他测试。在显微镜下观察是比较经济实惠的方法，如果没有发现炎症，那么罹患阴道滴虫病的可能性就不大。至于是否有必要接受滴虫病的其他检测，则要视你本身的风险因素而定。

如果胺测试结果为阴性，则存在以下几种可能：

- **滴虫病或 BV**：即使感染了这 2 种疾病，胺测试的结果也并不总是阳性，因此需要进一步测试才能作出诊断（详见第 29 节和第 32 节）
- **GSM**：雌激素含量偏低。这种情况也应视年龄而定，如果你只有 25 岁，且月经正常，那么无须任何检测，就可排除 GSM 的可能性。GSM 患者在检查时通常会有痛感，用显微镜观察也能看见发炎情况和一些特定改变（GSM 的诊疗详见第 18 节和第 19 节）。
- **DIV（脱屑性炎性阴道炎）**：是一种综合了炎症和细菌过度生长的疾病。患这种疾病后排出的分泌物非常多，甚至会渗透到衣物上。其发病率并不高，在转诊机构中仅发现有 2% ～ 3% 的女性患有此病，普通妇科医生或执业护士遇到这种病患的概率更是少之又少。疾病的成因仍有待探究，不过目前认为这是一种炎症反应。在用药方面，阴道用克林霉素和阴道用类固醇药物的疗效相近。用法是连续 2 周在阴道施用这 2 种药物中的一种，然后对阴道分泌物的情况作评估。

- 宫颈炎：这是宫颈部位的炎症，医生在检查时可直接看见炎症情况。宫颈炎患者还应接受淋病、衣原体以及支原体感染的检测。

我应该对自己的微生物群系做测试吗？

据说，一些 DNA 检测能得出受检者阴道内乳酸杆菌、酵母菌以及其他菌群的信息。但问题是，这些测试都未曾在临床上试验过。

女性的阴道菌群每天都在发生变化，甚至同一天的不同时间都不一样，连续几天每天一张快照根本不能帮我们获取有效信息。即便检测结果为阳性，也不代表罹患酵母菌感染，反而会将女性引入过度解读和不必要治疗的歧途。

即使通过菌群检测，发现某些细菌数量正在增加，你又能如何呢？我们目前还不具备解释所有微生物群检测结果的能力和条件。手握一堆不明确乃至无效的检测信息，你会作何感想？

什么是细胞溶解性阴道病[1]？

一些并不十分严谨的研究曾提出过一种与酵母菌感染十分类似的症状——pH 值低、瘙痒、刺激、分泌物异常。然而，

---

1 英文全称：Cytolytic Vaginosis，简称"CV"。

患者阴道内却没有酵母菌感染的证据，通过显微镜观察反而发现了大量乳酸杆菌。于是这种理论认为阴道内的乳酸杆菌引起了该症状。

几年前，我有机会与一位乳酸杆菌研究领域的顶尖专家交谈，她表示：阴道内的乳酸杆菌有着强大的自我调控能力，因此是无法野蛮生长的。况且提出细胞溶解性阴道病的研究质量较低，并不具有说服力。反正在我 30 年的阴道疾病研究生涯中，从未碰到过。

这么说不代表被告知患有细胞溶解性阴道病的女性没有症状。症状是客观存在的，毋庸置疑，只是真凶另有他人。

天哪，我的阴道炎复发了！

重要的是确认你的诊断是否正确。被诊断患有慢性阴道炎的女性经常被误诊，只有 37% 患有复发性阴道炎的女性遭受了感染（如酵母菌或 BV）。其他的则多患有 GSM、外阴痛（神经性疼痛）、接触性皮炎或其他皮肤类病症。有时，甚至慢性单纯性苔藓这样的外阴疾病都会被误诊为阴道疾病。

但若真的不幸有反复出现的问题，那就立即行动起来，赶紧去挂一个专科门诊吧。

本节概要 ━━━━━━━━━━━━━━━━━━━━━━━━

- 如果你认为自己患有阴道炎，请先确保没有将外阴症状误解为阴道问题。

- 健康女性 24 小时内产生约 4ml（最高量）的阴道分泌物是正常的。
- 阴道 pH 检测和胺检测非常重要。
- GSM 是引起阴道炎的常见原因。

第 40 节

我有外阴瘙痒的问题

瘙痒是一种被严重低估的症状，人们总习惯于不把瘙痒当回事儿，但事实绝非如此。今天我就要为瘙痒"正名"。不少女性都有被不明原因的瘙痒折磨的经历。如果非让我找出哪些人最感激我的医治，毫无疑问就是那些被我从瘙痒的深渊中拯救出来的患者。

痒和痛是两种截然不同的感觉。虽然两者都依托于同样的神经传导，但它们使用的信号不同，而且会以非常复杂的工作机制相互作用。急性瘙痒，如过敏原引发的瘙痒，可通过抓挠（产生疼痛）来缓解；慢性瘙痒却正相反，对患处的轻触或抓挠都可能被感知为瘙痒，从而使瘙痒的循环延续下去。

瘙痒时不要使用任何含有苯佐卡因的止痒产品，因为这类药物很可能会触发接触性皮炎，其引发率高达 10%。如果你家中恰好有，劝你丢掉，以免你瘙痒难耐时拿来就用。

外阴瘙痒是由什么原因造成的？

我喜欢用清单作为开头，通过证据的核实一步步确定或者排除可能的原因。以下所列就包括了引起外阴瘙痒的几个主要原因：

- **感染**：比如酵母菌感染、BV、滴虫病或传染性软疣等。疱疹虽然以疼痛为主，但偶尔也会有瘙痒感。在这些疾病中，酵母菌感染是唯一导致严重瘙痒，且难以停止抓挠的疾病。

- **慢性单纯性苔藓和刺激性反应**：第35节中已经对这些疾病作了详细探讨。瘙痒感通常来势汹汹，患处的皮肤有可能发红或出现抓痕。刺激反应之所以让人头疼，就在于它的不可预测性。在身体接受刺激反应方面，也有些不可捉摸，即便是同一款产品，今天用可能会引发刺激反应，但过几周用就不会了。

- **接触性皮炎**：这是一类延迟性过敏反应，而且每次接触过敏原都会发作。一些常见的成因包括局部外用的苯佐卡因、秘鲁香脂、香精、沐浴露，以及私处湿纸巾中添加的成分。如果你对毒葛过敏，那么吃过芒果后一定要认真洗手，因为芒果皮含有与毒葛相同的过敏原——漆酚，发生过敏反应后，会有明显的红肿。即使一种产品保持了多年的安全使用记录，也可能在未来某天产生过敏反应，因此导致接触性皮炎的不见得是新暴露的物质。

- **皮肤疾病**：主要是硬化性苔藓和扁平苔藓这2种皮肤病（详见第35节）。罹患这些疾病后，患处的皮肤会变得相当脆弱，即使是轻微的摩擦也可能造成严重创伤，不过一般不会引起剧烈的瘙痒感。

- **GSM**：瘙痒感通常不会特别强烈，一般集中在前庭或阴道内。

- **缺铁**：会导致从外阴开始的剧烈瘙痒。缺铁也是酵母菌感染的辅助因素。

是不是更换过新型产品？

任何产品都有可能在某个时刻造成刺激反应或接触性皮炎（过敏），当然最有可能的还是首次接触的产品。哪怕是飞机上的厕纸或是新的月经垫都可能给你带来麻烦。对此我深有体会，有一次在从美国旧金山飞往德国法兰克福的途中，我就亲身经历了一次过敏反应。事情是这样的，当时我已经 5 个月没来月经了，所以以为自己已经绝经了。但就在飞机起飞两小时后，意外发生了，于是我不得不向空乘人员要了一个平时没用过的护垫，看起来就像厨房里的粗糙海绵。结果就在大西洋上空，我经历了人生中最糟糕且尴尬的瘙痒事件。

香皂、洗面奶、润滑剂、安全套、杀精剂（并不是所有女性都知道伴侣用的安全套是否含杀精剂）等都可能是诱因。刺激反应一旦生成，就会像"滚雪球"下山一样，一发不可收拾。在我们看来，这些触发物可能毫不起眼，但我们的皮肤、免疫系统、神经细胞却容易"小题大做"，搞得像天塌下来一样。

如何区分急性和慢性瘙痒？

急性瘙痒最多持续几周，很可能是由感染、刺激反应或接触性皮炎引起。但是，几乎所有的慢性瘙痒都始于急性瘙痒。

肛门瘙痒

如果你的肛门有瘙痒和出血症状，一定要引起重视，不应在没有与医生讨论前进行自我诊断和治疗。

有些引起外阴瘙痒的疾病也会影响肛门，常见的有刺激反应、接触性皮炎和硬化萎缩性苔藓等（酵母菌感染通常不会引起肛门瘙痒），还有一些独特成因也会引发肛门区域瘙痒：

- **痔疮**：一种肛管内静脉群的扩张现象。痔疮可能会使人感到疼痛，但有时瘙痒是其主要的症状。有些非处方疗法可以收缩静脉。预防便秘（每天至少摄入 25g 纤维，必要时可吃点泻药）和避免过度用力排便是预防痔疮的重要手段。

- **蛲虫**：一种肛管处的寄生虫感染症，身边有儿童的群体比较容易感染。

- **肛周皮炎**：一种发生于肛门周边的刺激性反应，肛门瘙痒（刺激难受感）和发红是其典型症状，老化皮肤与粪便残留的结合是引发细菌污染的原因。因失禁而需要穿着不透气衣物的女性是该病的高发人群。治疗方法为无微不至地皮肤护理，用清洁剂清洗该部位，以防止粪便残留（坐浴盆效果最好），然后视需要在患处涂抹类固醇药物来缓解炎症，另外还可涂抹润肤剂和屏障软膏（barrier ointment）[1]。

---

1 屏障软膏（barrier ointment），可用于治疗和预防尿布疹及其他皮肤刺激（如烧伤、割伤、擦伤）。它的作用是在皮肤上形成一道屏障，以保护皮肤免受刺激物/水分的侵害。

- 肛门STI：通常不会引起任何症状，但有肛门瘙痒的女性可能有淋病或衣原体感染的风险，最好还是做一下筛查。
- 肛门癌前病变和肛门癌：如果瘙痒状况持续不间断，却又找不出原因，那么就需要进一步检查，以排除肛门癌前病变或肛门癌的可能。

实在找不出瘙痒成因

如果患处皮肤有改变，如发红或溃疡，那么就有必要继续寻找病因，或做一次活检。

如果你已停用所有产品，但病情仍未见好转，为了确认是否有遗漏的环境过敏原，建议找过敏专科医生做一次细致的评估。

本节概要

- 很多人把瘙痒归咎于酵母菌感染，但实际上引起瘙痒的原因还有很多。
- 未见明显发红或皮肤病变的剧烈外阴瘙痒通常是由慢性单纯性苔藓引起。
- 不管什么时候你都可能对所用产品产生过敏反应，即使保持多年安全使用记录的产品也一样。
- 如果你的皮肤有皮疹、红肿，或损伤，就应当接受医学检查。
- 缺铁也会引起慢性瘙痒症状。

第 41 节

外阴痛

有许多病症都可能引发外阴痛。外阴痛的复杂之处在于，会引发一些女性严重痛感的症状对另外一些女性来说则不然。

我们每个人都具备不同的生物学特性，所以对于同一种外界刺激，有些女性会感到瘙痒，而其他女性则可能感到疼痛。个体的疼痛经历、焦虑和担忧情绪也会放大疼痛的感知力。某些情况下，还会同时出现瘙痒和疼痛的状况，而大脑可能很难同时感知这两路信号——就好比在房间中同时播放的两台收音机，疼痛通常是声音最大的一台，而其他信号则可能会被掩盖，所以你可能只感觉到痛。另外，如果你忍不住抓痒时把皮肤抓破了，即使瘙痒消失了很久，疼痛也可能成为最令人烦恼的症状。

基本上，疼痛既是复杂的，也是混乱的。

在这里，我暂且把外阴疼痛划分为急性和慢性。划分的标准比较简单，不超过 2 周的疼痛为急性，其他的都属慢性。当然，这算不上是严格的医学定义，只是为了方便我讲清楚疼痛的成因而已。

你要知道，所有的慢性疼痛在某个时间节点上都是急性疼痛（从急性疼痛发展而来），因此我们应当持开放的心态去思考这个问题。例如，我们都认为 GSM（雌激素水平偏低导致）是慢性的，在不治疗的情况下很难得到改善，但慢性疼痛也有首次出现的时间点，这个时间点就是急性疼痛。如果你能在症状出现的初期及时治疗（提倡的做法），那么在其他人身上可能会发展为慢性的病症，在你身上最多就是一次急性疼痛而已。

反之，如果你没有对急性疼痛症状及早干预，那么就只能任其发展成慢性疼痛了。

不过，大多数情况下，急性病症都会被忽略，结果演变成慢性问题。

急性外阴痛

急性疼痛的感觉真是一言难尽。可能前一秒还在开开心心地吃着饭、唱着歌，瞬间就会被突然而来的疼痛击倒，心情也会从山顶随之跌到谷底。由于外阴聚集了大量的神经细胞，一旦该部位遭到伤害，所引起的痛感会比身体其他部位都要强烈。更惨的是，外阴全年无休地承担着协助人体排尿这门苦差事，而你又没办法给它放个假，让它好好休养一阵子。当症状出现时，外阴部位的肿胀会非常明显，因为外阴的位置低于心脏，但你却不能把它架起来，就像把扭伤的脚踝架在高处一样来减缓肿胀。

疼痛有可能是广泛性的，即影响外阴的大部分区域，也可能只聚集在一个部位。

酵母菌感染、刺激反应和接触性皮炎一般都会以瘙痒感现形，不过偶尔也会以疼痛为主要症状。详情可参考第 31 节和第 35 节的相关内容。它们通常都与皮肤发红有关。

急性外阴痛常见成因如下所列：

- **疱疹**：疱疹会带来强烈的痛感，典型的病灶为溃疡，刚开始时会以小凸块的样貌出现，一般会在 7～10 天后结痂，但痛感可以延伸到病灶之外的部位。如果溃疡有感染，疼痛会变得更为剧烈。

- **倒生毛发**：毛发倒着长回皮肤内会引发炎症和疼痛。通常情况下，倒生的毛发自己会再长出来（请参见第 13 节）。

- **毛囊炎**：发生于毛囊部位的炎症和感染症，去除阴毛是引发毛囊炎最常见的原因。医生会根据炎症范围和程度来推荐局部外用的抗生素。

- **疖子**：又名"脓肿""疡肿"，最常见的原因是毛发倒生或由脱毛造成的创伤。通常，疖子刚开始时是一个坚硬的结节，随着感染程度加剧会越来越痛，且里面充满脓汁。患处周边的皮肤同样会遭受感染。热敷是可行的做法，可帮助此处血液循环。如果疖子自行破溃流脓，则无须过分担心，但千万不要主动去挤破疖子，因为这可能会让更多细菌进入患处，并使得感染症状恶化。如果你患有糖尿病或者免疫功能较弱，则应立即联系医生看诊。如果痛感的剧烈程度与患处看到的情形不成比例，也应及时就医。如果覆盖在上面的皮肤发红，可能意味着感染已经扩散到了皮肤，还是那句话，抓紧时间去看医生。

- **巴氏腺脓肿**：有 2% 的女性在生命中的某个阶段会遭遇这个问题。巴氏腺是位于前庭（阴道口）下端两侧的小型腺体。这个腺体一旦堵塞，被困在里面的分泌物就会引发感染并导致脓肿。患处会长出相当大且产生剧烈疼痛的肿块，甚至有乒乓球大小。这种肿胀非常柔软，里面的脓液需要人为引流排出。医生最常用的技术是将一条"沃德导管"（word catheter）放在脓肿中进行引流（长达 4 周），以防止分泌物再次堵塞。第二个选择是用手术的方式把腺体打开来预防脓肿的复发。以上 2 种技术各有利弊。但不建议用针刺的方式排出脓液，因为这种方法有较高的复发率。

- 外伤：性交、使用性爱玩具、骑自行车，甚至是脱毛都可能引发外伤。就算没有造成皮肤破口，皮下也会形成大块的疼痛性瘀伤，被称为"血肿"。

慢性外阴痛

如果外阴痛久治不愈，不少女性就会担心自己是不是罹患了癌症，尽管外阴癌通常没有疼痛症状。如果真会引发明显的痛感，那倒是一件好事，因为这样就能在癌症初期及早发现。外阴癌只在癌变处足够大且开始溃烂，或侵犯到神经纤维时，才会有明显的痛感。

慢性外阴痛最常见的成因为：

- 外阴痛症。
- 肌肉痉挛。
- 硬化性苔藓 / 扁平苔藓。
- GSM。

- 阴道炎。

- 酵母菌感染。

- 神经性损伤（一般为单侧疼痛，通常有手术或外伤史）。

本节概要 ━━━━━━━━━━━━━━━━━━━━━

- 倒生毛发会引发感染并导致严重疼痛。

- 外阴在疼痛时，如果两侧均发红，但皮肤并没有出现破损，那么最常见的原因为酵母菌感染、刺激性反应或接触性皮炎。

- 没有发红或皮肤变化的慢性外阴疼痛症通常是由外阴痛、肌肉痉挛或 GSM 引起的。

- 如果皮肤出现溃疡、破口和慢性疼痛，则必须考虑自体免疫性皮肤病的可能。

- 滴虫病和 DIV 患者的阴道分泌物具有较强的刺激性，并且能引发外阴痛。

第 42 节

我的私密处有强烈气味

身为妇产科医生，我知道越来越多的女性都在抱怨自己的私处有异味，而且我不是第一个关注到这种现象的医生。其实产生生殖器气味的原因一直没有变，变化最大的是那些层出不穷的去异味产品。在我看来，设计这些产品的目的无异于是让女性对自身正常的体味产生羞耻感，从而在某种层面上达到驾驭女性生殖道的目的。这类产品一般来自大型制药公司，在药店货架上通常以灌洗液、私处洗液的形式出现。它们也存在于"大天然"领域，如某位明星推出的阴道蒸浴，以及被昵称为"排毒珍珠"的阴道草本香囊（将香囊放入阴道，旨在"排毒"）。

对于外阴和阴道异味，大概有三分之二的情况是阴道造成的，另外三分之一的情况则不太容易找出确定的医学原因。下面我们分别对这 2 种情况进行分析。

有哪些可以被鉴别的成因？

医学上认定为反常的阴道强烈气味一般与制造乳酸的细菌（好菌）发生改变有关。阴道中的乳酸杆菌和制造异味的细菌之间通常呈此消彼长的态势。以下是一些常见的成因：

- BV：私处通常会散发出腥臭味（详见第 32 节），且这种气味在性交后更强烈。如果你的私处有这种气味，那么约有 70% 的概率罹患 BV。
- 滴虫病：这是一种 STI（详见第 29 节）。它与 BV 一样，滴虫病患者也会散发出因菌群失衡而导致的腥臭味。
- GSM：随着雌激素水平的下降，阴道内的乳酸杆菌数量会有所减少（详见第 18 节）。许多女性对由此而来的气味有不同的描述，如麝香味、强烈的气味，或无法形容的怪味，但可以肯定不是腥臭味。
- DIV：这种疾病会导致菌群失衡，并产生大量分泌物。诊断这种疾病的唯一方法就是利用显微镜观察阴道分泌物。患者阴道的 pH 值也会升高。
- 有滞留在阴道内的卫生棉条或者其他外物：这种情况下，可能会散发出腥臭味、霉味，或纯粹就是令人不悦的气味。这通常是由细菌过度生长引起的。
- 皮肤疾病：如扁平苔藓或硬化性苔藓（详见第 35 节）。
- 尿失禁：通常会散发出尿味，有时候也可能是刺鼻或发霉的气味。并不是每位女性都意识到自己有漏尿的问题，或注意到漏尿导致的异味。

无法识别的成因有哪些？

有些女性会向医生自述有使她们心烦的强烈气味，但我们在检查中却没发现任何异常气味，且所有检查结果都正常。

以下是一些无法通过测试来鉴别的成因：

- 曾用过抗生素、抗真菌药，或阴道清洁产品：乳酸杆菌受损会使阴道菌群发生变化，因而导致气味的产生。从医学上来讲，一般不认为这是异常或有害的，仅仅被视为"不同"。

- 外阴或腹股沟散发的体味：外阴和腹股沟有可以分泌皮脂的腺体，也有顶泌汗腺（大汗腺），细菌能够分解这些腺体制造的产物，进而形成强烈的气味（腋窝气味的产生也是基于同样的原理）。过度清洁也会影响皮肤的表层细菌，从而改变体味。除阴毛也有影响，因为毛发的功能之一就是发散体味，不过我们无法确定阴部脱毛是否会对表皮细菌产生影响。此外，流汗、生殖器的血流状况、顶泌汗腺的分泌物都依赖于激素，而嗅觉能力也可能受到激素的影响，因此一些女性可能会敏锐地察觉与月经周期相关的外阴和腹股沟气味的微妙变化。

- 长期采用纯孕激素避孕法：如醋酸甲羟孕酮长效避孕针、仅含孕酮的避孕药、依托孕烯植入物、左炔诺孕酮IUD。这些药物可能会影响一些女性阴道内的糖原含量，从而对有益菌的生长和繁殖造成影响。

- 壬苯醇醚-9杀精剂：会对阴道产酸菌造成伤害。

如何对强烈气味展开调查？

最重要的是选对时候，也就是在强烈气味出现或加重时去看医生。如果在夜间有所加重，那么就约一次夜诊。就诊的时机选择不好，会影响医生对症状的判断。

下面列出了有强烈气味时应做的初始检测：

- **阴道 pH 值测试**：从阴道 pH 值可以得出阴道中产酸菌的状况。正常值为 4 以下，大于 4.5 则预示可能罹患 BV、滴虫病、GSM 和 DIV 等疾病。
- **胺测试**：如果测试结果为阳性，则可以确定有异常气味。病因有可能指向 BV 或滴虫病。

如果 pH 值偏高且胺测试结果为阳性，则基本可以判定为 BV 或滴虫病，下一步则应有针对性地进行测试（详见第 29 节和第 32 节）。在显微镜下观察可以帮助诊断引起异味的其他情况。一些女性自述酵母菌感染时会有强烈气味产生，因此可以考虑做酵母菌培养或核酸检测。检测还有助于鉴别是否罹患 GSM 或皮肤疾病。

一般情况下，医生都不能仅通过电话问诊就对异味作出诊断，只有两个情形例外：

- **已进入更年期，强烈气味闻起来不是腥臭味，也没有罹患 STI 的风险**：尝试一个疗程的阴道雌激素是合理的。如果 8 周后仍未好转，则应及时接受医学评估。如果你已经进入更年期，并且没有异常的阴道出血，也没有用过芳香化酶抑制剂，那么采用阴道雌激素疗法基本上不会引发健康风险。缺点是美国的阴道雌激素药物很贵，因此你有将钱浪费在错误疗法上的风险。

- 有漏尿情形，强烈气味闻起来不是腥臭味，也没有罹患 STI 的风险：应确保自己使用的是失禁护垫，而不是卫生巾，因为卫生巾的吸收量不够高。对于一些女性而言，使用正确的防护措施后，强烈气味可能就消失了。

作了全面检查，得到的检测结果都是阴性，怎么办?

值得注意的是，有约三分之一的女性，即便她们确实有异味问题，但检测结果却都呈阴性。也就是说 pH 值小于 4.5，胺测试结果为阴性，显微镜下观察并无炎症迹象，滴虫病的检测为阴性，雌激素充足，也无失禁症状。

如果医生没有发现任何异常医学状况，你可以进一步向医生确认是否有闻到什么气味。如果没有，就说明你反映的强烈气味并不属于医学意义上的异味。当然这并不代表你的感觉是错误的，只是在这种情况下，医生不会在疗法中加入抗生素。

如果是我接诊，我会在阴道中提取拭子样本，闻一下，然后再交给病患闻闻看。这样一来，我们就会闻到相同的气味。这么做有 3 个可能的结果：

- 医生认为拭子样本有异常气味：检查结果为阴性，但却有医学上认为的异常气味，建议转诊至阴道炎专科医生那里。
- 医生认为没有异常气味，但你并不认同：如果检测结果均正常，也没有罹患 GSM，或你患有 GSM 但正在接受治疗，那么也许是阴道内有益菌发生了一些改变。

从医学角度看，你无须为这种变化担忧。不少女性之所以会对自身正常的体味过度敏感，是因为那么多不负责任的信息都在推销阴道焦虑。有的男人甚至还对正常的阴道气味发出负面评论，还有药店货柜上那些琳琅满目的清洁产品，都在疯狂暗示女性要提高警惕。

- 医生没有闻见异常气味，且拭子上的气味与困扰你的气味不同：说明异常气味来自身体其他部位。

如果检查后没有发现医学上认定的异常气味，则可以参考以下建议：

- 不要穿着涤纶材质的内裤：这种材质的衣物容易使气味滞留。
- 如果你有除阴毛的习惯，那么请让它再度长出来：阴毛有助于驱散气味。
- 不要使用阴道灌洗液、私处喷雾、洗剂、气味控制栓剂：这些东西会适得其反地帮助异味产生。
- 戒烟。
- 在腹股沟处用一些爽身粉或止汗剂：有助于消除身体异味。
- 不经诊断，切忌盲目用药：许多治疗异味的药物都会杀灭阴道中的有益菌，反而导致异味产生。

有一些人主张，如果实在找不出成因时，可以用清水灌洗。对于这种说法，某研究小组表示了支持，他们通过研究得出灌洗不会损害阴道乳酸杆菌的结论。不过其他多数研究都提出了相反的看法，灌洗不仅会对有益菌和保护性黏膜造成损伤，还会增加 HIV 的感染风险。权衡利弊之下，我们还是果断地把冲洗法扔进黑名单吧。

本节概要

- 约有三分之二的异常气味是由可鉴别的疾病造成的，最常见的是 BV、滴虫病、GSM 等。
- 另外三分之一的异常气味并非疾病造成，但这不代表你无中生有，只能说明你闻见的强烈气味在医学上不被认定为异味（好消息啊）。
- 如果检查结果都正常，你还可以要求医生采集阴道拭子样本。如果并没有从样本上闻见任何异味，那么气味来源很可能是自身体味。
- 大小便失禁会导致强烈气味产生，要确保使用失禁护垫。
- 抗生素、抗真菌药（特别是在没必要用时）、过度清洁、灌洗和气味控制产品都会导致强烈气味产生。

第 43 节

我有性交后出血的情况

性交后出血是一件让人备感焦虑的事。尤其是在第一次出现时，由于毫无防备，所以常常会被吓一跳，即使只有寥寥数滴，也会产生流了好多血的感觉。

我们还没有掌握这种情况较为准确的发生率，只能笼统地说约有 5% 的女性曾有过性交后出血的经历，这非常困扰她们。

造成性交出血的原因

本节只适用于没有怀孕的女性。如果孕妇性交后出血，则应立即联系你的医生或助产士，因为造成孕妇出血的原因有很多，甚至不排除发生了很严重的情形。

对于非孕期女性而言，造成性交后出血的原因无非就那么几个，所以医生只需对照清单仔细查找病因，然后对症治疗即可。出血一般源自以下 4 个部位中的其中之一：外阴、阴道、子宫颈、子宫。在进行第一次阴茎插入式性行为时，由于处女膜撕裂，可能会出现点状或轻微流血的情况，但这种情况应该是一次性的。

关于性交出血这个课题，目前还没有太多可供查阅的文献，但基于现有的资料，并结合我个人的行医经验，总结出了以下常见的医学成因（按最紧急到最不紧急的顺序列出）：

- **子宫颈癌**：有约 11% 的患有子宫颈癌的女性会出现性交后出血的情形，所以在作出其他诊断前，应首先排除子宫颈癌的可能。庆幸的是，因性交出血而检测出癌症的概率很低。如果你上次子宫颈筛查的结果为阴性，那么基本就可以排除罹患癌症的可能。大多数专家都认为子宫颈癌筛检结果为阴性的话，之后的两年都适用。但如果你以前有巴氏涂片检查异常或 HPV 检测呈阳性的病史，医生会建议用更进一步的检测手段来排除癌症的可能。

- **创伤／损伤**：撕裂伤常见于违背对方意愿强行性交，或未经同意使用情趣用品的情形，当然它也可能因正常的阴茎进入而发生（尽管很罕见）。出现撕裂的部位通常是阴道或前庭，这会引发女性极大的痛感。不过疼痛也可能会滞后发生，因为性唤起会减弱疼痛反应。出血的形态可能为点状出血，也可能是大量流血，甚至是血块。撕裂严重的女性可能需要通过手术来修复损伤。不过，创伤不太可能是反复出血的原因，如果你在性行为后的 3 个月都有出血的情况，那外伤的可能性就是最低的。

- **感染**：衣原体和支原体是 2 种能引起子宫颈炎症，并导致点状出血的细菌。滴虫病则会导致带血的阴道分泌物，因为它会引发大量炎症。

- **GSM**：阴道黏膜（皮肤）会变得比较脆弱，且很容易遭受创伤，即使性交时动作温柔或采取了充分的润滑，也会伴随疼痛、烧灼感和／或性交后出血。如果你来月经的时间很规律，则可以直接排除这种可能。

- **皮肤疾病**：硬化性苔藓或扁平苔藓（详见第35节）会引起皮肤溃疡，接触后会引发出血，并产生痛感。

- **宫颈息肉**：附着在子宫颈上的一条增生肥大组织，多数为良性。当暴露于阴道的酸性环境时，息肉就会发炎，并容易在触碰后出血。

- **宫颈外翻**：就是长在宫颈管内的细胞（被称作"柱状细胞"，负责制造子宫颈黏液）增生到宫颈外的状况。这是正常的变体，但并不是每位女性都会碰到。由于柱状细胞通常位于子宫颈内，并不适应阴道的酸性环境，因此很容易发炎并触碰出血。这就是有些女性在做完巴氏涂片检查或提取拭子样本后出血的原因。它在医学上没有危害性，在年轻女性中也很常见（我之前提过，这是25岁以下女性更易感染衣原体的原因之一）。此外，较高的雌激素水平（服用含雌激素的避孕药，或妊娠期间）也可能引起宫颈外翻。

- **来自子宫腔**：有时，血液会因射精而从子宫流出。重要的是要明确在性交外的时间有没有出血情形，如果在两个月经周期之间有不规则出血或点状出血，则部分血液可能也会在性交后出现。与单纯的性交后出血相比，我们会采取不同的措施来应对这种不规则出血的情况。

如果出血量较大

从专业的妇科角度来看，如果出血量达到 1 小时浸透一块护垫的水平，就应当引起足够的重视并及时就医。如果你的出血量高于这个标准，或者难以测定准确的出血量（如床单上看起来有很多血），那么也不要犹豫，请立即就医。如果你感觉自己可能受伤了，则应尽快寻求医疗帮助，对创伤的及早修复能最大限度地降低感染风险。

如果大量出血，那么大概率是创伤或宫颈癌导致，当然创伤更为常见一些。

下一步该怎么做？

即使你的出血量并没达到送急诊的标准，也应当与医生联系就诊。因为你亟待检查，而这不是靠简单的电话问诊就能解决的。回想一下自己是否有少量出血或不规则出血的情况，因为这可能是月经出现问题的信号，而与性交无关。借助镜子观察自己的外阴，看是否有引起出血的病灶或溃疡，并将情况记下来反馈给医生。如果出血来源是前庭（阴道口）底部组织的裂口，通常情况下会很快愈合。

看诊时，将你最近一次针对子宫颈癌／子宫颈癌前病变的筛查时间和结果告知医生。如果已超过有效期，那么就需要重新做筛查。即便你最近才做过，医生也会依据看诊情况，建议你重新做一次。

在评估期间，你的医生应当完成下列工作：

- 检查外阴是否有溃疡或裂隙。
- 做窥镜检查：察看有无出血的征象，如创伤、溃疡、炎症，或者雌激素水平过低。
- 观察宫颈是否有息肉、炎症、肿块或溃疡：如果发现了息肉，通常会当场直接切除。如果在子宫颈部位发现了肿块或病灶，则可能建议你做一次活检。
- 采集拭子检查淋病、衣原体、支原体、滴虫病等：并非每个实验室都能检测支原体。如果无法做这个检测，则可以先进行其他项目的检查，如果检测结果均为阴性，再回头询问医生是否有必要做支原体检测。
- 在显微镜下对阴道分泌物样本进行评估：有助于医生诊断雌激素含量是否过低，以及是否罹患滴虫病。如果出现了大量的白细胞，则表明有炎症或感染状况。

什么是生殖支原体感染和解脲支原体感染？

这2种细菌都借由性途径进行传播，但在美国，它们并不被认定为真正意义上的STI。在没有相关症状的情况下，我们不会建议你进行常规筛检。感染了解脲支原体却没有症状的人有很多，生殖支原体感染者无症状情形则会少一些。在美国，只有当子宫颈出现炎症，并可能引起性交出血或有异常阴道分泌物时，医生才建议你接受检测。

这2种疾病的治疗与生殖道衣原体感染的治疗方法类似：单次服用1g剂量的阿奇霉素抗生素。伴侣也应当接受治疗，并且要保证在治疗结束后的1周内停止性生活。建议在治疗后的第3周重新评估子宫颈，以确保炎症已经消失。如果炎症依然存在，就需要重新接受检测。核酸检测被认为是检测这两种感染的最佳方法。如果检测结果仍呈阳性，则说明你感染的可能是有抗药性的生物体（前提是你的伴侣也已治愈）。

我的检测结果均呈阴性，接下来要怎么办？

第一轮评估结果为阴性，这自然是个好消息。如果你的皮肤没有什么问题，也没有感染症，子宫颈筛检的结果也是正常的，那么引起出血的原因就只有宫颈外翻和子宫出血了。

宫颈外翻的治疗不太容易，好在它会随时间的推移而自行改善。

如果有外翻，医生在检查时就可以看见外翻组织——看上去红红的且表面粗糙，很容易在拭子的触碰下出血。有的学说认为宫颈外翻与雌激素含量过高有关（因此才会在妊娠期间出现这个问题），不过真正的成因还有待探索。在彻底将性交出血矛头指向宫颈外翻前，最好先进行一次阴道镜检查（用放大镜检视子宫颈的特殊检查），以排除子宫颈癌筛检时可能遗漏的癌症或癌前病变的可能。

如果你的出血症状确实由外翻导致，且你正在服用含雌激素的口服避孕药，则可以考虑换成低剂量雌激素的药物（有的避孕药中含 30 ～ 50μg 的炔雌醇，有的则含 20μg），或不含雌激素的避孕法。在调整避孕法后，可能需要 6 个月的时间才能看到成效。

一些医生会选择激光手术或冷冻疗法来杀死外翻的细胞。这种疗法与治疗子宫颈癌前病变的疗法一样，你会因此失去小部分宫颈组织。另外，这种疗法是否可取还有待商榷，因为关于它的研究太少。只要涉及手术，哪怕是小手术，都有引发并发症的风险。因此，如果有患者主动向我提出手术要求，我都会在作出决定之前，努力思考是否还有其他可行措施。

另外一种出血的可能源自子宫。如果所有检查结果都呈阴性，则需要做一次超声检查，或请医生对你的子宫内膜进行评估，以排除息肉（良性）或癌前病变的可能。

裂隙会随着性交而反复开裂

前庭底部组织在进行插入式性交时会承受最多的压力，如果压力过大，或此处本身就有皮肤疾病，前庭就有可能开裂。这个部位还聚集着大量神经末梢，开裂后会产生剧烈的痛感。这种撕裂可能是由于缺乏性交技巧、缺少润滑、非自愿性交、肌肉痉挛导致阴道口狭窄（详见第34节）、GSM、硬化性苔藓或扁平苔藓等皮肤疾病（详见第35节）导致。不过，有时裂隙也会莫名其妙地发生。就我个人经验而言，肌肉痉挛是最常见的成因之一，请盆底肌物理治疗师做一次评估，很可能会有意想不到的收获。

本节概要 ━━━━━━━━━━━━━━━━━━━━━━━━━━

- 大约有5%的女性会出现性交后出血的状况。
- 留意你的月经情况，以排除性交出血是由不规律月经造成的。
- 确保你的宫颈癌筛查还在时效内。

- 衣原体、支原体、解脲支原体都是会引起出血的感染。
- 宫颈外翻是引起出血的常见病因。这是一种正常的变体，是宫颈管内部的细胞增生到宫颈外部，并发生炎症的状况。

第十部分

总结

第44节

康复药箱

很多读者都好奇我平时用什么产品来保养外阴和阴道，我的回答是：尽量什么都不用。

就外阴而言，无论产品贵或便宜，作用其实都没有什么优劣之分，况且阴道也不需要任何额外的定期保养。反正我宁可把这些闲钱花到别的地方，比如买漂亮的鞋子。它是我每天出门的自信加持。有时候它会让我感觉自己是一个亦正亦邪、无所拘束的女海盗！嘿，我是珍妮弗·冈特船长，耍帅，我是认真的！

生产商们总能想出成千上万种方式来"取悦"消费者。但我们千万不能本末倒置，错把商品的愉悦价值与真正的医疗益处混为一谈。当然，如果你就是对那些包装精美的瓶瓶罐罐毫无抵抗力，只要它不含有害成分，用用也无妨。

以下就是我浴室和卧室中的常驻产品，以及我选择它们的理由：

- 一款 pH 值约为 5 的洁面乳：我在清洗外阴（包括身体和面部）时偶尔会用上少许。目前我用的是一款专门应对干性肌肤的温和产品。阴道专用的清洁产品都于女性无益，而且很多都添加有香精，况且我不喜欢在浴室塞满各种瓶瓶罐罐，所以吸引我购买的还是这种一物多用的产品。

- **椰子油**：进入更年期后，皮肤变得极为干燥。洗浴后，我常在外阴上涂抹一些那种在杂货店就能买到的椰子油，顺便也在腿上抹一些。

- **修剪器**：我不会特意去处理大阴唇上的毛发，但是为了本书的撰写，我尝试了一次，结果副作用马上显现出来——对洗衣液产生了过敏和刺激反应。我想这很可能与阴毛的短期缺失和在脱毛过程中造成的皮肤微创有关。

- **硅基润滑剂**：从我个人的喜好来说，水基产品里面所含的纤维素黏黏的，甘油的流动性又太强，硅基产品才是我的最爱。

- **我不备剃刀**：我对自己的剃毛技术实在没信心，不仅技术差，而且还神经大条。如果没人提醒，我能连用同把剃刀好几年。以我为鉴，姐妹们一定要准确把握自己的性格特点，擅长做什么，以及缺点在哪里。此原则不仅适用于阴部脱毛这件事，还指导着我生活的方方面面。

- **非处方的局部类固醇**：对各类轻微瘙痒效果极佳。

- **抗菌皮肤湿巾**：我通常用蜜蜡除去比基尼线以外的毛发。在除毛前，我会用这种湿巾擦拭一下。但不能用它擦拭阴道黏膜和肛门区（以防造成伤害和刺激）。

- **杆菌肽软膏**：备一个用来对付毛囊炎。

- **水杨酸棉片**：在脱毛后的1～2周内，这些棉片能起到去角质和防止毛发倒生的作用。水杨酸棉片可以精准施用，且价格实惠。

- **5% 浓度的过氧化苯甲酰乳膏**：可以用于倒生毛发的局部治疗。我喜欢这款乳膏，因为它还可以用来对付更年期复发的痤疮。

- **一支干净的镊子**：用完镊子后，我会用沸水对镊子进行消毒和清洁，等晾干后，再将其放到可密封的塑料袋中。如果有哪根倒生毛发破皮而出，我会毫不犹豫地用镊子拔掉。但在倒生毛发没有冒头前，千万不要动手，否则很容易造成感染，一定要等它冒头后再行动。

- **口服抗组胺剂**：如西替利嗪和氯雷他定。这些药能有效缓解各类引发瘙痒的病症。

- **凡士林**：这是优良的润肤剂和隔离屏障。

在没有停经时，我还会为自己准备各种型号的卫生棉条（供月经量不同的日子使用）。如果以后重新装修浴室，我还打算装一个坐浴盆——这绝对是便后清洁的神器。

软膏、乳膏和凝胶之间有什么区别？

软膏（ointments）中的水分比例可高达 20%，但有些是不含水的。水分越少，软膏会显得愈加厚重，因此可以保持原状且利于在小块部位施药。软膏具有润肤性、保护性、封闭性的特点，因此这种赋形剂（vehicle，一种不发生化学反应的药用混合物）对许多皮肤病症都有帮助。软膏形态的药物吸收速度较慢，但渗透性更好，因此对于慢性皮肤病的治疗有很好的效果，但不适用于阴道。许多软膏都不添加防腐剂，使用后出现刺激和过敏反应的风险很低，不过软膏中的羊毛脂成分有可能成为过敏原，如果用后出现过敏反应，就要合理怀疑问题是否出在这种成分上。

乳膏（cream）通常含 50% 的油和 50% 的水，产品的流动性较软膏要好很多，且同样具备一定的润肤特性。要想将油与水混合在一起，溶剂是必不可少的，所以其产品中不可避免地会含有一些溶剂残留，另外也添加有防腐剂。乳膏的吸收速度比较快，不少应用于阴道的产品都是乳膏形式。

凝胶（gel）是以胶凝剂制成的半固体水基或醇（酒精）基制剂。如果凝胶中添加了酒精，就可能使皮肤干燥，并产生刺激难受感，尤其是对阴道和前庭（阴道口）来说。目前市面上有专为阴道调配的凝胶产品。一般情况下，它对阴道和外阴的刺激要强于乳膏和软膏。

那些应该淘汰的产品

读者朋友们，如果你们诚心邀请我给你们的浴室护理产品把关，那么请做好心理准备，因为我是出了名的严格，以下这些东西我会毫不犹豫地给你扔掉：

- **灌洗液**：这种液体的危害等同于阴道吸烟。
- **苯佐卡因止痒药**：这是引起过敏反应的源头之一。如果出现瘙痒症状，你绝不应使用局部麻醉剂来麻醉皮肤，而是需要局部应用类固醇和抗组胺药。

- **任何含香精的产品**：我并不是非常严格的无香主义者。如果你偶尔想洗个泡泡浴放松一下，只要别太频繁，也别造成刺激，我会考虑放行。

- **过多地使用私处湿巾**：这种湿巾会触发一些刺激症状。如果你没有大便失禁问题，就没有必要频繁使用。

- **含杀精剂的安全套。**

- **单个月经杯**：如果你喜欢用月经杯，就需要多备一个。因为月经杯在置入阴道前，需要进行彻底清洁，不是简单冲一下就可以放进去的。

- **看上去脏脏的镊子**：别告诉我你打算用这样的镊子去处理倒生毛发。

- **渗透压过高的润滑剂以及那些对乳酸杆菌有害的润滑剂**：意思就是不要用温热型润滑剂或添加有葡萄糖酸氯己定、聚季铵盐成分的润滑剂。永远不要！我是纯粹的乳酸杆菌保护主义者。

- **任何提及女性异味的产品**：典型的男权主义选择！

- **剃刀（如果你没有备剃毛膏的话）**：我的原则是"无膏，不剃毛"，不用剃毛膏的状态下剃毛是非常危险的。

- **烘干纸或织物柔顺剂**：别以为我离开浴室就代表检查结束。路过洗衣间的时候，我还要进去排一次雷，把那些引发刺激症状的坏产品统统排除。

至于皂类产品，读者朋友们大可放心，只要你没有任何不适感，而且也比较喜欢用，我是可以手下留情的。但是一旦你有皮肤瘙痒或刺激的征兆，务必第一时间弃用。

至于安全套，我建议你最好提前备着，不管是男用型还女用型，千万不要天真地期待你的伴侣懂这些道理。当然如果你的伴侣愿意为你们的"性福"生活作点贡献，你也可以把自己对安全套的偏好告诉他。

　　此外，我也会要求你按照产品使用指南去清洗振动按摩器。

本节概要 ━━━━━━━━━━━━━━━━━━━━━━

- 如果你喜欢阴部脱毛，可以尝试使用电动修剪器。
- 对于瘙痒症来说，局部类固醇和抗组胺药比局部麻醉药更有效。
- 软膏可以为皮肤增加水分，且也有屏障功能。
- 请果断丢弃灌洗液和气味控制产品。
- 在非处方药物中，苯佐卡因和羊毛脂是 2 种容易导致过敏反应的成分。

第 45 节

网络迷思与真相

很多人问我，会不会因患者总是喜欢自己去网上查找疾病信息而烦恼。

完全不会！

出于对自己和家人健康负责的态度，我自己也常常上网查找资料。如果有患者跟我说，自己已经在网上查了疾病相关问题时，我反而很高兴。因为这代表患者希望接受治疗，并做好了与医生一同战斗的准备，还渴望从中学到一些有用的医学知识。碰到这种好学的患者，我要做的就是提供建议——告诉她获取优质资讯的方法和途径。

不管你搜到的是一般信息、自我诊断、检测方法或疗法，还是那些不被医生认可的替代方案，只要能保证信息的准确性，就能从中受益。当然，网络世界太杂乱，在里面能寻觅到许多优质信息，但同时也会被大量劣质垃圾信息带偏。对于那些网上流传的虚假的、半真半假的或者类似巫术的资讯，读者朋友们在甄别时一定要睁大眼睛、提高警惕、避免入坑。

谈到在线自诊，我们所面临的问题已经不是如何高效地传达信息了，而是如何才能从这条充斥着错误、谎言、欺诈的信息高速公路上安全抵达终点。不幸的是，忠言往往逆耳，良药也总是苦口。大多数情况下，医学真相确实没有那些经过粉饰的医学谎言动听，所以如何在纷繁芜杂的信息丛林中明辨是非、区分真假，就成了摆在当代女性面前的一道难题。

面对这样的难题，别说是普通女性了，就算像我这样手边常备医学文献的妇科医生，或在其他医学领域的出色同僚，也都感到头疼。光是核实网上那些跟我专业对口的乱七八糟的文章（比如卫生棉条），就需要花上几个小时的时间。原因很简单，首先，我得先研究这些说法的出处，并从一大堆信息中筛查出优质或低劣的说法，而且还得警惕那些掠夺型期刊（纯粹为了营利而刊发低劣文章的医学刊物）的误导。其次，我会将这些信息与医学协会的参考指南作对比。最后，如果要核实某款产品，还要查找这款产品的制造商提交给 FDA 的审核文件并详阅。有时，我也不得不请教专业律师，因为有的法律术语实在是晦涩难懂。

为了确认你在读的信息有正确的来源，还要了解清楚文章背后的人究竟是勤勉谨慎的学者，还是别有用心、唯利是图之人。有些信息虽然价值不高，但其发表者的用意却是好的，而有些发表者则纯粹只为了一个"利"字。

还有一个不得不提的现象就是错误信息重叠所带来的负面影响，因为这极易导致心理学上的虚幻真实效应：如果我们在短时间内被某条错误信息集中轰炸，就会倾向于相信这条信息的真实性，无论它听上去有多离谱。这种现象尤其在当今的新闻媒体领域特别严重。

有时，那些网上信息听上去实在是美好到让人不愿拒绝，类似"吃完睡一觉就好"的承诺，试问谁能经受得住这种速效疗法的诱惑。承认吧！就算是医生也不例外。

上网搜索前，你要知道的事

在你打算上网查找信息之前，务必先去一趟美国国家医学图书馆的网站，去浏览一项被称为"评估互联网健康信息"（Evaluating Internet Health Information）的教程。

这项教程对自行找资料做研究会起到很好的指导作用。除了课程本身优质外，国家医学图书馆也是一个不可多得的资料宝库，是开启任何健康信息查询工作的首选网站。因为我们参考的第一条信息通常都是印象最深刻的，所以要想提高成功率，就要确保出现在你眼前的是高品质的资讯。

大多数人都习惯用一般性的搜索引擎。但要知道，你花费心思搜到的往往不是真正的医学专家给出的建议，而是由演算法基于浏览量、关联性、经济利益所产生的结果。浏览器上出现的第一条资讯未必是可信的，不过大多数人都不会想那么多，而是先点进去看看再说。加上很多人可能只浏览前三四条资讯，这就使得这些点击率最高，而信息不正确的文章一直留在最前面。事实上，最有价值的信息可能出现在搜索结果靠后的页面中，但对于大多数网友来说，这些页面跟沉到了大洋底没什么区别。

如何搜寻？

专业的医学协会是一个不错的开始。因为在这些协会中，通常会有一些领域内的专家对其中的数据进行审核，并随时更新内容。许多网站还会用通俗易懂的文字为病患编辑指导手册。美国妇产科医师协会、加拿大妇产科医师协会[1]、英国皇家妇产科医师协会[2]等网站都有大量的健康信息可供参考。如果你拥有多个与产科／妇科相关的优质信息来源，就能对各种指南和建议进行比较。如果你希望查找与 STI（以及其他性健康主题）有关的优质信息，不妨去 CDC、美国性健康协会[3]以及全国计划生育委员会的官网。北美更年期医学会[4]则拥有与更年期有关的绝佳信息资源。

我建议读者朋友们可以用以下方式进行搜索：

- 在这些网站的内部进行搜索：如你想在美国妇产科医师协会的官网查找资料，就可以在官网内部搜索栏内输入关键词，这样就能过滤其他网站的错误信息。
- 使用浏览器搜索：在搜索栏中输入组织机构名称和主题词，看看有什么结果出来，也可以把"患者须知"加进去。例如，我想查找关于阴道雌激素的信息，就可以在搜索栏输入"美国妇产科医师协会，阴道雌激素，患者须知"。

一般来讲，美国以 .gov[5] 结尾的网站信息质量要优于以 .edu[6]

1　英文全称：Society of Obstetricians and Gynaecologists of Canada, 简称"SOGC"。

2　英文全称：Royal College of Obstetricians and Gynaecologists, 简称 "RCOG"。

3　英文全称：American Sexual Health Association, 简称 "ASHA"。

4　英文全称：North American Menopause Society, 简称 "NAMS"。

5　英文 government 的简称，互联网的通用顶级域之一，主要供美国政府及其下属机构使用。

6　英文 education 的简称，互联网的通用顶级域之一，主要供教育机构，如大学等院校使用。

（大学网址）以及 .org[1] 或 .com[2] 结尾的网站信息。因为以 .gov 结尾的医学网站通常都是由医学图书馆馆员负责管理，他们在进行信息编录时通常不带任何学术偏见。对于这些站在幕后传播知识的人，我是无比感激和崇拜的，毫不夸张地说：他们才是拯救所有病患的超级英雄。

至于美国一些以 .edu 结尾的网站，其实并不比 .com 或 .org 的网站好多少，我这么说可能有很多人感到惊讶。但不管大学领域愿不愿意承认这个事实，他们在进行信息编录时确实不可避免地带有一些学术偏见，这是任何一类学术组织或机构都无法完全避免的，因为他们或多或少都有推销自己学校成果的"私心"。当然我不是在否定这些机构的研究成果，只是说出事实而已。读者朋友们在寻找资料时可充分考虑这一因素。

明辨医学知识和迷信的诀窍

你需要明确几个问题。

该网站是否出售与医学信息有关的产品？如果有，那么我很难对这些信息的质量有信心。因为一旦与利益扯上关系，信息提供者在进行编录时就很难做到公平、公正，这是毫无疑问的，不管他们是医生、药剂师，还是明星。

说到名流们，除非他们呼吁接种疫苗和戒烟，否则从他们口中说出的健康言论你都可以当笑话听。这是一群无利不起早的人，吸引公众注意力是其本能。如果他们中有任何人是真心愿意帮助女性解决健康问题，就应当立刻去学校回炉重造，获得医学学士学位、博士学位，或成为一名执业护理师或物理治

1　英文 organization 的简称，互联网的通用顶级域之一。

2　英文 commercial 的简称，国际上使用最广泛的通用域。

疗师，然后再来发表言论……说到底，健康类的创投本质上就是投机，你懂得。

如果想知道你的医生是否收取过那些大型药企的回扣，可以去"给医生的钱"（Dollars for Docs）这个由 ProPublica[1] 经营的网站上查询。这么做并不是在质疑医生这个职业的价值，而是因为如果医生在推荐某种药物的同时，还收取着制药公司每年数万美元的回扣，你就很难相信他没有私心。ProPublica 这个网站最大的不足，就是它没有追踪医生通过与"大天然"合作赚到的钱，无论是销售还是推荐补品，也没有追踪那些从事健康产业的其他人，比如自然疗法师和物理治疗师。

除上述，你的医生有销售自己品牌的保健品吗？对于这些保健品的功效，目前没有任何研究来佐证是有效的，不仅如此，它们可能还有潜在的危害。我就特别看不上有些医生通过手中的特权来推销产品的行为。其实只需简单地分析，就可以看出其中的门道。如果这些医生真的致力于维护人类的健康，并且发现了某项医学奇迹，那为什么你只能以 39.95 美元的价格从某个特定的神秘网站购买呢？既然产品功效那么强大，显示其益处的研究应该很容易找到，但它为什么没有在全国推广，并让全民受益呢？

所以这些所谓的奇迹产品必定名不副实。

还有，网站中是否使用了像"解毒""净化"一类的字眼？如果他们连这些字眼所代表的暧昧与误导意味都视而不见，那还有多少事实是他们不了解或故意忽视的呢？多年以来，女性

1　ProPublica 成立于 2007 ~ 2008 年，是美国一家独立的非营利性新闻编辑室。其创立初衷是"揭露政府、企业和其他机构滥用权力和背叛公信力的行为，利用调查性新闻的力量，通过持续曝光不法行为来推动改革"。

一直被灌输"月经有毒"或"阴道肮脏"的思想,"纯洁""洁净""天然"所传达的信息实际上已经成为束缚现代女性的枷锁,况且这些字眼并无任何医学意义可言。女性需要的是可靠的医学假设和严谨的临床证据,而绝不是男权主义者们吹出的那一声狗哨(dog whistle)[1]。

此外,你的医生是否向你提出过顺势疗法(homeopathy)[2]的建议?如果有,直接拒绝就好。没有任何研究证实顺势疗法有效,而且其治疗原理也有违物理定律。如果医患间横亘着一条信息鸿沟,那么肯定会衍生出一系列问题。有一项研究告诉我们,那些提顺势疗法建议的医生通常都不愿意遵循专业的医学指南。

耸人听闻的言论:医学没有奇迹可言。当今社会,成功疗法的首次介绍只可能出自专业的医学期刊,而绝不可能来自一则网上励志故事。整本书中,我反复提到了治疗成功率这个概念,就算是那些特别好的疗法,其成功率也只有 90% ~ 95%,而永远不可能达到 100%。这不是在否定医学的价值,而是因为疾病的高度复杂性,甚至同种疾病在不同个体间也会有所差别。如果真有药到病除的神药,医学界肯定也不会藏起来。"100% 治愈"的说辞基本等同于高概率的骗局。

还有那些病患证言式的广告:这些信息都是未经审查的。你无法证实他们是否真的患有某种疾病,或真是因为接受了这

---

1 狗哨(dog whistle),指的是政客们为了获得特定群体的支持,以只有这个群体才能明白的语言说出某些容易引起争议的话题。由于表达方式相对隐秘,只有特定受众才能明白话语中所暗含的意味,而"非受众群体"则对此一无所知。

2 顺势疗法(homeopathy),是替代医学的一种,长期以来被主流医学认定为伪科学,并持续在科学界以及支持者间引起争论。

些力荐的疗法而痊愈。

此外，还要提防那些患者权益保护团体，尤其是那些背后有制药行业资助的团体。要知道仅 2015 年一年，患者权益保护团体就从制药行业获得了 1.14 亿美元的资助。

打造一个优良的网络环境

除了以上谈到的种种现实情况之外，在进行线上信息查询时还可能遇到其他衍生问题。以下是我为大家梳理的安全提示：

- 不要过于在意评论。真的，永远不要。有时候，对文章作者的一条简单的负面评论，哪怕只有一条，也能误导我们对信息质量的判断。

- 不要分享劣质信息，即使你的目的是批判。还记得前面提过的虚幻真实效应吗？如果你在脸书（Facebook）上反复看到关于接种 HPV 疫苗对女性卵巢有害的新闻（没有这回事，我只是打个比方），就可能在潜意识中认可这两者间有关联。

- 读完整篇文章：为了吸引读者的注意，很多文章都会以共鸣感很强的故事打头。但如果你没有耐心通读到最后，就很可能错失专家给出的有用资讯或提出的反驳观点。

- 找到可信赖的信息资源，并分享其内容。你可以在脸书、推特和 Instagram 上找到我，我每天都至少发一次经审核的优质信息，有些是我的原创，有些则是我认为正确且有用的讯息，或是让人增进见解的可靠新闻。

不少医生、护士、物理治疗师以及其他医学专业人士的社交账号也同样值得我们关注。

本节概要 ━━━━━━━━━━━━━━━━━━━━━━━━━

- 学习美国国家医学图书馆制作的"评估互联网健康信息"的教程。
- 找资料时可先从专业的医疗学会网站开始，然后再扩展寻找范围。
- 那些捆绑销售产品或使用像"解毒""纯净"一类非医学词语的网站通常都不怎么可信，它们只是在兜售一些所谓的"灵丹妙药"，而不是提供有价值的医疗信息。
- 浏览文章时，不要过分在意网友的评论，也不要传播劣质信息。
- 将那些把顺势疗法说得煞有介事的网站拉入黑名单。

第 46 节

无稽之谈

早在显微镜还没有被发明，X 射线技术和其他医疗成像技术尚未面世之前，医疗诊断也经历过一段备感困顿的时期。在得不出正确诊断的前提下，就很难给出正确的治疗方案。所以在肺结核未被明确定义为疾病之前，甚至流传出这是吸血鬼附体的无稽之谈，只因很多肺结核患者会表现出与传说中的吸血鬼相似的特征：眼睛红肿、肤色苍白、体温低，还咯血。

有一个著名的案例，主角是美国的首任总统乔治·华盛顿。他退休后，有一次在恶劣的雨雪、冰雹天气中工作了几个小时，导致咳嗽、流鼻涕、呼吸急促、喉咙疼痛难忍，并开始发热，为了减轻症状他选择了当时流行的放血疗法。医生在 12 小时内从他身体中抽取了大概 2268 g（80 盎司）的血液，这约是一个成年人血容量的 40%——显而易见，这种疗法对华盛顿的症状没有任何改善，他最终随着病情恶化而死亡。围绕华盛顿的死因备受争议，多种回顾性诊断包括白喉、哮吼、链球菌败血症等。但毫无疑问，他接受的放血疗法对他的死亡有致命的影响。还有人说，如果没有这种治疗，华盛顿有可能活下来并康复。当然，这是永远无法确定的事情。

医疗迷思牵扯到生殖器官时，结果更是让人震惊。比如，古希腊人认为女性的子宫能在人体内四处漫游[1]。是的，你没有看错——他们认为子宫可以在腹腔内漂移。这种子宫漂移说引发了一系列的医学混乱，歇斯底里症（hysteria，也叫"癔症"）由此诞生。按照这种疾病的说法，当子宫移动位置过高时，女性就会变得反应迟钝、无力和眩晕；如果位置过低，就会有强烈的窒息感，无法说话并失去知觉，甚至可能死亡。可笑的是，当时还有人发明了一种驯服调皮子宫的气味疗法，如将令人愉悦的气味喷到阴道中可以引诱浪子回家，或者让女性闻到臭气，以逼迫子宫回到原位。所以，当时的人们基本上是把子宫当成了一只放养在体内的淘气小绵羊。

这听起来无比荒谬，对吧？当今世界流行的一些无稽之谈其实就是旧时代愚昧医学思想的延续。在知识匮乏的时代，只有最优秀的人才可以利用他们所掌握的一点有限知识去突破认知障碍，因此某些偏方是有依据的——如人们发现可以通过咀嚼柳树皮来缓解疼痛，这一经验为阿司匹林（aspirin）的发明奠定了基础，因为柳树提取物水杨酸是一种天然的消炎成分。然而，大多数古代偏方都已经通过良性筛选的方式被淘汰在时代的洪流中了，不是因为被发现对人体有害，就是出现了更好的替代疗法，又或是因为某天人们终于发现，吸血鬼其实并不存在，子宫也不会在我们体内到处闲逛。

当女性被剥夺了受教育的权利，又碍于社会习俗的束缚无

---

[1] 古希腊医生对子宫非常着迷。对他们来说，这是解释为什么女性在生理和心理上与男性如此不同的关键。他们这样描述子宫：女性的两肋中间是子宫，它是女性的内脏，酷似动物。它可以向上移动到胸软骨下方，也可以向右或向左移动，到达肝脏或脾脏，它同样也可以向下移动。总之，它是不固定的。它喜欢芬芳的气味，并寻着这种气味前行；它也厌恶恶臭，并想逃离这种气味。总的来说，子宫就像寄居在一个生物体中的动物。

法享受男性医师提供的医疗检查时，女性医师就成为她们唯一的选择，而这些女医师就需要在现有条件下将医术发挥到极致。我常常在想，当这些女医师看到当今社会回避科学、追求所谓"天然"和"古老"疗法的流行趋势时，会作何感想？我真心认为，比起水晶、狗皮膏药类的疗法，她们绝对会沉醉于疫苗、抗生素等现代诊疗手段。我甚至想她们可能会拿着治疗酵母菌感染的抗菌药惊呼："这才是魔法啊！"

推翻医学神话并非易事。人类几代人都浸淫其中，而医界对女性的关怀和照护始终不尽如人意。一直遭到冷遇转而向"他"是人之常情——尤其当那个"他"不仅热情满怀，而且还乐于倾听时。缺乏信任是开展优质医疗服务的巨大障碍，再加上许多无稽之谈都想将我们诱入歧途，因此虚幻真实效应是切切实实存在的。

正因如此，我列出了下面这张谣言清单，其中一些你可能看着眼熟。在这些谣言面前，真相反而更像是编造出来的。

- **苹果醋平衡阴道 pH 值**：任何食物都无法改变阴道的 pH 值，因为阴道 pH 值由阴道细菌所控制。
- **避孕药导致肥胖**：对于这种理论，我们已经做过深入研究，答案是否定的。服用避孕药并不会使你的体重上升，好几项研究都显示两者之间没有关联。某项研究还将服用避孕药的女性和使用铜 IUD 的女性作了比较，结果显示两组女性在增加体重方面并无多少差异。体重增加可能与生活方式有关，但跟避孕药无关。
- **咖啡灌肠治百病**：天哪，不！一些人，甚至一些医生都在推广这种"排毒"方式来治疗抑郁症、便秘，甚至癌症！以我最朴素的道德观来看待这件事情，这是暴殄天物，是对咖啡的浪费。灌肠的基本原理源于一种错误观念，即粪便在肠道内的堆积会导致自体中毒，而咖啡灌肠可以通过增强胆囊和肝脏的功能来"解毒"身体。但是，在主流医学中，结肠清洁被认为是不必要的，因为你身体的消化系统有能力自行清除废物。关于咖啡灌肠的研究大多都强调了它的风险，包括对肠道的刺激或损伤、电解质失衡和感染等。

- **每天喝八杯水**：许多信誓旦旦要粉碎这条谣言的医生，都无奈败下阵来。这种说法源自20世纪50年代的一位营养学家。他作了一项评估，指出人体一天消耗的总水量相当于8杯水。然而大家忽视了，这也包括我们从食物中摄取的水分——这是人体获取大部分水分的重要途径。我们身体的运作机制非常精密，它会提醒我们何时补充水分，口渴了再喝即可（老年人、出汗较多的运动爱好者、户外高温作业者是例外）。倾听身体的声音才是最自然的养生之道（这是现代医学的精髓，但人们反而容易被一些医学迷信牵着鼻子走）。

- **精油万能**："精油"是个涵盖性术语，指从植物中提炼萃取的挥发性物质的总称。那些精油治百病的说法，就如同说用植物来治病一样含混不清。好吧，有些植物确实有治疗的功效，但具体如何应用才有效呢？许多植物在局部外用时都可能引起刺激或过敏反应。如果你喜欢精油的香味，倒是可以理解。但如果说精油可以治疗疾病，实在是缺乏科学依据的支撑，它绝对不是某些人眼中的"新型抗生素"。

- **神奇特制水**：最近出现了一种叫"碱性水"的特制功能水。我们都知道，普通水的 pH 值是 7，而碱性水的 pH 值在经过调试后能达到 8 或 9。碱性水与碱性饮食法其实是一个套路，都是以"中和人体酸性物质"为噱头进行推广，号称几乎可以治疗一切疾病，甚至可以治疗癌症。这显然是胡说八道！！有人通过碱性饮食来治疗癌症，结果可想而知。而碱性饮食的始作俑者，试图通过著书来挑起碱性疗法事端的家伙也因无证行医而锒铛入狱——这在医界绝对算得上一个史无前例的大骗局。但即便这个骗局如此离谱，还是挡不住那些名流，甚至是一些医生被碱性浪潮裹挟。它的最新版本就是开头提到的神奇碱性水。在我看来，任何推荐这种碱性饮食或碱性水的人都是动机不纯。

- **在阴道中放大蒜可治疗酵母菌感染**：别信。大蒜中的确含有大蒜素，而大蒜素也确实在实验室中被发现具有一定的抗酵母菌特性。但想要释放出大蒜素，你必须得将大蒜碾碎（一想到将黏黏的大蒜放在发炎的阴道黏膜上，我的双腿便不由自主地夹紧了）。就目前的研究来说，我们对大蒜是否会伤及阴道黏膜和阴道有益菌群还一无所知，况且，大蒜素的释出也不是你想象的那么简单，所以此方法出局。

- **激素避孕会导致"不孕"**：假的。不过，男权主义在这个迷思上投注了相当多的心力，许多"纯天然"健康主义的拥趸也加入了这场贩卖恐惧的丑陋演出，并将这种恐吓资本化。太多的人都在扮演着捍卫男权的角色，至于这是无意之过（误报信息），还是有意为之

（虚假信息），就得问问当事人的想法了。通常情况下，女性在结束使用注射型避孕药后几个月便可以恢复生育能力，1 年后，几乎所有女性都可以恢复到基线水平。其他各种避孕手段，使用者都能够在停止或者移除避孕措施的次月恢复受孕能力。

- **补碘强免疫**：有些人（不包括我推荐的学者）推崇通过服用含碘的营养保健品来"支持"免疫系统，并杀死细菌和病毒。遗憾的是，这两件事恐怕都无法完成。我们需要碘是事实，但身体里唯一会用碘并储存碘的部位只有甲状腺。大多数人都能从日常饮食中摄取到足量的碘。对于一个未孕成年女性，建议每日碘的摄入量为 150μg，而 1 茶匙的含碘盐巴就有 400μg。鸡蛋、牛奶、豆奶、咸水鱼和海藻等食物中也都含碘。过量摄入碘反而会导致甲状腺疾病。

- **玉蛋赋能私处**：我在前文用大篇幅做过介绍。产品概念是将一个鸡蛋状的玉石塞入阴道，据说可以让使用者与自身所谓的女性能量达成接轨共鸣的效果。我从 Goop 组织召开的"cough"主题的健康会议得知，所谓的女性能量的说法其实是一种无可救药的异性恋至上的观念，这符合男权主义的理想。他们还认为，"女性之所以成为女人，并不是因为拥有阴道，而是因为内在的女性感觉"。玉蛋的灵感据说来自中国古代妃子和皇后的私密保养大法，我对此进行了调查，并在可供同行评审的期刊上发表了我的结论——完全是胡说八道！这场推销玉蛋的行为就是一场骗局，不是健康护理，也不是女性赋权。整个营销方案唯一谈得上古老的，就只有这个谎言而已。

- **卡瓦椒可以缓解焦虑和压力**：卡瓦椒属胡椒科植物，常被添加于缓解焦虑、失眠和其他疾病的膳食补充剂中。对卡瓦椒的研究有好有坏，但总的来说，卡瓦椒对缓解焦虑的作用不大，也没有足够的证据表明卡瓦椒对其他不适状况有何益处。与其他补充剂一样，它也有风险，长期食用会导致严重的肝脏疾病，以及皮肤变色、干燥、鳞片状等。所以，不要听信任何向你推荐卡瓦类产品的说辞。

- **孕妇双臂高举过头会导致脐带绕颈**：错。这虽然与阴道迷信无关，但作为妇产科医师，总是时不时地听到这种说法，所以我觉得有必要做一下说明。这个说法在生物学上根本站不住脚，如果怀孕是如此不堪一击的过程，那恐怕人类文明早已止步了。我不知道这个迷思是纯粹出于对怀孕的恐惧，还是男权主义对女性"娇弱"体态的执念。

- **将磁铁置于阴道旁可以治疗潮热（热潮红）**：有人声称这种夹在内裤中的磁铁几乎可以治愈一切，从潮热到性欲低下。在全球范围内，磁疗已是价值数十亿美元的大产业。但它除了掏空你的钱包，似乎起不到任何作用。那些推广者声称，自主神经失衡是潮热的根源，而磁疗可以重新平衡自主神经系统，但医学研究并不是体操课。实际上，人们对潮热的病理生理学因素还没有完全了解清楚，人们对磁石的医疗价值也缺少研究。如果它真有那么高的医用价值，那任何能被磁铁治愈的患者都会在做磁共振扫描时瞬间脱离苦海（至少暂时可以脱离），因为那是一块超级大磁铁，其磁场非常强，强到可以让体内氢原子核的质子将磁轴转向与主磁场对齐排好。按照这些磁石骗子的说法：疼痛、炎症、睡眠障碍、大小便失禁、热潮红以及其他在磁石治疗范围内的疾病都可以被一"扫"而空。一些执着的研究人员甚至专门尝试给热潮红患者做磁共振检查，以观察磁场对大脑的影响，但至今也没发表任何结论（有时我真担心自己因过目太多这类乱七八糟的伪科学言论而伤到眼睛）。

- **用洋葱敷疣**：在疣上敷洋葱片，把洋葱打成汁敷在疣上，睡觉时在袜子里塞洋葱治疗足底疣。不要做！想想看，洋葱很便宜，哪里都能买得到，要是真有效，就不会有人为疣烦恼了。

- **阴道里放欧芹**：听闻坚持将欧芹塞入阴道三四晚后，就可以诱导月经的到来。支持者认为欧芹含有高水平的维生素C和芹菜醇，可有助于刺激子宫收缩，但目前并没有任何证据表明欧芹有这样的功能。即便有，恐怕也无法起到催经的作用。停用孕酮会引发月经来潮，而子宫收缩不会。如果月经有问题，你需要去看医生。这可能由多种原因导致，如多囊卵巢综合征或排卵不足。欧芹是一种蔬菜，仅仅因为它是健康和天然的，就认为它不含对阴道菌群产生负面影响的成分是一种错误想法。当阴道内微生物群的平衡失调时，就容易出现问题，例如瘙痒、刺激或酵母菌感染。

- **彩虹饮食**：进食不同颜色的食物能平衡人体的七个脉

轮[1]，甚至让你爱上色彩鲜艳的衣服。从字面意思看，是不是表示吃了彩虹餐后，你就想脱掉黑漆漆的瑜伽裤，换上漂亮的花衣服。类似的说法我在 Goop 举办的一次"健康"大会上听到过，记得当时我还情不自禁地四处张望了一下，好奇大家是不是也像我一样从中嗅出了邪教的意味。这可能已经不是一句迷信能够说清楚的了，更像迷信之精华。没错，还是迷信！

下一条（读者朋友们千万别跟我客气）。

- 阴道蒸：这是为"净化"子宫而发明的方法，与破坏性巨大的"子宫不洁"和"月经可以净化子宫"的论调一拍即合。子宫中充满毒素的观点在多种人类文化中被利用，来达到压制女性的目的，这是男权主义的典型特征。

- 茶树油治疗酵母菌感染：茶树油是一类内分泌干扰物，也是导致刺激的常见成因。没有研究证实这是有效的，甚至对阴道健康的影响也未可知。说真的，将茶树油奉为万灵药一般的存在让我很恼火，因为这反映出人们在对待所谓"神奇""纯天然"疗法时，其态度是多么的随意。

- 用尿液的气味来判断膀胱感染：这是行不通的。我搞不清楚这种说法出自何处，尿味重并不能指向膀胱的健康问题。确实有一些疾病会改变尿液的气味，但膀

---

1 "七轮"之说源于印度瑜伽，是指人体经脉系统中七个主要的能量汇集点。

胱感染不包括在内。

- **阴道紧致棒**：据说这种产品最初兴起于日本，是真是假我不确定。然而当特定的文化被用作营销策略的一部分时，我都会保持警惕。应当明确的是，任何具有紧缩功效的产品都添加了收敛剂，这种成分会对阴道黏膜和黏液造成损伤。不仅如此，阴道紧致棒同样是带有浓重男权主义特征的产品。这些男人认为"用过的"阴道会变得松弛，从而失去特有的魅力。这种言论不管是从医学角度，还是情感角度，都是对女性的极大伤害。

- **遍布你全身的酵母菌或念珠菌**：如果对血液中的酵母菌感染，也就是医学上所说的全身性酵母菌，不采取及时、积极的治疗，通常是致命的。针对这一特性，很多人认为念珠菌就如同健康工业综合体中的艾曼纽·高斯登[1]——随处出现，并造成混乱。事实并非如此，你也不用为普通的酵母感染而恐慌。

- **用酸奶治疗酵母菌感染**：酸奶中并不含有对阴道健康有益的乳酸杆菌菌株。当女性把酸奶抹进阴道的同时，其实还带入了其他各种细菌。由于酸奶中含有活的培养菌，因而很可能会导致未知风险。

- **锌可提升力比多**：在许多保健品上，锌都是作为提高性能力的主要成分被列在非常明显的位置。在一项研究中，补充了锌剂的雄性大鼠在性交时表现得非常兴奋，然而当把锌剂直接注射到狗的睾丸中时，却又导致

---

1 乔治·奥威尔所著长篇小说《一九八四》中的人物。

了狗的生育能力下降。由于目前还没有针对女性的研究，所以对于锌可提高性能力这种说法，我要打一个大大的问号。

结　语

权利和信息是密不可分的。

生病时，如果你获取到的都是错误的或半真半假的医疗信息，那只会加深自己的无力感，也难以获得康复。即使获取到的信息准确无误，但如果信息源让你感觉糟糕，又或者医生不愿意倾听你的诉求，那么你依然无法获得助力。

我因公开驳斥那些将虚假和误导信息输送给女性的人而备受攻击，但我始终无悔。对医界来说，最大的错误就是高估了一名普通女性所具备的辨识力。因此，我希望普及正确的信息，好让女性不去趟那潭充满谎言的浊水。要作出准确的选择，往往需要有事实真相作为依据。而衡量一个人是否能够主导自己的健康权，唯有真知。我的追求，就是要把更多的事实和真相带给女性朋友们，让她们在面对信息的汪洋时，不再感到彷徨无措。我视此为我的使命，并为此而战。

我希望每位女性都能具备这样的能力：了解自己身体的运行方式和规律，能在身体出现问题时知道如何寻求帮助。我想让所有女性都知道什么是医学偏见、医疗花招和谎言，同时也能对自己的身体充满自信，不被男权主义者牵着鼻子走。

就目前看来，狗皮膏药式的谎言还有着巨大的市场，我实在受够了它们一而再、再而三地欺骗广大女性对健康的认知。所以，我将一直挥舞手中的利剑，在每位女性都有足够的资本独立解决问题之前，在那些阻碍女性获取真相，试图压制女性的家伙们都乖乖地闭嘴之前，我绝不放下武器。

　　这就是我的"私密"使命，也是我的理想之境。

中英文缩写对照表

（按照英文缩写字母顺序排列）

英文缩写	英文全称	中文全称
ACOG	American College of Obstetricians and Gynecologists	美国妇产科医师学会
ACP	American College of Physicians	美国医师学会
ACS	American Cancer Society	美国癌症协会
AIDS	Acquired Immune Deficiency Syndrome	艾滋病
APTA	American Physical Therapy Association	美国物理治疗协会
ASHA	American Sexual Health Association	美国性健康协会
BPA	Bisphenol A	双酚 A
BV	Bacterial Vaginosis	细菌性阴道炎
CDC	Centers for Disease Control and Prevention	美国疾病预防与控制中心
CEE	Conjugated Equine Estrogens	共轭马雌激素
CV	Cytolytic Vaginosis	细胞溶解性阴道病
DHEA	Dehydroepiandrosterone	脱氢表雄酮
DHEAS	Dehydroepiandrosterone Sulphate	硫酸脱氢表雄酮
DIV	Desquammative Inflammatory Vaginitis	脱屑性炎性阴道炎
DNA	DeoxyriboNucleic Acid	脱氧核糖核酸
EBV	Epstein-Barr virus	爱泼斯坦—巴尔病毒
ED	Erectile Dysfunction	勃起功能障碍

EPT	Expedited Partner Therapy	伴侣加急治疗
FDA	Food and Drug Administration	美国食品与药品监督管理局
FGM	Female Genital Mutilation	女性生殖器切割
FSH	Follicle Stimulating Hormone	促卵泡激素
GBS	Group B Streptococci	B 族链球菌
GSM	Genitourinary Syndrome of Menopause	更年期泌尿生殖系统综合征
GnRH	Gonadotropin-Releasing Hormone	促性腺激素释放激素
HBV	Hepatitis B Virus	乙型肝炎病毒
HIV	Human Immunodeficiency Virus	人类免疫缺陷病毒
HPV	Human Papilloma Virus	人乳头瘤病毒
HSIL	High-grade Squamous Intraepithelial Lesion	高度鳞状上皮内病变
HSV	Herpes Simplex Virus	单纯疱疹病毒
ICU	Intensive Care Unit	重症监护室
IDSA	Infectious Diseases Society of America	美国传染病协会
IgG	Immunoglobulin G	免疫球蛋白 G
IgM	Immunoglobulin M	免疫球蛋白 M
IUD	Intrauterine Device	宫内节育器
IUGA	International Urogynecological Association	国际妇科泌尿协会
JORRP	Juvenile-Onset Respiratory Papillomatosis	幼发型呼吸道乳头状瘤
LH	Luteinizing Hormone	黄体化激素
LSIL	Low-grade Squamous Intraepithelial Lesion	低度鳞状上皮内病变
MRI	Magnetic Resonance Imaging	磁共振成像
mTSS	menstrual Toxic Shock Syndrome	经期中毒性休克综合征
NAMS	North American Menopause Society	北美更年期医学会

OTC	Over the Counter	非处方（药）
PBS	Painful Bladder Syndrome	膀胱疼痛综合征
PFM	Pelvic Floor Muscles	盆底肌
PFMS	Pelvic Foor Muscle Spasm	盆底肌痉挛
PGAD	Persistent Genital Arousal Disorder	持续性生殖器唤醒障碍
PID	Pelvic Inammatory Disease	盆腔炎
POP	Pelvic Organ Prolapse	盆腔脏器脱垂
PrEP	Pre-Exposure Prophylaxis	暴露前预防
PSA	Prostate Specific Antigen	前列腺特异性抗原
PTNS	Percutaneous Tibial Nerve Stimulation	经皮胫神经刺激
PTSD	Post-Traumatic Stress Disorder	创伤后应激障碍
RCOG	Royal College of Obstetricians and Gynaecologists	英国皇家妇产科医师协会
SERM	Selective Estrogen Receptor Modulators	选择性雌激素受体调节剂
SGLT2	Sodium-Glucose Lotransporter 2	钠 - 葡萄糖协同转运蛋白 2
SLS	Sodium Lauryl Sulfate	十二烷基硫酸钠
SOGC	Society of Obstetricians and Gynaecologists of Canada	加拿大妇产科医师协会
STD	Sexually Transmitted Disease	性传播疾病
STI	Sexually Transmitted Infections	性传播感染
TMJ	Temporomandibular Joint	颞下颌关节痛
TSS	Toxic Shock Syndrome	中毒性休克综合征
TV	Trichomonas Vaginitis	滴虫性阴道炎
UTI	Urinary Tract Infection	尿路感染
VZV	Varicella - Zoster Virus	水痘—带状疱疹病毒
WHO	World Health Organization	世界卫生组织
WPATH	World Professional Association for Transgender Health	世界跨性别人士健康专业协会

图书在版编目（CIP）数据

身体的谎言 / （美）珍妮弗·冈特（Jennifer Gunter）著；
徐关权 译 . — 济南：山东科学技术出版社，2024.1
ISBN 978-7-5723-0744-7

Ⅰ.①身… Ⅱ.①珍… ②徐… Ⅲ.①妇科病—基本知识
Ⅳ.① R711

中国国家版本馆 CIP 数据核字（2023）第 015778 号

THE VAGINA BIBLE: THE VULVA AND THE VAGINA—SEPARATING THE MYTH FROM THE
MEDICINE By DR. JENNIFER GUNTER
Copyright: © 2019 JENNIFER GUNTER
This edition arranged with KENSINGTON PUBLISHING CORP
Through BIG APPLE AGENCY, INC., LABUAN, MALAYSIA.
Simplifed Chinese edition copyright:
2024 People's Oriental Publishing & Media Co.,Ltd（Oriental Press）
All rights reserved.

著作权登记号：15-2020-282
本简体版删除了原版图书中的"大麻"一节，特此说明。

身体的谎言
（SHENTI DE HUANGYAN）

作　　者：	［美］珍妮弗·冈特（Jennifer Gunter）
译　　者：	徐关权
统　　筹：	王莉莉　孙启东
策 划 人：	赵爱华
责任编辑：	赵爱华
特约编辑：	赵靖轩　胡　云
责任审校：	蔡晓颖
封面设计：	张志奇
内文设计：	杜英敏
出　　版：	山东科学技术出版社有限公司
地　　址：	济南市市中区舜耕路517号（邮编：250003）
发　　行：	人民东方出版传媒有限公司
地　　址：	北京市朝阳门内大街166号（邮编：100010）
印　　刷：	鑫艺佳利（天津）印刷有限公司
版　　次：	2024 年 1 月第 1 版
印　　次：	2024 年 1 月第 1 次印刷
开　　本：	889 毫米 × 1194 毫米
印　　张：	17
字　　数：	450 千字
书　　号：	ISBN 978-7-5723-0744-7
定　　价：	79.90 元
发行电话：	010-85924663　85924644　85924641